江苏省金陵科技著作出版基金

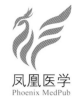
凤凰医学
Phoenix MedPub

疑难
胸部肿瘤手术学

Surgery for
Complicated Thoracic Tumors

主　　编　许　林　张　勤

副 主 编　李厚怀　李　明　蒋　峰　尹　荣

编　　者　(以姓氏笔画为序)

王　洁	王　辉	王中秋	王晓骏	毛启星	冯冬杰
任斌辉	刘建良	刘桐言	刘腊根	许有涛	孙海军
邱宁雷	余　勇	羌　燕	沈伟忠	张　帅	张　治
张春荣	张楼乾	陆欣欣	陈　强	陈　瑞	陈仕林
茅昌敏	范朝晖	周　勇	孟爱凤	赵　云	胡江文
胡振东	胡静雯	俞明锋	袁方良	贾　辉	夏文杰
夏文佳	钱　晨	黄建峰	曹旭光	董国璋	董高悦
董高超	蒋　明	程　亮	德晓朦	潘引鹏	

学术秘书　张全利

江苏凤凰科学技术出版社

南　京

图书在版编目（CIP）数据

疑难胸部肿瘤手术学 / 许林, 张勤主编. -- 南京：江
苏凤凰科学技术出版社, 2021.6
ISBN 978-7-5713-0717-2

Ⅰ.①疑… Ⅱ.①许… ②张… Ⅲ.①胸腔疾病 - 肿瘤
- 外科学 Ⅳ.①R734

中国版本图书馆CIP数据核字（2019）第291097号

疑难胸部肿瘤手术学

主　　　编	许 林 张 勤	
责 任 编 辑	钱新艳	
助 理 编 辑	赵晶晶	
责 任 校 对	仲　敏	
责 任 监 制	刘文洋	

出 版 发 行	江苏凤凰科学技术出版社
出版社地址	南京市湖南路 1 号 A 楼，邮编：210009
出版社网址	http://www.pspress.cn
制　　　版	南京新华丰制版有限公司
印　　　刷	徐州绪权印刷有限公司

开　　　本	889mm×1 194mm　1/16
印　　　张	20.5
插　　　页	4
字　　　数	500 000
版　　　次	2021年6月第1版
印　　　次	2021年6月第1次印刷

标 准 书 号	ISBN 978-7-5713-0717-2
定　　　价	198.00元（精）

图书如有印装质量问题，可随时向我社印务部调换。

致读者

社会主义的根本任务是发展生产力，而社会生产力的发展必须依靠科学技术。当今世界已进入新科技革命的时代，科学技术的进步已成为经济发展、社会进步和国家富强的决定因素，也是实现我国社会主义现代化的关键。

科技出版工作肩负着促进科技进步、推动科学技术转化为生产力的历史使命。为了更好地贯彻党中央提出的"把经济建设转到依靠科技进步和提高劳动者素质的轨道上来"的战略决策，进一步落实中共江苏省委、江苏省人民政府作出的"科教兴省"的决定，江苏科学技术出版社于1988年倡议筹建江苏省科技著作出版基金。在江苏省人民政府、江苏省委宣传部、江苏省科学技术厅（原江苏省科学技术委员会）、江苏省新闻出版局负责同志和有关单位的大力支持下，经江苏省人民政府批准，由江苏省科学技术厅、凤凰出版传媒集团（原江苏省出版总社）和江苏科学技术出版社共同筹集，于1990年正式建立了"江苏省金陵科技著作出版基金"，用于资助自然科学范围内符合条件的优秀科技著作的出版。

我们希望江苏省金陵科技著作出版基金的持续运作，能为优秀科技著作在江苏省及时出版创造条件，并通过出版工作这一平台，落实"科教兴省"战略，充分发挥科学技术作为第一生产力的作用，为建设更高水平的全面小康社会、为江苏的"两个率先"宏伟目标早日实现，促进科技出版事业的发展，促进经济社会的进步与繁荣做出贡献。建立出版基金是社会主义出版工作在改革发展中新的发展机制和新的模式，期待得到各方面的热情扶持，更希望通过多种途径不断扩大。我们也将在实践中不断总结经验，使基金工作逐步完善，让更多优秀科技著作的出版能得到基金的支持和帮助。

这批获得江苏省金陵科技著作出版基金资助的科技著作，还得到了参加项目评审工作的专家、学者的大力支持。对他们的辛勤工作，在此一并表示衷心感谢！

江苏省金陵科技著作出版基金管理委员会

主编简介

许 林

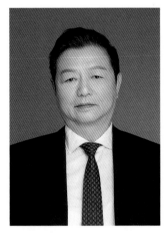

男，主任医师（专业技术二级），南京医科大学教授、博士生导师，江苏省肿瘤医院肺癌中心主任。国家临床重点胸外科专科学科带头人，江苏省恶性肿瘤分子生物学与转化医学重点实验室主任，第四届中国医师协会胸外科分会副会长、纵隔胸壁学组组长，中国研究型医院协会胸外科分会副主任委员，第七届世界华人胸外科学会理事长，江苏省医学会首届胸外科学分会主任委员，第二届江苏省医师协会胸外科分会会长，享受国务院政府特殊津贴。从事胸部肿瘤外科专业36年，师从我国著名胸外科专家黄偶麟教授、周允中教授，在胸外科疑难重症手术和肺癌微创手术方面有较高造诣。主持国家、省重大项目等10余项，获国家科技进步二等奖、江苏省科学技术一等奖等10余项，发表SCI收录论文八十余篇，主编、参编专著8部。

张 勤

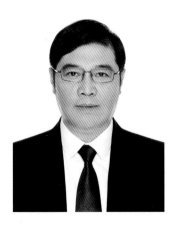

男，主任医师（专业技术二级），南京医科大学附属肿瘤医院博士后导师，现任江苏省肿瘤医院党委副书记、副院长。国家临床重点胸外科专科学科带头人，江苏省医学会肿瘤学分会后任主任委员，江苏省抗癌协会食管癌专委会主任委员，中国肿瘤外科杂志副主编，江苏省肿瘤防治联盟常务副理事长，江苏省有突出贡献的中青年专家。从事胸部肿瘤外科专业34年，大力倡导食管癌的多学科治疗与规范化治疗，在疑难胸部肿瘤的外科治疗方面有较高的造诣，在医疗技术临床应用管理方面具有很丰富的经验。主持国家、省重大项目等10余项，获江苏省科技进步一等奖1项、江苏省科技进步二等奖1项、华夏医学科技一等奖1项、中华医学会二等奖1项、江苏医学科技一等奖1项。在国内外杂志发表论文四十余篇，主编、参编专著8部。

序

　　我国的胸外科始于20世纪30年代的肺结核外科。历经80年的发展，在全国广大胸外科同仁的共同努力奋斗下，我国的胸外科整体水平已得到长足发展，国际影响力日渐扩大，部分领域的治疗水平已达国际先进。

　　尽管现代胸外科疾病谱发生了显著变化，胸外科领域的微创理念发展异常迅速，但不容忽视的是对中央型肺癌、气管肿瘤、复杂纵隔肿瘤等疾病的外科治疗仍然是普胸外科领域的热点和难点，其手术难度高、风险大，对胸外科医师而言极具挑战性。另一方面，食管外科领域手术方式的不断更新，以及快速康复理念在食管癌围术期的推广应用也使广大胸外科同仁迫切需要一本理论和实践并重、贴近临床、强调实践的胸外科专著以全面提高其胸外科疾病的诊疗水平。

　　许林、张勤教授及其团队历经数十年刻苦攻关，坚持不懈，在复杂胸部肿瘤外科治疗领域形成特色，取得了骄人成绩，得到业界同行的充分认同。该书是许林、张勤教授团队与江苏省内外众多专家学者多年来宝贵临床经验的总结和凝练，图文并茂、重点突出、内容翔实，是一部极具特色的高水平专业著作，应对广大的胸外科医师临床水平的提高大有裨益。

周允中

前言

目前，在国内外已出版的胸外科著作中，针对临床疑难、复杂胸部肿瘤的外科手术治疗的专著尚不多见。为了能够在胸外科同道们手术中遇到疑难问题时起到帮助作用，我们编写了这本《疑难胸部肿瘤手术学》。本书由江苏省肿瘤医院胸外科、麻醉科、CT室、病理科、护理部等30余名专家、学者，历经数年，在百忙之中抽空完成的。本书共分八篇三十五章，精选一批代表本学科高难度手术的疑难病例，重点介绍了开放手术和电视胸腔镜手术中气管隆凸肿瘤切除重建、上腔静脉人工血管置换、中心型肺癌无血切除等高难度手术的手术技巧与创新技术，详细地介绍了各类疑难胸部肿瘤的诊断、手术适应证、手术方法、麻醉管理、术后并发症、治疗效果等关键环节的正确处理方法。全书力图简明扼要、重点突出、理论和实践并重，强调临床实践，配以大量影像学和各种内窥镜检查资料以及珍贵的手术照片和精美的手术插图，特色鲜明。相信对于本专业广大临床医师而言，本书将是一本有较高临床实用价值的参考书。

在本书编写过程中，得到了江苏省肿瘤医院党委冯继峰书记、鲍军院长的鼎力支持。江苏省肿瘤医院科研处路平处长、王洁副研究员，CT室沈文荣教授，麻醉科顾连斌教授，护理部孟爱凤教授，江苏省恶性肿瘤分子生物学与转化医学重点实验室各位同仁、博士研究生与硕士研究生给予了无私的帮助。各位编者都付出了艰辛的劳动。陆军军医大学马凤溪教授和张全利博士提供的精美手术插图，为本书增色添辉。本书的出版得到了江苏省金陵科技著作出版基金资助，在此一并感谢。

最后，特别感谢我国胸外科著名学者周允中教授给予作序，他的指导和鼓励对本书的完成起到极大的推动作用。

由于编者水平有限，加之时间仓促，错漏之处在所难免，敬请同道们批评指正。

许林　张勤

目录

第三篇 气管、隆凸肿瘤的外科治疗

第四篇 疑难肺部肿瘤的外科治疗

第八篇　胸壁肿瘤的外科治疗

第一篇

应用解剖

第1章　肺应用解剖

肺类似半圆锥状，位于胸腔，纵隔将其分为左、右两肺。右肺因膈肌较高，短而宽；左肺因心脏大血管，狭而长。每侧肺都由脏层胸膜覆盖。正常情况下，只有肺韧带和肺根部是固定的，其余部分完全游离。肺有三个面：肋面、膈面及纵隔面，分别与胸壁、膈肌、纵隔相邻。

右肺有三叶，即上叶、中叶和下叶，容积比左肺大。左肺有两叶，即上叶和下叶。右肺通常有两个肺裂，较大的为斜裂，把下叶与上叶、中叶分开；较小的为水平裂，把上叶、中叶分开。斜裂起自第5胸椎水平，倾斜向前下，大致与第6肋骨平行，止于前胸膜沟后方数厘米的膈肌处。水平裂大致呈水平走行，约与第4前肋同一水平，前部常低于后部，外侧部常低于内侧部。肺裂常有变异，表现为部分或全部肺裂不发育，以右肺水平裂变异最多见，约占人群的50%。

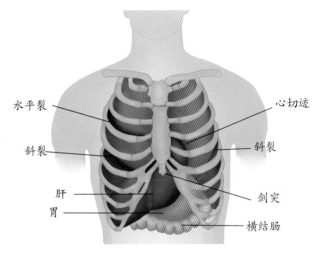

图1-1-1　肺和胸膜的体表投影（前面观）

1.1　支气管肺段

支气管肺段在解剖学上是一个独立的单位，为肺段支气管及其相应的分支所属的肺组织。肺段中，段的支气管与动脉并行，但静脉在亚段和段之间，接受两肺段的血液。肺段均呈圆锥形，尖段朝向肺门，基底朝向肺表面（图1-1-1）。肺段之间，除有表面肺胸膜和肺胸膜下的静脉属支相连外，仅有薄层结缔组织分隔。行肺段切除时，将肺段支气管和动脉切断后，再把相连的肺胸膜切开，即可切除肺段。

按照肺段支气管的分布，右肺分为10个肺段（上叶3段，中叶2段，下叶5段）；左肺的上叶尖段和后段支气管，下叶的前基底段和内基底段支气管常发自一个主干，故只分为8个肺段（上叶4段，下叶4段，图1-1-2）。上叶后段及下叶背段在平

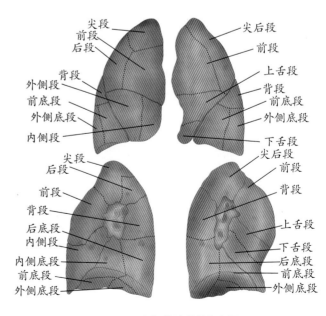

图1-1-2　支气管肺段的解剖图

卧时位于最下部，是吸入性肺炎和肺水肿的好发部位；右主支气管与气管的角度比左侧小，故右侧肺较容易患吸入性肺炎。

1.2　肺门

左、右肺门分别位于纵隔的两侧，相当于第4~6胸椎棘突平面，为支气管及肺动、静脉等组织出入肺的门户，临床上称为第一肺门。肺叶支气管、动静脉、淋巴管和神经出入肺叶的位置称为第二肺门（图1-1-3）。肺根是由主支气管、肺血管、淋巴管、淋巴结和神经等组成的支气管血管束，其间有疏松的结缔组织相连，周围包绕胸膜，一端连接肺脏，另一端连接纵隔。

肺根的毗邻左、右不同。右肺根的前方有心包、右心房和上腔静脉。右侧迷走神经的肺前支、膈神经、心包膈血管等贴近上腔静脉右缘下行。右肺根的上方有奇静脉弓跨过，后方有右迷走神经、奇静脉及其肺后支。左肺根的前方有心包、左侧膈血管、膈神经以及迷走神经肺前支，主动脉弓在其上方跨过，后方有胸主动脉、肺后支和左迷走神经。

1.2.1　支气管树

气管约在第4、5胸椎之间与前胸骨角连线水平分为左、右主支气管。左侧主支气管与气管中线的延长线的角度大（35°~36°），右侧主支气管与气管中线的延长线的角度较小（22°~25°），所以经气管吸入的异物一般进入右侧主支气管（图1-1-4）。

1.右支气管树

右主支气管长度约为1.2cm。右上叶支气管从开口到它分叉处约为1.0cm。上叶支气管分成尖段、后段、前段三个段支气管，段支气管再分支到肺段各个部位。发出右上叶支气管后，右主支气管干变为右中间干支气管，其上有右肺动脉主干通过，因此右上叶支气管也被称为"动脉上支气管"。右中间干支气管继续走行1.7~2.0cm之后，前壁分出中叶支气管。右中叶支气管长1.2~2.2cm，分支为内侧、外侧段支气管。右中叶支气管稍下，后壁发出背段支气管。当背段与基底段之间有肺裂发育时，背段也称为下叶的后副叶。背段支气管常以单干发出，然后再分为3支。背段支气管远侧，为基底干支气管，发出内基底段、前基底段、外基底段和后基底段支气管。如果内侧段与其他基底段之间有肺裂发育，内侧段也称为下副叶。

2.左支气管树

左主支气管较右主支气管长，从隆凸到上叶开口为4~6cm。左上叶支气管长1.0~1.5cm，分出固有上叶以及舌叶支气管。固有上叶支气管再进一步分出尖后段和前段支气管。舌叶支气管与右中叶相似，长1~2cm，分出上舌段和下舌段支气管。距上叶开口远端约0.5cm处，下叶干支气管发出第一分支，即背段支气管以后，下叶干支气管变为基

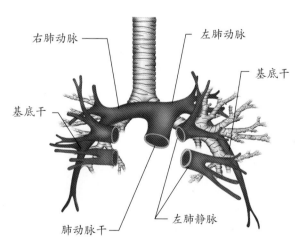

图1-1-3　左右肺门的结构

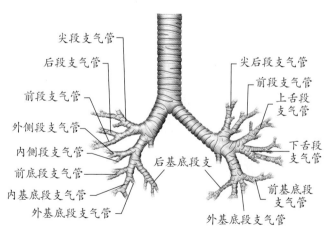

图1-1-4　支气管树的解剖

底干支气管，其长度约1.5cm，分出3支：内前基底段、外基底段以及后基底段支气管。各段支气管分别再分出无数个小支气管，分布于各自的区域。

1.2.2　肺及支气管系统的血液供应

肺有两个血管系统：一个是以肺动脉及其分支、肺毛细血管网、肺静脉和其属支组成的肺循环，也称为小循环；另一个是由支气管动、静脉组成的支气管循环，属于体循环部分。肺循环系统供血到肺泡组织主要进行气体交换。支气管动脉系统主要营养气管及支气管分支。

1.肺循环系统

（1）肺动脉

肺动脉短而粗，起自右心室，位于升主动脉根部的前方，向上后方斜行，行至主动脉弓的下方，于第5胸椎平面分为左、右2支，分别进入两肺（图1-1-5）。升主动脉与肺动脉共同被包绕在脏层心包层与左肺和左胸膜前部附近。右肺动脉干较左侧长，但是从心包外到第一分支处的长度，左侧比右侧长。在肺门，左、右肺动脉先位于左、右支气管前方，随后转向支气管后方。虽然肺动脉与肺段支气管及其分支紧紧相邻，但肺动脉的分支变异比支气管多。

右肺动脉较左侧粗且长，水平向右，离开心包后，位于右主支气管的前下方，上肺静脉的后下方。经上腔静脉、升主动脉和右上肺静脉的后方，右主支气管的前方进入肺门。右肺动脉在进入肺门之前先发出上支入右上叶，主干则继续向右下行

走，被称为叶间动脉。叶间动脉在叶间裂处分出右肺中叶动脉、右肺下叶动脉。

右肺上叶动脉的分支一般与肺段支气管相伴行。肺动脉由右肺动脉干发出后，进入上叶之前常先发出第一分支尖前支，它是右上叶的主要血液供应支。尖前支分成2支，较上的1支为尖段动脉，它向后绕过上叶支气管供血尖段肺组织，较下的1支为前段动脉。10%的人群尖前支动脉供应上叶的全部血流，但大多数人由叶间动脉发出一支或数支回升支动脉供血于后端。

右肺中叶的动脉称为中叶支，是叶间动脉的终末分支之一，多数与同名支气管伴行。中叶支动脉与回升支动脉同一水平，于右肺斜裂与水平裂交接处发出，多数分为外、内侧两支肺段动脉。外侧支走行于中叶支气管的外侧，内侧支沿中叶支气管的上外侧走行。

叶间动脉延续为右肺下叶的动脉，在进入下叶后称为右下叶动脉。进入下叶后首先发出背段动脉，主干则变为基底动脉干。其发出各基底段动脉支，呈辐射状排列，即内、前、外和后基底支。右下叶的5支肺段动脉均与它们同名的肺段支气管相伴行。

右肺动脉常有变异，如20%的人群尖前动脉为2支，分别命名为尖前动脉上支及下支；有的个体从叶间动脉上发出2支以上的回升支动脉；偶尔回升支动脉发自背支动脉（起于中叶动脉者，则十分罕见）。最后，中叶动脉以及背段动脉有时也可以发出2支或3支。

左肺动脉于左肺静脉后方，在左支气管末端的前方进入肺门，绕过左主支气管外上方，再转向其后下方。通过叶间裂处，被称为叶间动脉。叶间动脉发出舌支后，在支气管后下方下行，进入下叶，分支到下叶各段。与右肺动脉相比，从心包到第一分支的距离长。左肺动脉发到上、下叶的分支数目变化较大，少则2支，多则7支。

左肺上叶动脉都是一些短小的分支，并不形成粗大的动脉干。一般有3～6支，以4支最多。其第一个分支至前段和尖后段居多，但亦可至上叶的各段。前段动脉一般为1支，多在支气管的前方发出；尖后段动脉一般为2支，多发出于支气管上方；舌段动脉从叶间动脉发出，分为2支，分别至上、下舌段。需要指出的是左肺上叶的动脉变异较大，行左肺上叶手术时，须将各段动脉显露清楚，以免误伤。

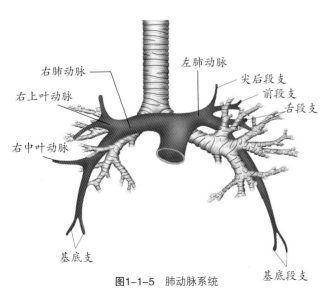

右肺动脉　左肺动脉　尖后段支　前段支　舌段支　右上叶动脉　右中叶动脉　基底支　基底段支

图1-1-5　肺动脉系统

同样，左肺下叶的动脉也是左叶间动脉的延续。叶间动脉发出背段支以后即称为基底动脉干，其分支逐渐和支气管走行一致，一般分前内、外和后基底支。左肺下叶背段的动脉一般为单支，起点可在舌支上方，也可为2支，其中一支起点在舌支上，另一支在舌支下方。基底动脉干的第一个分支为前内基底支。基底干的终末支为外基底支，但其常与后基底支共干，故不宜单独行肺段切除。后基底支是基底干的延续。

左肺动脉的各分支动脉也可发生变异：第一分支即前段动脉，可分出一支到舌段，10%的人群舌段的血液全部由此支供应；前段动脉也可能仅仅供血给尖段肺组织，前段肺组织则接受叶间肺动脉的供血；多数情况下，叶间动脉是先发出背支动脉，再发出舌段动脉，但在1/3的人群却是先发出舌段动脉，再发出背段动脉。另外，在1/3的人群中，从舌段动脉或直接从叶间动脉上发出一支动脉，供血上叶前段，极少数情况下，上叶前段血液完全由该异常动脉提供。最后，基底干动脉也可发出分支供应舌段。

（2）肺静脉

肺毛细血管网的血液，先汇集为较小的小静脉，之后合并为较大的静脉，最后每侧各汇集成两条肺静脉，即右肺上静脉、右肺下静脉和左肺上静脉、左肺下静脉，出肺门后，最后分别注入左心房（图1-1-6）。与肺动脉相比，肺静脉的变化更大。

右肺的静脉汇集成右肺上、下静脉。右肺上静脉位于肺动脉前下方，一般由4个分支组成。右肺上静脉引流上叶和中叶血液。右肺下静脉一般位

于右肺上静脉下后方，引流下叶静脉的血液。

右肺上叶静脉分为深静脉和浅静脉两种。深静脉位于叶间和段间，一般在同名支气管的内侧或下方，有尖、后、前3支。浅静脉位于纵隔面胸膜下。深、浅静脉分别汇集同名肺段的血液，最后注入右肺上静脉。

右肺中叶静脉称为中叶支，一般位于肺段之间，有内侧支、外侧支2个属支，分别汇集中叶内、外侧段的血液，可分别注入右肺上静脉或合并后注入右肺上静脉。但有时中叶静脉也可以单独进入心包注入左心房。中叶静脉汇入到下肺静脉中罕见。

背支和基底段总静脉汇合成右肺下静脉，主要收集右肺下叶的血液。背段的上支、内侧支和外侧支3支静脉合并而成的静脉称为背支，其中外侧支是段界标志。各个基底段静脉一般先汇合基底段上、下静脉，再汇合成基段的总静脉。前基底段静脉与外基底段静脉汇合为基底段上静脉，而后基底段静脉多直接延续成基底段下静脉。前基底静脉的内侧支是前基底肺段与内基底肺段的段间标志。外基底静脉一般走行于外基底肺段与后基底肺段之间，是该两肺段的段间静脉。内基底段静脉细小，分支数及注入部位均不恒定。

左肺静脉分为左肺上静脉和左肺下静脉2支，收集左肺上、下叶的血液。左肺静脉较右肺静脉表浅，也无明显的叶间静脉。在左肺门上方，常有一小浅静脉，汇集后下角和肺门上方纵隔面的血流，当上、下肺叶实质有部分融合时，除引流上叶后部的部分血液外，也可引流下叶背段的部分血液。

左肺上叶静脉位于肺动脉的前下方，一般先汇集成3支，即尖后支、前支和舌支。尖后支有4个属支：前支、前尖支、后支以及后尖支；前支有3个属支：前上支、前下支和后支；舌支比较固定，有上舌支和下舌支。前者位于上、下舌肺段之间，后者位于下舌段下方。

与右肺下静脉相似，左肺下静脉同样位于左肺上静脉的后方，并且由2支组成，即背支和基底支。背支有3个属支，即上支、内侧支和外侧支，其中内侧支和外侧支为背段和基底段之间的段间静脉。基底段上静脉和基底段下静脉汇合为基底段总静脉。基底段上静脉有2个属支：前亚段支和外侧基底段支。前亚段支的属支之一，基底支，流经前基底段与外基底段之间，是重要的段间标志；外侧

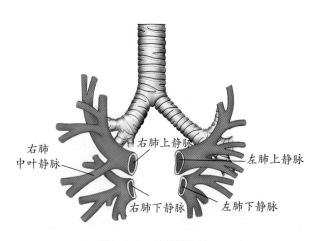

图1-1-6 肺静脉系统

基底段支于外基底段与后基底段之间走行，也为段间静脉。

　　2.体循环系统

　　（1）支气管动脉：支气管动脉供应支气管管壁和肺组织的营养。正常情况下，其血流量占左心室输出量的0.1%～0.2%。支气管动脉一般发自胸主动脉腹侧支气管分叉处，也可发自锁骨下动脉、肋间动脉以及头臂干。左侧支气管动脉绝大多数发自胸主动脉，右侧支气管动脉约有50%发自第3～5肋间动脉。支气管动脉走行于支气管后壁，在肺门后侧入肺。入肺之前，发出各个分支至气管、主支气管、食管、心包以及纵隔胸膜等。在肺内，支气管动脉的分支分布于支气管壁、肺动脉壁、肺静脉壁以及淋巴结、小叶间隔和肺胸膜等。支气管动脉供应相应的支气管和其分支，直至呼吸性细支气管。肺泡管、肺泡壁的血液供应则由肺动脉、支气管动脉的分支共同提供。

　　（2）支气管静脉：分为深、浅支两种。深支由许多属支汇合而成，其起源于肺内毛细血管网，与肺静脉相吻合，注入肺静脉或左心房。浅支每侧通常各有两支，引流肺胸膜、肺外支气管、肺门淋巴结等的血液，与肺静脉有吻合，右侧注入奇静脉，左侧注入最上肋间静脉或副半奇静脉。发源于支气管动脉的血液，一部分则经肺静脉回流入左心房，一部分经支气管静脉回流入体循环，注入右心房。

1.3　肺的淋巴

　　在肺中，除肺泡之外，肺组织、支气管、胸膜等均有丰富的淋巴管网，分为浅、深两组。浅组位于胸膜下，深组与各级支气管和肺血管伴行，二者在胸膜下及肺门处相互交通。淋巴液沿淋巴管流向引流淋巴结。

　　目前将肺的淋巴结分为13组（图1-1-7）：

　　（1）上纵隔淋巴结位于胸段气管的上1/3处，也称为最高纵隔淋巴结。

　　（2）气管旁淋巴结位于气管两侧，在上纵隔淋巴结与气管支气管淋巴结之间。

　　（3）气管前后淋巴结包括前纵隔淋巴结、气管后淋巴结以及气管前淋巴结。

　　（4）气管支气管淋巴结位于主支气管和气管形成的钝角处。

　　（5）主动脉弓下淋巴结位于膈神经之后，也

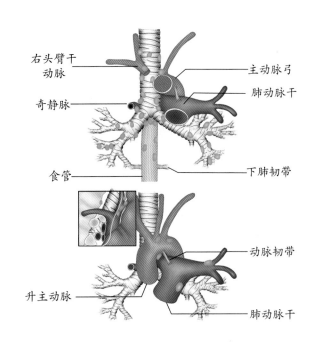

图1-1-7　肺淋巴结的位置

（右头臂干动脉　主动脉弓　肺动脉干　奇静脉　食管　下肺韧带　升主动脉　动脉韧带　肺动脉干）

称为Botallo淋巴结。

　　（6）升主动脉旁淋巴结在膈神经前。

　　（7）隆凸下淋巴结在气管分叉之下。

　　（8）食管旁淋巴结位于隆凸下，食管周围。

　　（9）肺下韧带淋巴结在肺下韧带。

　　上述9组淋巴结均于纵隔之内，属于纵隔淋巴结。肺癌若转移至上述各组淋巴结，属N_2期。

　　（10）肺门淋巴结在肺根部的肺叶支气管周围。

　　（11）肺叶间淋巴结在各个肺叶之间。右侧有2组，左侧有1组。

　　（12）肺叶淋巴结分上、中、下叶淋巴结。

　　以上3组属于肺门淋巴结。肺癌转移至上述3组淋巴结，属N_1期。

　　（13）肺段淋巴结在肺段支气管起始部。

　　除了上面的13组淋巴结之外，靠近肋骨小头的肋间淋巴结、沿胸廓内动脉分布的胸骨旁淋巴结以及前后纵隔淋巴结等也与肺的淋巴引流有关系。

　　肺内淋巴的引流有以下规律：右肺上叶的上2/3引流至右侧气管支气管淋巴结，肺门淋巴结后外侧组收集下1/3的引流；右肺中叶的淋巴液引流至中叶支气管根部的肺门淋巴结；右肺下叶背外侧部的淋巴液引流至肺门淋巴结后外侧组，内侧组及支气管分叉部淋巴结收集前内侧部的淋巴液。左肺

上叶尖部的淋巴液引流至胸主动脉旁淋巴结，左上肺其余部分的淋巴液引流至肺门淋巴结前、后组和隆凸下淋巴结。左肺下叶淋巴引流方式与右肺下叶相似。两肺下叶亦可引流至后纵隔淋巴结或通过膈肌引流至腹膜后淋巴结以及上腹部的淋巴结。

1.4 肺的神经

肺由迷走神经和交感神经支配。交感神经来自上6对胸部交感神经节的神经纤维。迷走神经和交感神经形成神经丛，包绕在气管周围，进一步发出神经纤维支配支气管。肺动脉及其支气管动脉都有较丰富的神经分布，肺静脉则较少。以交感神经纤维分布为主。

第2章　气管应用解剖

气管是喉与气管隆凸之间的呼吸道。上端始于环状软骨下缘（平第6颈椎），以环气管韧带与喉的环状软骨连接，下至隆凸部顶点，在胸骨角平面处分为左、右主支气管（图1-2-1）。

2.1　气管的构造和形态

气管是由一系列软骨环间以平滑肌纤维、黏膜和结缔组织构成的，位于身体中线颈前部和中纵隔。气管为一半硬性的管道，前壁与外侧壁为软骨部，后壁为膜样部（图1-2-1）。对于站立的人，

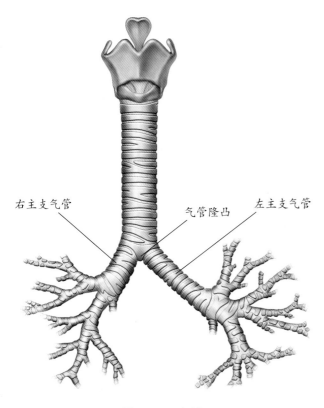

右主支气管　　　　气管隆凸　　左主支气管

图1-2-1　气管

从侧面观察，气管的走行向后向下，形成角度，气管在颈部前方的浅部，进入胸部后逐渐向后倾斜而下，到隆凸部已靠近食管和脊柱。在环咽平面，喉和气管的起始部有密切的解剖关系。在此平面以下，气管后方的膜部始终和食管相邻，仅有疏松的纤维组织相间，容易分开，但两者有共同的血液供应。气管的长度和粗细因性别、年龄和身长的不同而异。一般男性的气管长而粗。成人的气管平均长度为11cm，通常有18~22个软骨环，约每1cm 2个环。有时气管环不完整或有分叉。软骨环呈"C"字形，缺口向后，约占气管周径的2/3。气管的横断面不是圆形，而是前后径短于横径，略呈椭圆形。横径约为2.0cm，前后径约为1.8cm。女性略小于男性。

2.2　气管的分段和毗邻

根据部位和走行，可将气管分为颈段和胸段两部分。两者以空腔上口的平面为界。气管随颈部的屈伸，可上、下移动。在颈部伸展时，气管是个一半在颈部、一半在胸内的结构。当颈部屈曲时，气管可以全部入纵隔内，环状软骨也可以进入胸骨上切迹以下。

2.2.1　颈段气管

颈段气管较短，上自环状软骨下缘，下至胸骨的颈静脉切迹，大约占气管全长的1/3。气管起始部位置较浅，距皮肤表面1~2cm，在颈下部位置逐渐加深，在颈静脉切迹处气管距皮肤深约4cm。气管前方有皮肤、颈部筋膜、胸骨舌骨肌以及胸骨甲状肌等组织覆盖。在气管前间隙的上部，前方重要的结构有甲状腺峡部，位于第1~3气管环前方者最多。甲状腺峡部稍上方有两侧甲状腺上动静脉的吻合支，甲状腺峡部的下方位于气管前间隙

内，此处有甲状腺奇静脉丛或甲状腺下静脉，这些静脉往往为气管切开时出血的来源。食管位于气管的后面。在食管和气管的两侧沟内有喉返神经向上走行。在行气管手术时，应密切关注此神经，避免损伤。气管两侧有甲状腺左、右叶和颈部血管和神经束。食管紧贴气管的后壁向下走行。

2.2.2 胸段气管

胸段气管较长，上自颈静脉切迹平面，下至胸骨角平面气管分叉，居上纵隔内，两侧胸膜囊之间，约占气管全长的2/3。前方与胸骨柄胸、骨甲状肌和胸骨舌骨肌的起始部、甲状腺下静脉、左右头臂静脉、主动脉弓、头臂动脉干、左颈总动脉、心脏神经丛深丛及淋巴结等相邻。胸段气管的后面为食管；左侧为主动脉弓、左颈总动脉、左锁骨下动脉及左喉返神经；右侧与右头臂静脉、上腔静脉、奇静脉及右迷走神经等相邻（图1-2-2）。

2.2.3 气管隆凸

气管分叉的内侧面可通过气管镜观察清楚，以一个薄的、橘红色的、轻度偏向左侧的矢状冠状突起为标志，该突起叫隆凸，是左、右主支气管开口的分界点（图1-2-1）。气管隆凸具有不对称性，右侧主支气管与气管的中垂线之间的夹角为20°~30°，左侧主支气管与中垂线间的夹角为40°~50°。由于主动脉弓的存在，整个气管分叉部轻度向右侧偏斜。左、右主支气管的起始部的管径不同，右侧为12~13mm，左侧为10~12mm。胸廓的形状影响主支气管夹角的大小，胸廓瘦长者夹角较小，反之较大。

2.3 气管的血管、淋巴管和神经

气管的血液供应是分阶段的（图1-2-3）。上段来自甲状腺下动脉的气管支；下段则由支气管动脉的分支供血，有时还有来自胸廓内动脉及胸主动脉的分支。大部分气管的血液供应和食管是共同的。动脉自侧面过来，向前发出小分支到气管，向后到食管。气管的动脉在进入气管后，在黏膜下层形成微血管网络，上、下通过此网络相吻合。气管两侧还排列有纵形的血管链，其向每个软骨环分出小血管，穿过软骨后进入黏膜下层。由于黏膜下层血液供应丰富，愈合能力较强，软骨也会很快愈合。但如在手术时将气管四周作过分广泛的环形分离并切断侧面的血管链，容易使气管失去血液供应而坏死。气管游离的长度一般控制在距切缘1cm左右。

气管的淋巴引流非常丰富，两侧和前方均有淋巴结群（图1-2-4）。右侧的淋巴结较大，数目也比较多，为下面的气管支气管淋巴结群和上面的下颈深淋巴结群两者之间联系。下颈深淋巴结群位于胸腔以外，支气管肺癌常转移至其内侧组。以上淋巴结在前斜角肌上方，亦称斜角肌淋巴结。气管肺癌转移常转移至隆凸下淋巴结群，尤其是中、下肺叶淋巴引流的汇集处。

肺癌手术中应强调气管旁和隆凸部的淋巴结的清扫。

气管的神经支配主要来自喉返神经的气管支、迷走神经的分支和交感神经（图1-2-5）。迷走神经及喉返神经的感觉纤维分布至黏膜，运动纤维支配气管肌收缩和腺体分泌；交感神经由颈中节发出，分布至动脉，支配其收缩；气管各层均有神经丛，仅达软骨膜，未进入软骨内。

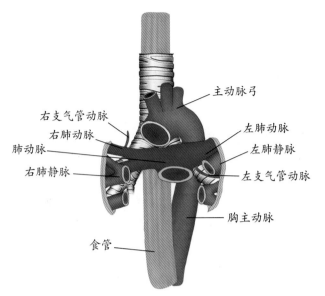

图1-2-2　胸段气管的毗邻

主动脉弓
右支气管动脉
右肺动脉
肺动脉
右肺静脉
左肺动脉
左肺静脉
左支气管动脉
胸主动脉
食管

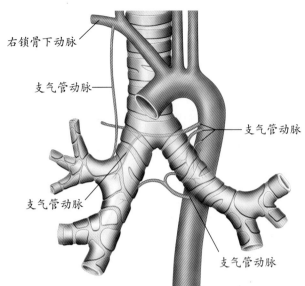

图1-2-3　气管的血液供应

右锁骨下动脉
支气管动脉
支气管动脉
支气管动脉
支气管动脉

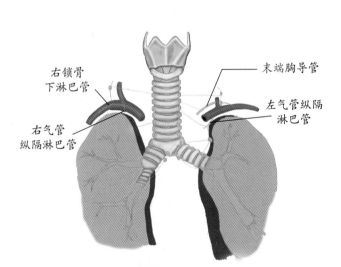

图1-2-4　气管的淋巴管

右锁骨下淋巴管
右气管纵隔淋巴管
末端胸导管
左气管纵隔淋巴管

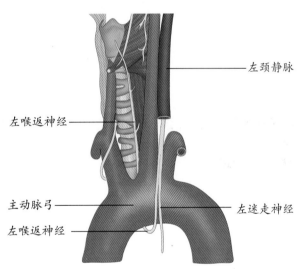

图1-2-5　气管的神经

左颈静脉
左喉返神经
主动脉弓
左喉返神经
左迷走神经

第3章　食管应用解剖

食管位于咽和胃之间，是消化道的一部分（图1-3-1）。食管起自第6颈椎水平环状软骨下缘相对处的咽喉部（食管入口），止于胃底部右缘（贲门），总长为25～30cm，其长度因个体高度不同而有变化。

食管的走行并非呈直线，而是具有一定的弯曲度，自上而下依次穿过颈部、后纵隔、膈肌，最终止于腹腔内。在矢状面，与颈椎和上胸椎的弯曲相一致。在与左侧气管树交叉之后，则逐渐离开脊柱。食管最初位于气管之后并稍偏向左侧，下行至约第4胸椎水平在主动脉弓的右侧下降，至约第7胸椎高度再次向左偏斜，并斜跨胸主动脉的前面至左前方，在平第10胸椎高度穿过膈肌的食管裂孔进入腹腔。食管自上而下有3个生理狭窄部：食管的始端、支气管的后方和食管穿膈肌的食管裂孔处，为食管内异物易梗阻之处。

3.1 食管的分段

食管外科通常需要经过一个或多个不同手术路径切除一段或多段食管，这就需要对各段食管的解剖学特性进行全面的了解。

3.1.1 颈段食管

颈段食管上起自约第6颈椎水平的咽部，下至约第2胸椎水平的胸廓上口。颈段食管位于颈椎前面，短且深，是颈部最深位器官，与颈椎的走行一致。在食管和颈椎之间只有一层极易解离的疏松脂肪组织。该间隙直接与后纵隔相通。颈段食管于正中线的稍左侧下行，其左缘在气管左缘的外侧。

食管的前方为气管，通过疏松的结缔组织附着于气管后方的膜部。食管的后方为覆盖于颈长肌的椎前颈筋膜。左、右喉返神经走行于气管与食管的两侧沟间，其中左侧喉返神经距食管较近，在食

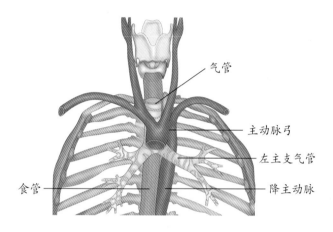

图1-3-1　食管的位置

（图内标注：气管、主动脉弓、左主支气管、降主动脉、食管）

管的解离过程中，应谨慎操作，以免损伤该神经。食管的两旁和颈血管鞘相邻，内含颈动、静脉及迷走神经，并包含甲状腺与甲状腺下动脉。食管在颈下部因偏向左侧，故更靠近颈总动脉鞘及甲状腺。在颈部游离食管手术时应注意避免损伤动脉鞘。

3.1.2 胸段食管

胸段食管位于胸腔纵隔的后方第5胸椎水平以上，在气管后方，两者之间以较致密的结缔组织相连。气管分叉后，食管被左支气管跨过。自此向下，食管行于心包及左心房的后方。食管在上纵隔内部，卧于椎前筋膜上。气管分叉以下至膈肌裂孔段有下列组织将食管和胸椎分隔：胸导管、奇静脉、右侧最上5根肋间动脉及降主动脉。紧贴胸椎的为右侧肋间动脉（第4～6根）和汇入奇静脉的右肋间静脉构成的血管架。右侧的支气管动脉直接发自胸主动脉或第1肋间动脉。降主动脉首先位于食管的左侧，逐渐移至后方。奇静脉始于脊柱右侧的上腹部，经右腰静脉膈肌主动脉裂孔进入胸腔，上

升至食管右旁的后侧，随即向食管右侧弯曲，在肺门上方并入上腔静脉。胸导管是全身最大的淋巴导管，源自第2腰椎体前方的乳糜池，穿过膈肌主动脉裂孔进入胸腔，经后纵隔至主动脉弓水平时位于食管左侧的稍后方，在后上纵隔内胸导管经食管左侧上行至颈根部，在锁骨下动脉的后方向前下成一弓形注入左静脉角。胸导管位于右膈脚及腹主动脉的右侧，接受膈下身体两侧及左膈上部的淋巴液，破裂则形成乳糜瘘或乳糜胸。故在游离颈部及胸段食管手术时应注意保护。

3.1.3 腹段食管

膈肌是区分胸、腹段食管的解剖学标志。实际上，真正的腹段食管只是该段食管的前壁，被腹膜覆盖。腹段食管的后壁极短，无腹膜覆盖。胸段食管的下端与膈肌交叉部分及真正的腹段食管是一个功能性的整体。

食管穿过膈裂孔行于主动脉的前方，并稍超过至其左方，长2~4cm，在腹腔内时位于肝左叶的食管沟后方，有腹膜（胃膈韧带）及筋膜覆盖。食管的前、后方分别有前、后迷走神经干伴行。腹段食管的后部和膈肌脚、脾缘相邻，构成扁平细长的盲孔，是发生膈下感染时难以充分引流的部位。

3.2 食管的血液供应

颈段食管的血液供应主要来自甲状腺下动脉的分支，亦有来自颈总动脉、甲状腺上动脉、颈肋干发出的最上肋间动脉及椎动脉的小分支。胸段食管主要接受主动脉弓、胸主动脉及右肋间动脉的分支供应（图1-3-2）。在气管分叉处主要由主动脉弓发出的支气管动脉的食管支供应。在气管分叉水平以下，主要由来自胸主动脉的食管固有动脉供应。食管固有动脉呈直角入食管壁，分支有1~7支不等，以1~2支者较多。腹段食管主要接受胃左动脉上升段的分支及小部分膈下动脉的血液供应。胸段食管的动脉向上与颈段食管，向下与腹段食管动脉支相交通。

食管的静脉始于黏膜下静脉丛。静脉丛形成静脉干后，穿过肌性食管壁达食管表面，再形成大网络及管径大小不等的食管周围静脉丛。这些静脉丛的输入静脉表现各异。有的与其动脉伴行，但大多数单独走行，然后分别汇入甲状腺下静脉、心包静脉、支气管静脉、奇静脉和膈静脉。食管下1/3的静脉干借助于胃左静脉的上食管支汇入胃左静

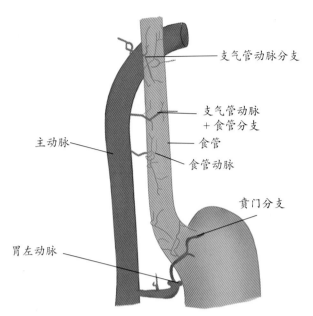

图1-3-2 食管的血液供应

脉。理论上讲，在食管的末端，门静脉和奇静脉之间存在一个交通系统，但在门静脉高压状态下其分流作用似无重要意义。

3.3 食管的淋巴和神经

食管有极其丰富的淋巴管网，位于黏膜和黏膜下层。淋巴通过肌层垂直引流至淋巴结。颈段食管淋巴注入颈深淋巴结、颈部的气管旁淋巴结，少数也可注入锁骨下淋巴结。胸段中段食管的引流分别注入气管旁组、气管后组（上纵隔）、下肺韧带组淋巴结。胸段下部及腹段食管的淋巴引流入腹腔淋巴结及膈下淋巴结。贲门淋巴结位于胃贲门部的周围。贲门部癌肿由淋巴管转移时，首先出现于膈下的胃肝、胃膈、胃脾与胃结肠淋巴结。

食管的神经支配来自迷走神经和交感神经。迷走神经在联合交感神经纤维后，形成肺后神经丛，开始下行并形成食管丛。神经纤维再汇合后于食管前方及后方分别形成前、后迷走神经干。在食管胃接合部手术时注意保护迷走神经，除食管切断手术外，尽量不损伤迷走神经。交感神经纤维直接发自胸交感神经链的神经节者极少。大多数发自胸主动脉周围和腹腔神经丛（反向神经支配）。这些神经纤维可在食管的表面与迷走神经的分支相吻合。

第4章　纵隔应用解剖

纵隔位于胸膜腔之间，其前方为胸骨柄、胸骨体及剑突，后方为第1~12胸椎及脊柱旁沟，顶面为胸廓上口，底面为横隔。影像科医师和外科医师从各自观点出发，采取不同的方法描述纵隔解剖。大多数临床医师简单地将纵隔分为前、中、后三区，无上下之分（图1-4-1）。

4.1　纵隔的分区

4.1.1　前纵隔

前纵隔包括心影前方和上方的所有器官，前为胸骨，后为心包、头臂血管和主动脉前缘，包括胸腺、淋巴结以及乳内血管。前纵隔中常见的肿瘤有胸内甲状腺腺瘤、胸腺瘤、畸胎瘤和生殖细胞肿瘤。

4.1.2　中纵隔

中纵隔位于前纵隔后方，它从胸骨下缘沿隔向后，再沿心后缘及气管后缘向头侧延伸。中纵隔内包括心包、心脏、升主动脉、主动脉弓、颈部血管分支、肺动静脉、上腔静脉、下腔静脉、气管、主支气管及其周围的淋巴结。中纵隔常见的肿瘤有淋巴源性肿瘤、支气管囊肿。

4.1.3　后纵隔

后纵隔位于心脏后方、气管后缘与后肋、脊柱旁沟之间，它从隔向头侧延伸至第一肋。后纵隔内包括食管、降主动脉、奇静脉、半奇静脉、脊柱旁淋巴结及胸导管，迷走神经下半部分及交感链也位于后纵隔内。后纵隔的肿瘤大多数是神经源性肿瘤。

所有分区上界均为胸廓入口，下界均为隔肌，两侧为壁胸膜的纵隔面。

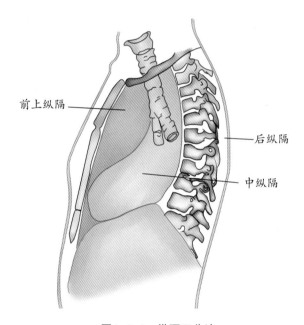

图1-4-1　纵隔三分法

4.2　胸腺

胸腺位于胸骨柄后方，在纵隔大血管的前方，左无名静脉前方，上可至颈部，下可达心包（图1-4-2）。通常可分为左右不对称的两叶，大致呈"H"形。当其体积变大时，可与上腔静脉、肺动脉以及主动脉弓前缘相关。胸腺的动脉血液供应来自胸廓内动脉（即乳内动脉）的分支，静脉回流入左无名静脉。

胸腺是机体内重要的免疫器官，主要分泌胸腺素和产生T淋巴细胞，是T淋巴细胞分化及成熟的场所。当T淋巴细胞充分繁殖并分散到其他淋巴器官后，胸腺的重要程度也就慢慢降低了。胸腺的形态随年龄呈现规律性变化，在青春期体积最大，20岁后胸腺实质逐渐被脂肪组织取代，体积也逐渐缩小。这在鉴别诊断时有参考价值。

4.3 膈神经

斜行于前斜角肌前面，由第3～5颈神经前支组成，向内下方延伸，其前方有胸锁乳突肌、颈内静脉（图1-4-3）。在颈根部经迷走神经的外侧，胸膜顶的前内侧，于锁骨下动、静脉之间进入胸腔。在胸内，右膈神经向下贴行于上腔静脉，左膈神经跃过主动脉弓，最后均行于肺门前方。紧贴两侧心包进入膈肌。行纵隔肿瘤切除时一定要避免损伤膈神经。

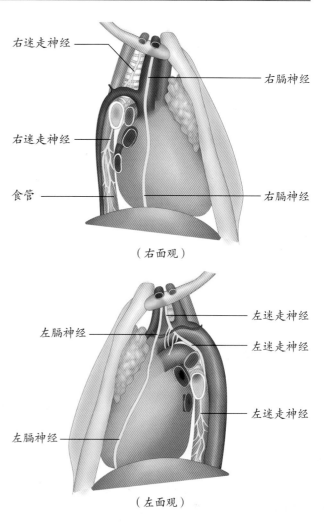

（右面观）

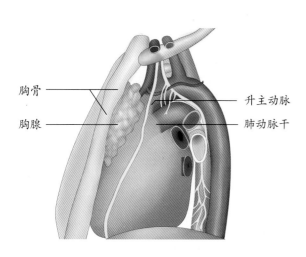

图1-4-2 胸腺的位置

图1-4-3 膈神经的解剖

第5章　胸壁应用解剖

胸壁是由肌性胸壁、骨性胸壁及胸膜构成，其上界为胸骨柄上缘、锁骨、肩锋尖到颈椎的连线；下界是自剑突起沿肋弓到第10肋，再横过第11、12肋的末端到第12胸椎棘突的连线。上肢靠肩胛带附着于胸上部的两侧。

5.1　骨性胸壁

骨性胸壁是由胸椎、12对肋骨、肋软骨和胸骨构成，主要有4个生理功能，即保护胸腔内脏、肌肉的附着点、造血功能和呼吸功能。胸廓大小与呼吸运动有关，肋间收缩时，肋骨抬高，胸廓的横径和前后径增加。

5.1.1　胸骨

扁平长形骨，从上到下分为胸骨柄、胸骨体和剑突三个部分（图1-5-1）。胸骨柄是胸骨的主要部分，是一部分胸大肌的起始部，其后面下部附着有胸横肌。胸骨柄上缘呈"凹"形，与两侧的胸锁关节形成胸骨上切迹。胸骨体不直接与肋骨相连，而是与肋软骨连接。胸骨柄和胸骨体相连处向前突出，形成胸骨角，常作为定位的体表标志。胸骨角处的骨质薄弱，胸骨骨折多位于此处。胸骨角与第4胸椎下缘相连的平面为重要的解剖标志，主动脉弓的下缘、奇静脉弓、气管隆凸和胸导管横行部在此平面。

5.1.2　肋骨

肋骨整体呈弓状弯曲，分为头、颈、结节、角及体部。人体一共有24根肋骨，左、右各有12根，偶尔可见颈肋或腰肋。从头侧数第1～7为真肋，肋的前端通过肋软骨与胸骨连接；第8～10为伪肋，肋前端形成肋弓；第11～12为浮肋，肋前端为盲端。虽然各肋骨的形态不完全一致，但第3～9肋相对一致。肋骨的解剖标志有①肋骨小头：肋骨

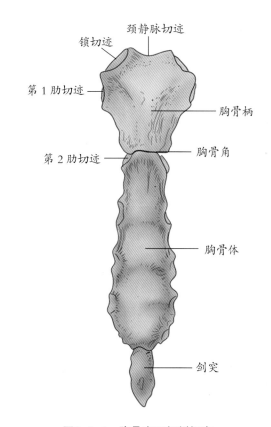

图1-5-1　胸骨表面解剖标志

背端的增大结节，上面有2个关节面，分别与胸椎和横突形成关节；②肋骨颈：肋骨小头旁肋骨最细的部位；③肋沟：肋骨后下缘的浅沟，为血管、肋间神经走行的部位；④肋骨角：肋骨的背侧外侧、弯曲幅度较大的部位，是骨折多发部位。

5.2　胸廓软组织

肋间肌位于肋间，主要由肋间外肌和肋间内肌共同组成，前者呈前下走行，后侧起始于肋骨结

节，在前方肋间筋膜下终止于肋软骨。后者位于肋间外肌的内侧，向后下方走行。肋间肌的功能：抬举骨性胸廓，保持肋间隙的强韧。胸横肌起于剑突的后侧、胸骨体的下部和第2~6肋软骨，用力呼气时起作用。

骨性胸廓外的肌群可分为两层：浅层有胸大肌、斜方肌、背阔肌等；深层有胸小肌、前锯肌、菱形肌等。其中背阔肌、斜方肌和肩胛骨内侧缘共同形成一个三角形的胸壁薄弱区，被称为"听诊三角"。

5.3 肋间神经

T1~T11胸壁肋间神经的腹侧支位于肋沟内，行走于肋间内肌和最内肋间肌间。T12是肋下神经。肋间神经的皮支呈阶段分布到躯体，T4肋间神经分布到乳头水平、T6到剑突水平、T10到脐周、T12到耻骨联合。

5.4 胸壁的血液供应

走行于肋间的动脉有上肋间动脉、肋间动脉和肋下动脉，其在背侧分别有不同的起源。上肋间动脉由肋颈动脉干发出，走行于第1~2肋间；肋间动脉由胸主动脉在相应的肋骨附近发出第3~11肋间动脉，供养肌肉、肋骨等；肋下动脉位于第12肋下缘。在腹侧起源于锁骨下动脉发出的最上胸动脉和肋颈干。

胸廓内动脉（乳内动脉）由锁骨下动脉在前斜角肌的中段水平发出，在胸骨内壁、胸横肌的前缘、距胸骨外侧缘约1cm向下走行（下行达腹股沟），途中发出心包膈动脉（第1肋水平分出）滋养膈肌和心包，其他分支包括腹壁上动脉（在第6肋间分出）、肌膈动脉（在第6肋间分出）。

第6章　上腔静脉应用解剖

上腔静脉及其属支一起构成上腔静脉系，收纳头颈部、上肢和胸部（除心和肺以外）的静脉血。上腔静脉位于胸腔内，是一条粗短的静脉干，由左、右无名静脉在右侧第1肋软骨与胸骨结合处的后方汇合形成，沿升主动脉的右缘垂直下降，在平右侧第3胸肋关节下缘处的后方注入右心房（图1-6-1）。全长为7~8cm，有轻度右凸弯曲。上腔静脉管壁薄，管内压力低，与腹前、后壁血管有多处交通，周围为相对较硬的组织，如胸骨、气管、右侧支气管、主动脉、肺动脉、肺门和气管旁淋巴结等。这些部位的肿瘤可能造成上腔静脉综合征（SVCS）。

上腔静脉的上方为无名静脉，左、右各有一支，分别由同侧的颈内静脉和锁骨下静脉在胸锁关节的后方汇合而成。汇合处所形成的夹角称为静脉角。由于上腔静脉偏于正中线的右侧，所以左无名静脉比右无名静脉长，并斜过主动脉弓三大分支的前方。无名静脉除收集锁骨下静脉和颈内静脉的血液外，还接受椎静脉、胸廓内静脉和甲状腺下静脉等静脉的血液。

上腔静脉与下腔静脉之间共有4条主要的侧支循环：奇静脉/半奇静脉、乳内静脉、椎静脉和胸上腹/侧胸静脉，肋间上静脉和食管旁静脉通过奇静脉也参与了侧支循环形成。奇静脉是上腔静脉最大的属支，位于胸腔内，起自右腰升静脉，沿脊柱胸段下方的右侧上行，约在第4胸椎高度注入上腔静脉。奇静脉主要接受来自右侧肋间后静脉、食管静脉、支气管静脉和半奇静脉的血液。半奇静脉起自左腰升静脉，收集左侧下部肋间后静脉、副半奇静脉及食管静脉的血液，注入奇静脉。当阻塞位于奇静脉以下的上腔静脉时，上半身血液主要通过奇静脉、半奇静脉、腰静脉和下腔静脉注入右心房。

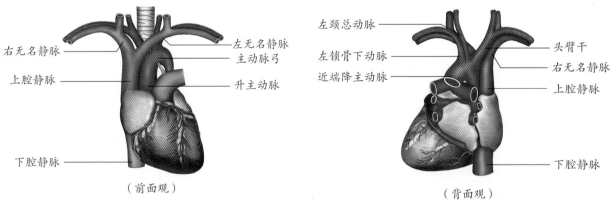

右无名静脉　左无名静脉
主动脉弓
上腔静脉　升主动脉

下腔静脉

（前面观）

左颈总动脉
左锁骨下动脉　头臂干
近端降主动脉　右无名静脉
上腔静脉

下腔静脉

（背面观）

图1-6-1　上腔静脉

第二篇

胸部肿瘤的各种诊断

第7章　肺癌微创精确诊断分期平台

肺癌微创精确分期诊断平台是由纤维支气管镜、电视胸腔镜、纵隔镜、支气管内超声引导针吸活检、自发性荧光支气管镜、CT引导下经皮肺穿刺等先进微创仪器组成，对各期肺癌进行精确诊断与病理分期，其特点是精确与微创，可将肺癌诊断率和治疗前准确分期率提高到95%以上。

7.1　纤维支气管镜检查

纤维支气管镜可直接观察支气管内膜及管腔的病变情况，同时可采取肿瘤组织供病理检查，或吸取支气管分泌物行细胞学检查，以明确诊断和判定组织学类型，是诊断肺癌的常规检查方法（图2-7-1）。近年来磁导航支气管镜技术为确诊肺癌提供了更大的便利，小的结节病变可在磁导航支气管镜技术指引下获取细胞诊断，获取病理学诊断。

7.2　CT引导下经皮肺穿刺活检

对于胸部CT检查发现的肺部异常，在怀疑有肺癌可能性时，应进一步做经皮肺穿刺，这是常用的微创性检查方法，CT引导下经皮肺穿刺可以反复操作，对人体创伤性小（图2-7-2）。

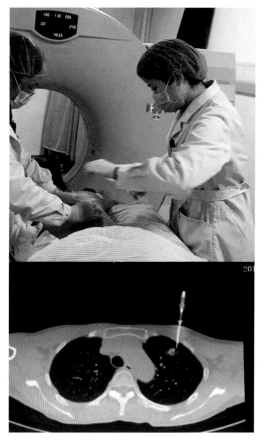

图2-7-2　CT引导下经皮肺穿刺活检

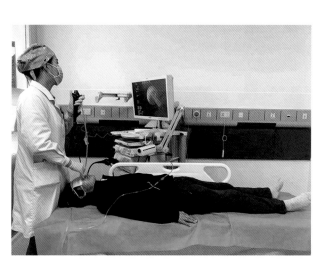

图2-7-1　纤维支气管镜检查

7.3　荧光支气管镜检查

荧光支气管镜的原理是当黏膜上皮增厚、肿瘤内含丰富血管、肿瘤组织中氧化还原反应作用改变以及荧光载体减少时，以蓝光（波长390～440nm）照射后反射光中绿光变弱，病变局部表现为红色光；可用于支气管不典型增生和原位癌（CIS）的诊断（图2-7-3）。

7.4　经气管镜超声引导针吸活检

经气管镜超声引导针吸活检（EBUS-TBNA）是用于诊断纵隔淋巴结等病变的最新微创检查方法，其原理是利用电子支气管超声内镜头端固化搭载的超声探头可实现在超声图像实时监视下的穿刺活检。大大提高了经支气管针吸活检术的准确性和安全性。相对于CT和PET，EBUS-TBNA用于纵隔分期准确率更高，62%的患者可以避免进行胸腔镜或纵隔镜检查。与纵隔镜相比，EBUS-TBNA因技术操作简单、微创，涉及纵隔淋巴结区域广及可重复性强，具有一定的优势（图2-7-4、图2-7-5）。

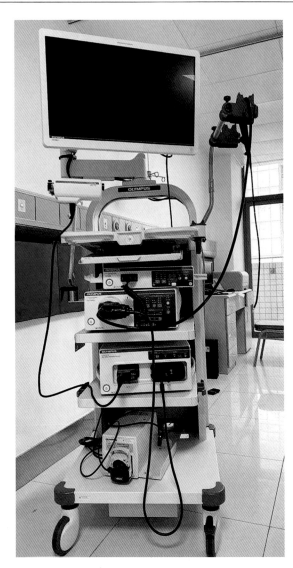

图2-7-4　气管镜超声内镜

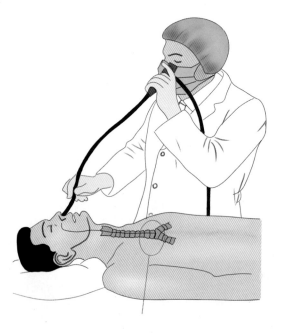

图2-7-3　荧光支气管镜

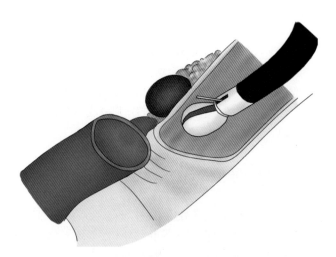

图2-7-5　经气管镜超声引导针吸活检

7.5　纵隔镜检查

纵隔镜检查依然是目前临床评价肺癌纵隔淋巴结的金标准。尽管CT、MRI及近年应用于临床的PET/CT能为肺癌治疗前的N分期提供极有价值的证据，但仍不能取代纵隔镜的诊断价值。由于纵隔镜检查技术的难度、风险以及当纵隔镜检查结果为阴性时，需再行开胸手术，两次手术非常大程度上降低了患者的接受度，故一定程度上并未获得国内胸外科医师的认同；同时，相当部分N₂的患者，行EBUS-TBNA即可获得病理诊断，减少了纵隔镜的使用机会（图2-7-6）。

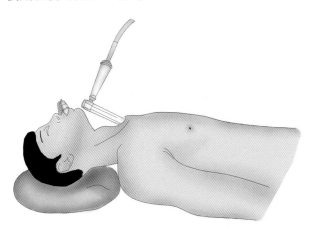

图2-7-6　纵隔镜检查

7.6　胸腔镜检查

胸腔镜（VATS）可精确地进行肺癌诊断和分期，尤其是对于肺部微小结节病变，既可完整地切除病灶，又可获得明确的诊断；对于中、晚期肺癌，胸腔镜下可行淋巴结、胸膜和心包活检，胸腔积液和心包积液的细胞学检查，为制定全面治疗方案提供可靠依据。但考虑到微创手术仍具有可能导致患者出现心肺并发症的风险，故建议当CT引导下经皮肺穿刺活检等检查方法无法取得病理标本时，再行胸腔镜下手术（图2-7-7）。

7.7　电磁导航支气管镜检查

电磁导航支气管镜是一种将电磁定位、虚拟支气管镜以及三维CT成像技术有机结合的当下国际上最先进的诊断技术（图2-7-8、图2-7-9）。主要适应证有：小于3cm的肺的外周病灶；纵隔内的病变，包括纵隔内肿大的淋巴结鉴别；纵隔和气管、支气管旁需要穿刺和定位者；定位肺部的微小病灶，确定外科手术的区域；肿瘤需要立体放疗时进行准确的定位等。电磁导航支气管镜为早期肺癌提供了新的微创诊断的解决方案，从而提高了肺癌手术的安全性和准确性。

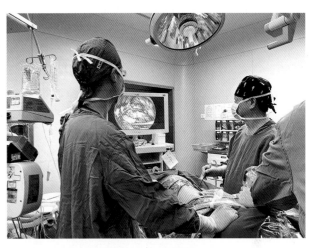

图2-7-7　胸腔镜检查

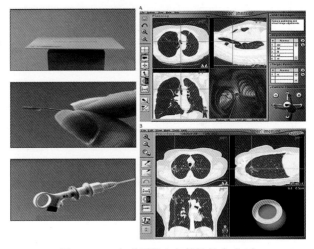

图2-7-8　电磁导航支气管镜检查（1）

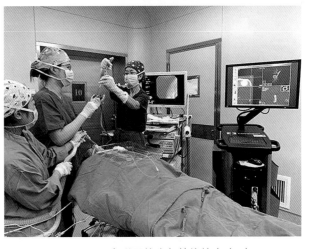

图2-7-9　电磁导航支气管镜检查（2）

第8章　食管癌分期诊断平台

食管癌分期诊断平台分为无创和有创两大类，无创的方法有上消化道造影、胸部CT、MRI、PET/CT；有创的方法主要有电子食管镜及活检、超声食管镜、纵隔镜和电视胸腔镜（VATS）等。食管癌的定性诊断主要依靠电子食管镜，一般均能得到可靠的病理诊断。该平台的合理应用能够大大提高食管癌分期诊断的效率及准确度，为食管癌患者的个体化治疗提供诊断依据。

8.1　无创分期诊断

8.1.1　上消化道造影

食管、胃钡餐造影X线透视或摄片检查是诊断食管癌和胃食管交界部肿瘤最常用、便捷的方法，病变部位的黏膜改变是观察的重点，可以确定癌灶的部位和长度。早期食管癌常见的X线表现有黏膜皱襞虚线状中断、迂曲、增粗或排列紊乱；小溃疡龛影；小充盈缺损等。中晚期食管癌的X线表现有管腔不规则改变伴充盈缺损，黏膜皱襞消失、中断、排列紊乱与破坏；食管壁僵硬、管腔狭窄；溃疡龛影；病变段食管周围软组织块影；巨大充盈缺损和管腔增宽；病变段以上食管扩张等。

8.1.2　CT和MRI

CT是最常用的食管癌分期诊断方法之一。它可评价原发肿瘤的侵犯程度（T）、淋巴结转移（N）以及远处转移（M）的情况，但对每一方面的评价又具有一定的局限性。CT对食管各层浸润辨别较差，因此很难区分T_1与T_2；对局部外侵（T_4）的诊断准确率也仅有54%～90%，故CT对食管癌T分级的诊断准确率不高。由于CT仅能根据食管不对称增厚判断病变范围，而对黏膜下病灶的敏感度较差，因此也难以判断上、下端的准确病变范围。CT对局部淋巴结侵犯的诊断也不能令人

满意，准确率仅为69%，特异性也较低。CT对肺、肝、肾上腺以及非胃周围淋巴结转移的诊断率较高，其敏感度及特异度分别可达80%及98%。故对发现远处转移较为适用。

MRI对鉴别邻近脏器的侵犯稍好于CT，但对淋巴结转移的诊断价值与CT相似，费用较高以及检查时间较长，常给患者带来不适，因此MRI对食管癌分期诊断的价值不大，较少应用于临床。

8.1.3　正电子断层扫描（PET）

PET已越来越多地应用到较晚期食管癌分期诊断当中。随着研究的不断进展，PET有望取代骨扫描及CT，成为术前评估食管癌远处及区域转移的最重要的方法。

8.2　有创分期诊断

8.2.1　电子食管镜检查

电子食管镜能够很好地观察食管腔内情况，诊断率高。同时，还具有患者耐受度高，痛苦小，并发症较少的优点。利用冲洗、充气等手段可使视野更清晰，更易发现黏膜微小病变，并可在直视下行活组织病理学检查，以明确病理诊断，是目前食管癌定性诊断最重要的方法。

8.2.2　超声食管镜检查

超声食管镜（EUS）对肿瘤侵犯食管壁深度（T）及区域淋巴结分期（N）诊断的准确性远远超过CT。EUS对于以肿瘤侵犯程度为根据的T分级是很理想的诊断方法。无论对早期、进展期还是不可切除的病变，EUS的诊断均较为准确。但在早期病变中，EUS难以鉴别黏膜层或黏膜下层的病变。EUS对区域淋巴结的评价也比CT更为准确，它可以提供淋巴结的边界特征以及内部回声特征，为良、恶性病变的鉴别提供一定的参考依据，但仍缺乏准

确的鉴别能力。另外在EUS的引导下还可进行穿刺活检，大大提高了诊断准确率（图2-8-1）。

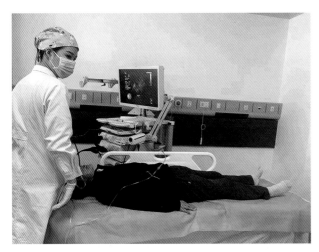

图2-8-1 超声食管镜检查

8.2.3 电子支气管镜检查

推荐对食管中、上段食管癌行电子支气管镜检查，有助于排除声带麻痹以及气管、支气管膜部受累。对于充血、水肿的可疑部位，应行活检并送病理检查。此外，对于少数纵隔淋巴结肿大的患者，经气管镜超声引导针吸活检术（EBUS-TBNA）可对肿大淋巴结进行活检，其微创、准确和便捷，具有一定的优势。

8.2.4 纵隔镜检查

纵隔镜是进行食管癌胸内转移淋巴结活检的传统方法。主肺动脉窗及左侧主动脉旁淋巴结的活检使用纵隔镜较为困难，但可使用前纵隔切开术。也有报道联合使用纵隔镜及小切口开胸术进行食管癌术前的淋巴结分期。

8.2.5 胸腔镜及腹腔镜检查

VATS能提供很好的视野，充分暴露右胸腔顶部至膈肌整个胸段食管周围的组织结构。除淋巴结清扫、活检外，VATS也能进一步了解肺表面有无转移。这些情况在纤维支气管镜、胸片、CT等检查中时有漏诊。VATS能够实现的纵隔淋巴结活检、胸腔探查对选择适合病例进行VATS食管癌切除、剖胸食管癌切除以及放化疗等十分有用。通过VATS可以准确地观察肿瘤侵犯食管壁的深度以及邻近结构的受累情况，还可发现增大的区域淋巴结并取样做组织学检查。这也是其他无创伤方法难以代替的。

胸腔镜检查完成后，在平卧位下继续对患者进行腹腔镜检查，能够进一步排除食管癌腹腔脏器及淋巴结转移，提高分期诊断的准确率。

第三篇

气管、隆凸肿瘤的外科治疗

第9章　气管肿瘤的外科治疗

9.1　概述

气管肿瘤极为少见，气管肿瘤占上呼吸道肿瘤的2%，占所有肿瘤总数的0.1%～0.4%。成人原发性气管肿瘤多为恶性，儿童则多为良性。男女发病率基本一致，最多见于30～50岁。1947年，Ellman和Whittaker收集1945年底前文献报道的气管肿瘤507例，其中良性肿瘤253例（49.9%）、癌187例（36.9%）、其他恶性肿瘤38例（7.5%）和未确定病理诊断者29例。在恶性肿瘤中，鳞癌与腺样囊性癌的发病数最多。气管鳞癌在流行病学上和肺鳞癌相似，主要发生在吸烟者。腺样囊性癌为外生性气管内病变，其典型的特征是它延黏膜下和围绕神经长距离蔓延。1990年，Grillo等报道了鳞癌70例（35%）、腺样囊性癌80例（40%）。目前全世界只有少数医学中心报告了超过百例气管原发性肿瘤外科治疗经验。1957年，Barclay首次在胸内行气管部分切除重建，并取得了成功，但在20世纪60年代以前，人们认为气管环形切除的长度不超过3～4个气管软骨环（最多3cm），才能安全地行一期吻合术，这样就限制了气管切除术的发展。20世纪60年代与70年代之间，随着气管外科技术的发展（Grillo等，1964），长达一半的成人气管可以切除并成功地进行一期端端吻合，而且出现了声门下（Pearson，1975）及隆凸（Grillo等，1982）部位环形切除并一期重建的技术。目前对于气管肿瘤的治疗仍以外科治疗为主，气管节段切除是治疗气管恶性肿瘤的主要术式。降低手术并发症是取得良好手术疗效的关键。

9.2　诊断

气管肿瘤的诊断主要靠临床症状、胸部CT（图3-9-1～图3-9-3）、胸部MRI（图3-9-4～图3-9-5）、纤维支气管镜检查（图3-9-6）以及PET/CT检查。这些情况有助于决定手术入路和解剖游离的步骤。

9.2.1　临床表现

呼吸短促、喘鸣、痰中带血、声音嘶哑是气管肿瘤的常见症状。病情加重则出现呼吸困难，常见夜间发作，被迫采取端坐体位，更严重者可出现发绀，需紧急抢救。

9.2.2　辅助检查

常规采用胸部CT、MRI、PET/CT和纤维支气管镜检查。胸部CT、MRI、PET/CT可了解病变范围大小和气道侵犯程度。纤维支气管镜检查可明确腔内病变的范围，精确地判断肿瘤边缘位置及其与隆凸、环状软骨和声带的关系，以及确定肿瘤切除后剩余气道是否足够吻合，是决定手术指征和手术方式的主要依据。同时纤维支气管镜检查对于明确气管肿瘤的性状、形态、病理必不可少。不恰当的操作可能导致患者窒息、瘤体脱落、大出血等，故操作纤维支气管镜应非常慎重，除了要求操作轻柔外，还应在严密的监护及必要的保护措施下方可进行。

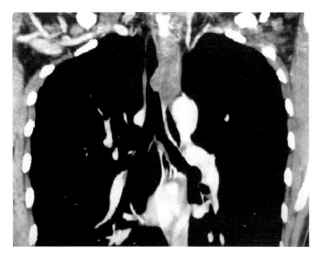

图3-9-1　胸部增强CT冠状面显示气管中段肿瘤

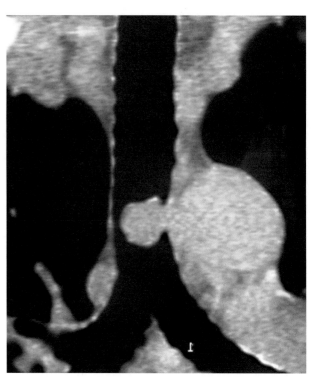

图3-9-2　胸部平扫CT冠状面显示气管下段肿瘤

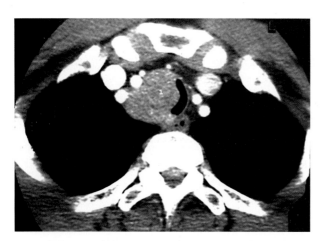

图3-9-3　胸部增强CT横断面显示气管上段肿瘤

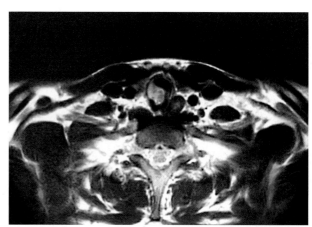

图3-9-4　胸部MRI T_2加权像显示上段气管肿瘤

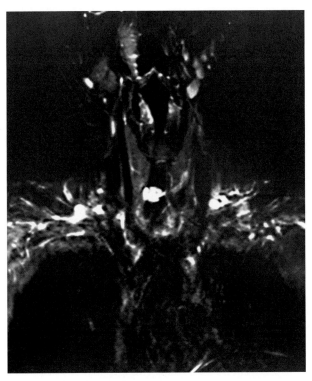

图3-9-5　胸部MRI T$_2$加权像显示上段气管肿瘤

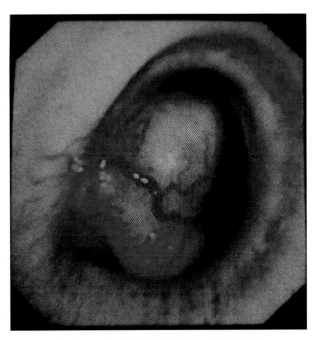

图3-9-6　纤维支气管镜显示气管中段肿瘤

9.3　手术适应证

主要取决于切除后是否能维持术后呼吸道的畅通。

1. 气管肿瘤病变范围小于患者气管全长1/2。

2. 气管肿瘤无远处转移和喉返神经麻痹。

3. 隆凸肿瘤术前心肺功能检查能耐受隆凸切除手术，预计术后FEV 1至少大于1.5L。

4. 手术的重要危险因素：

（1）活动性炎症或感染。

（2）严重糖尿病。

（3）手术野放疗史。

（4）大剂量类固醇治疗。

（5）高龄（＞70岁）。

9.4　麻醉管理

在气管肿瘤外科手术前30min均肌注阿托品0.5mg或东莨菪碱0.3mg，除严重呼吸困难者以外；其余患者均同时肌注苯巴比妥钠0.1g。入手术室后常规监测血压（BP）、心电图（ECG）、血氧饱和度（SpO$_2$）、呼气末二氧化碳（Pet CO$_2$），必要时做血气分析测定PaCO$_2$、PaO$_2$。

对于上段气管内肿瘤，如果肿瘤较小，估计气管导管可通过狭窄部位者，可采用清醒表麻或静脉注射丙泊酚、咪达唑仑、芬太尼、司可林等诱导下插入内径为5.5～6.5mm金属支架气管导管，轻轻通过肿瘤狭窄部位后行控制通气。对于气管上段肿瘤较大者，经口腔插管可能触及肿瘤、引起瘤体出血、脱落等致气道梗阻加重，故应在局部麻醉下于肿瘤下方做气管切开，插入气管导管后行全身麻醉控制呼吸。对于狭窄部＜0.5cm和距声门＜3cm的气管上段肿瘤，如果先行气管插管，将气管插管放置于狭窄部上方，则会因距声门太近容易脱出。如果强行将气管插管插入气管狭窄部下方，则可能发生肿瘤脱落、出血等并发症，危及患者生命。可应用喉罩静脉、吸入复合全麻方案进行喉罩通气，术中切断气管肿瘤狭窄部下端，经手术野向正常气管的远断端插入6.5～7.0mm的导管进行通气，停用喉罩。

对于中、下段气管内肿瘤，采用静脉注射丙泊酚、咪达唑仑、芬太尼、司可林等诱导插管至肿瘤上方，在术中切开肿瘤远端气管后，从台上由术者插入自制加长单腔支气管导管至手术对侧主支气管内行单肺通气。当切除气管肿瘤、缝合气管后壁后，拔除经术野插入的气管导管，同时将原经口气管导管插入吻合口下方进行通气，气管吻合结束后，将原经口气管导管退至吻合口上方，加压试验检查吻合口有无漏气。常见的气管中段肿瘤切除术中气管插管的方法，见图3-9-7①～④。

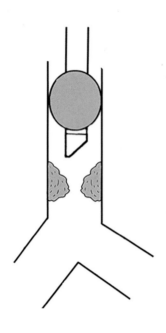

① 术中气管插管放置在肿瘤的上方

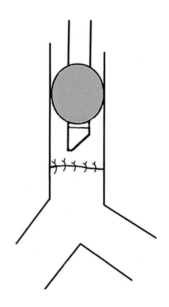

② 气管后壁吻合时，术者从手术台上将气管插管放入左主支气管

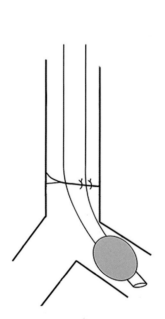

③ 气管前壁吻合时，麻醉医师将气管插管放入左主支气管

④ 气管吻合完毕后麻醉医师将气管插管退到吻合口的上方

图3-9-7 常见气管中段肿瘤切除术中气管插管方法

9.5 手术方法

上颈部气管和纵隔气管的近端1/2、2/3长度（非阴影部分）通常都可以通过颈部领状切口显露，切除5cm左右的气管（图3-9-8）。

对于部分颈部粗短、脊柱后凸或老年胸上段气管肿瘤（主动脉弓以上至胸廓入口之间）的患者，可采用颈部领状横切口加胸骨正中纵行切口，胸骨部分劈开2/3或达胸骨角。此切口可满足胸上段、部分下段气管及隆凸手术。气管下1/3与隆凸部的肿瘤，可采用经右或左胸后外侧切口进行手术。

9.5.1 经颈领部切口上颈部气管和部分纵隔气管的切除

手术步骤：

（1）经颈领部切口（对于声门下气管癌，可先行胸骨上迹的气管切开插管通气）。

（2）在颈阔肌前方游离皮瓣暴露由甲状软骨下缘到胸骨上切迹的气管。

（3）沿中线分离肌束以显露气管前壁。

（4）为了暴露充分，有时需要在缝扎线之间

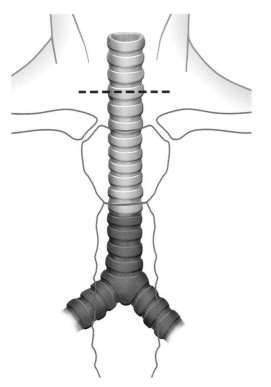

图3-9-8 气管肿瘤手术切口选择，阴影部分上方的气管通常通过颈部领状切口显露，阴影下方的气管通常通过胸部后外侧切口显露

切断甲状腺峡部。

（5）使颈部充分过伸，上纵隔气管即可上升至手术野内，确定准备要切除的范围。

（6）肿瘤位置可将甲状软骨下缘，环状软骨作为定位标志物。如对肿瘤的边界仍存在疑问，可采用术中纤维支气管镜定位。通常在术野可以见到支气管镜的光线，纤维支气管镜下亦可见到经气管壁刺入管腔的针头，这样可准确确定肿瘤的部位和范围。

（7）游离气管时应紧贴气管壁，避免损伤食管和喉返神经。在肿瘤的上、下缘正常组织上横行切断气管，气管切缘送冰冻切片检查。分别在前正中线的气管切端上、下1cm处，各缝一牵引线。牵引时可以准确看清气管管腔内肿瘤的位置和大小，牵引线可以防止两端的气管在横断后回缩并可作为气管对端吻合时的标记线。手术台上行远端气管插管（带气囊的气管插管），连接麻醉机保持通气。

（8）在开始气管吻合前，请台下的医护人员帮助屈曲颈部，将缝于气管上下切端的牵引线交叉拉近，判断吻合口张力的大小。气管吻合时，两个管口的管径应大致相当，吻合时不能有扭曲，以保证良好愈合。吻合采用全层间断缝合，一般自气管后壁的软骨环与膜部交界处开始，先缝软骨环3针后拉拢打结，线结打在气管壁外，缝针由气管外至内再由内向外，再从气管打结处的两侧（软骨部和膜部）依次向前缝合，最后在气管前壁汇合打结。切缘应力求整齐，黏膜要对合完整，一般针距为0.3cm，边距为0.2cm，如果口径不一，则可通过调整针距使之均匀对合。缝线采用无损伤聚合缝线（Vicryl和Dexon3-0或4-0），优点是刺激性小，肉芽生长少，拉力大不易断。

（9）气管吻合完成后，向术野内倒入生理盐水，观察吻合口有无漏气，如无漏气剪除所有的吻合缝线。

（10）应用附近的肌肉覆盖吻合口，对其有保护作用并可促进愈合。

（11）手术完成后，为减少吻合口张力，可用粗丝线将下颌与前胸皮肤缝吊，使颈部固定于前屈15°～30°位置，保持14日。术后3个月内应避免剧烈运动、抬头、伸颈，以免吻合口受力崩裂。

典型病例1　（图3-9-9～图3-9-25）

　　经颈领式切口近声门气管上段肿瘤切除。

　　女性，54岁，胸部CT横断面、冠状面显示：近声门气管上段肿瘤阻塞气管腔约4/5，软组织肿胀，肿块边界不光整。纤维支气管镜活检病理报告：气管鳞癌。行经颈领式切口气管上段肿瘤切除，气管对端吻合。术后病理报告：气管鳞癌。

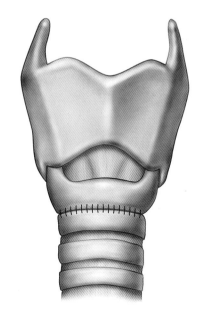

图3-9-9　近声门气管上段肿瘤切除，气管-环状软骨吻合

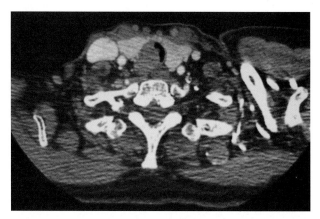

图3-9-10　胸部增强CT横断面显示近声门气管上段肿瘤

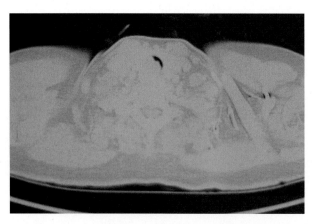

图3-9-11　胸部增强CT横断面近声门气管上段肿瘤

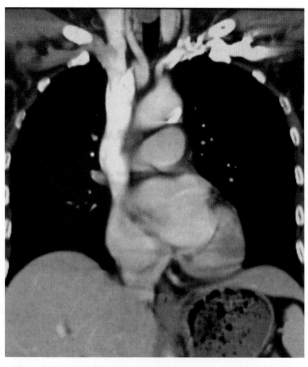

图3-9-12　胸部增强CT冠状面显示近声门气管上段肿瘤

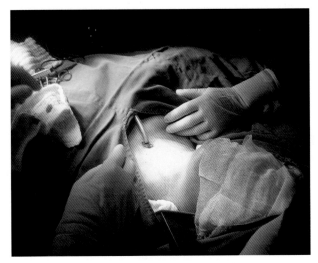

图3-9-13 胸骨切迹上方气管切开

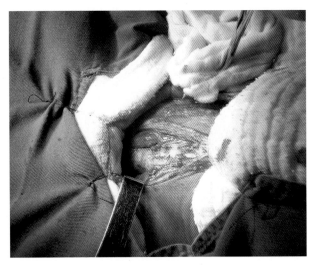

图3-9-14 暴露气管上段

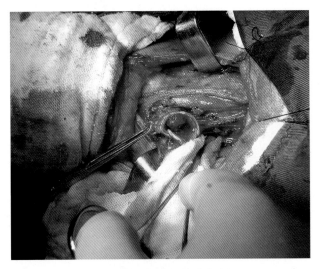

图3-9-15 切除气管肿瘤上极

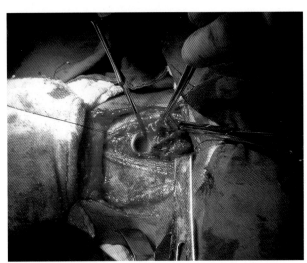

图3-9-16 气管肿瘤下极

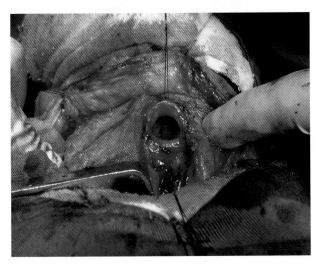

图3-9-17 环状软骨与声带

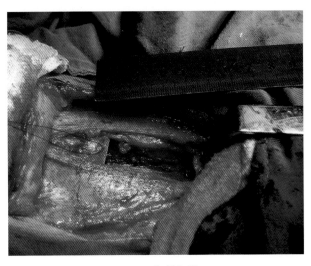

图3-9-18 气管切除4cm

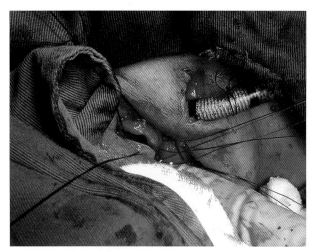

图3-9-19　气管对端吻合

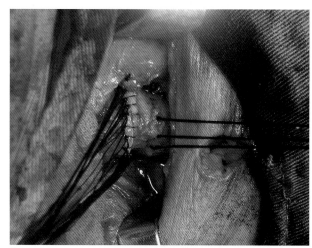

图3-9-20　气管吻合完毕

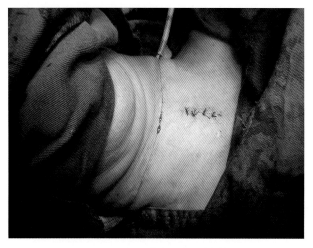

图3-9-21　经颈部切口置引流管1根

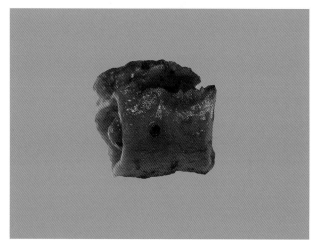

图3-9-22　气管切除标本

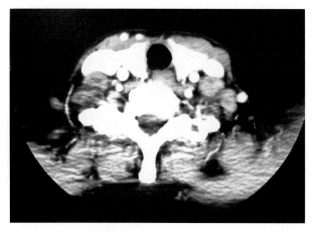

图3-9-23　术后6年CT

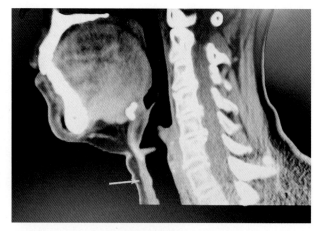

图3-9-24　术后7年胸部CT矢状面显示吻合口通畅

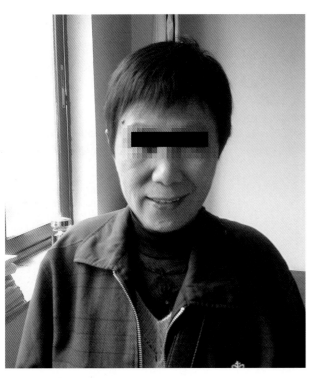

图3-9-25　术后6年

典型病例2　（图3-9-26～图3-9-39）

　　颈领式切口气管上段肿瘤切除。

　　女性，12岁，胸部CT横断面、冠状面显示：气管上段肿瘤阻塞气管腔约2/3，肿块边界不光整，软组织肿胀。荧光纤维支气管镜显示气管上段肿瘤。纤维支气管镜活检病理报告：气管腺样囊性癌。行颈领式切口气管上段肿瘤切除，气管对端吻合。术后病理报告：气管腺样囊性癌。

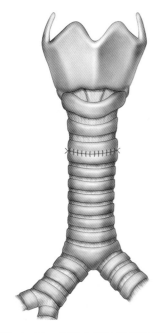

图3-9-26　气管上段肿瘤切除气道重建

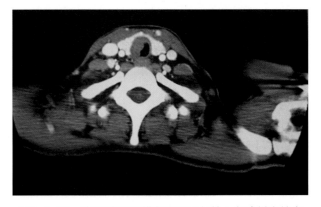

图3-9-27　胸部增强CT横断面显示气管上段腺样囊性癌

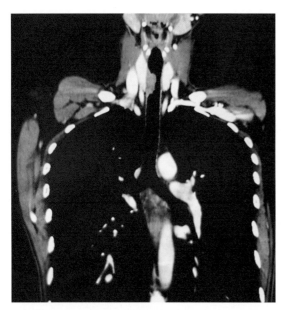

图3-9-28　胸部增强CT冠状面显示气管上段腺样囊性癌

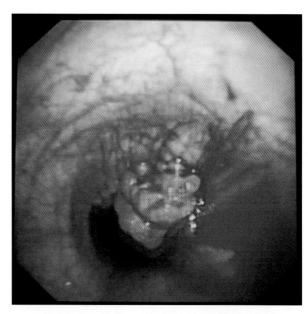

图3-9-29　气管上段腺样囊性癌纤维支气管镜

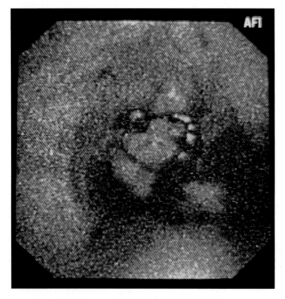

图3-9-30　荧光纤维支气管镜

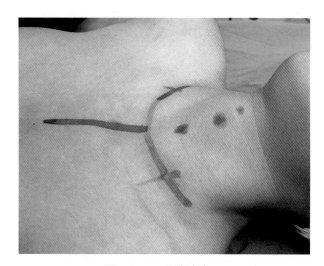

图3-9-31　颈领部切口

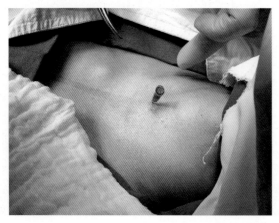

图3-9-32　纤维支气管镜+针头定位肿瘤上极

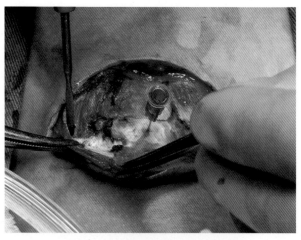

图3-9-33　颈领部切口暴露气管

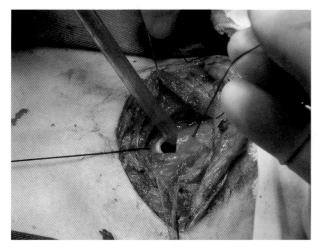

图3-9-34 切开肿瘤下极气管

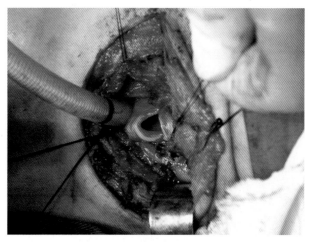

图3-9-35 手术台上气管插管通气

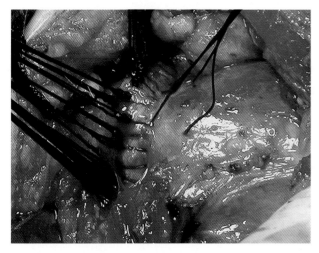

图3-9-36 气管端端吻合完成

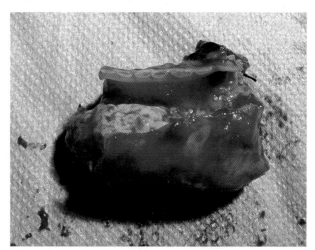

图3-9-37 气管肿瘤标本

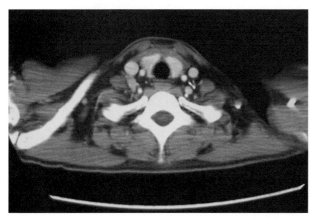

图3-9-38 气管上段腺样囊性癌术后3个月胸部增强CT横断面成像

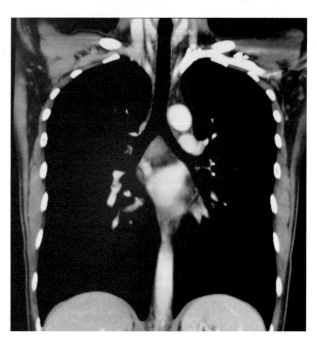

图3-9-39 胸部增强CT冠状面显示气管肿瘤切除重建术后吻合口愈合良好

9.5.2 经颈领部加胸骨正中纵行切口胸上段气管的切除（图3-9-40）。

手术步骤：

（1）经颈领部切口加胸骨正中纵行切口。

（2）撑开胸骨后显露由甲状腺峡部到主动脉弓部的胸上段气管。

（3）使颈部充分过伸，用术中纤维支气管镜定位准备要切除的胸上段气管范围。

以下步骤同9.5.1 经颈领部切口上颈部气管和部分纵隔气管的手术步骤（7）~（11）。

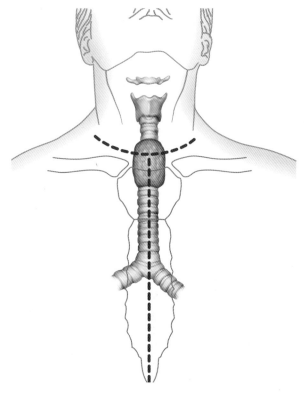

图3-9-40 经颈领部 + 胸骨正中纵行切口胸上段气管切除

典型病例3（图3-9-41 ~ 图3-9-49）

经颈领式切口加胸骨正中纵劈切口气管中段肿瘤切除。

男性，32岁，胸部CT横断面、冠状面显示气管上段肿瘤阻塞气管腔约2/3，肿块边界不光整，软组织肿胀。荧光纤维支气管镜显示气管上段肿瘤。纤维支气管镜活检病理报告：气管腺样囊性癌。行颈领式切口气管上段肿瘤切除，气管对端吻合。术后病理报告：气管腺样囊性癌。

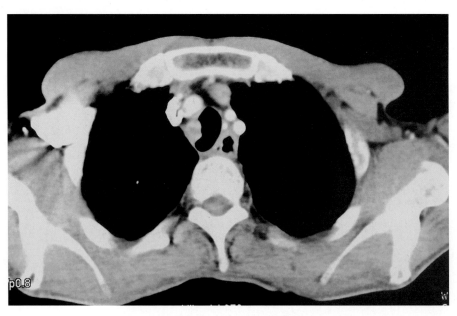

图3-9-41 胸部CT横断面显示气管上段肿瘤

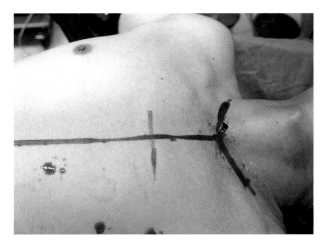

图3-9-42 头部向后伸展纤维支气管镜+针头定位

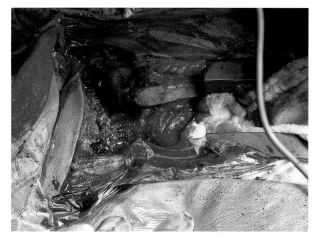

图3-9-43 颈领部切口 + 胸骨正中切口暴露气管

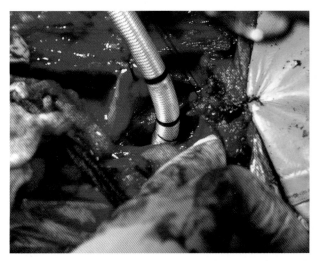

图3-9-44 切开肿瘤下极气管手术台上气管插管通气

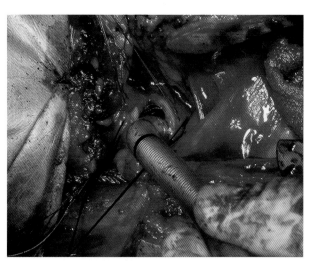

图3-9-45 气管后壁吻合

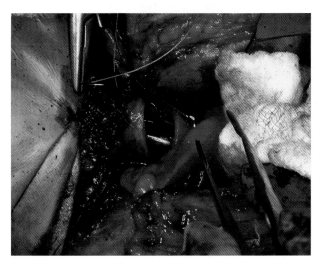

图3-9-46 气管前壁吻合

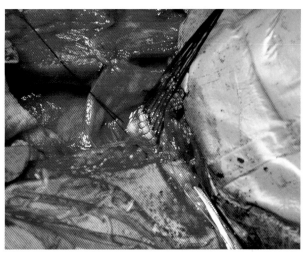

图3-9-47 气管端端吻合完成

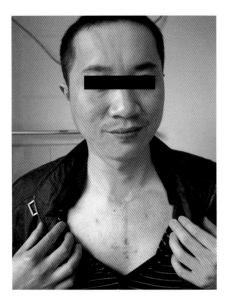

图3-9-48　术后皮肤瘢痕

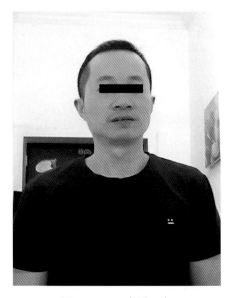

图3-9-49　术后13年

9.5.3　经右胸后外侧切口胸中段气管切除

手术步骤：

（1）经第4或5肋间右胸后外侧切口（可以很好地显露低位气管和隆凸，能够完成绝大多数的手术）。

（2）纵行切开气管上方的后纵隔胸膜，游离胸下段气管。

（3）用术中纤维支气管镜定位准备要切除的胸下段气管范围。

以下步骤同9.5.1经颈领部切口上颈部气管和部分纵隔气管的手术步骤（7）~（11）。

典型病例4　（图3-9-50 ~ 图3-9-61）

经右胸后外侧切口气管中段肿瘤切除对端吻合。

女性63岁，胸部CT横断面、冠状面显示：气管中段肿瘤阻塞气管管腔约1/2，肿块边界不光整，软组织肿胀。荧光纤维支气管镜现实气管中段肿瘤。纤维支气管镜活检病理报告：气管腺癌。行经右胸后外侧切口气管中段肿瘤切除，气管对端吻合。术后病理报告：气管腺癌。

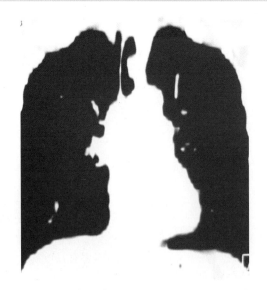

图3-9-50　胸部增强CT冠状面显示气管中段腺癌

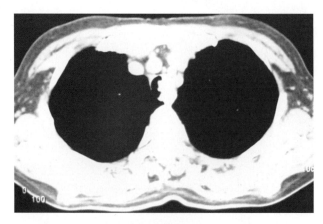

图3-9-51　胸部增强CT横状面显示气管中段腺癌

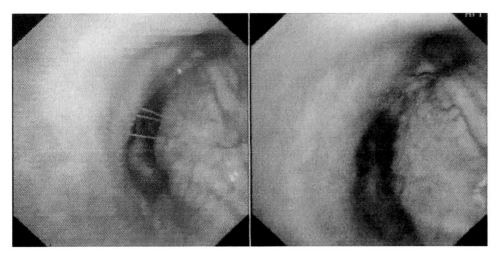

图3-9-52 气管中段腺癌纤维支气管镜

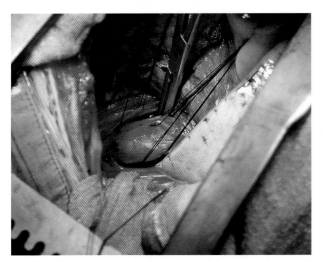

图3-9-53 游离胸中段气管及肿瘤

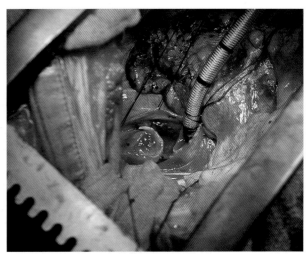

图3-9-54 切端胸中段气管肿瘤的下极,手术台上气管插管通气

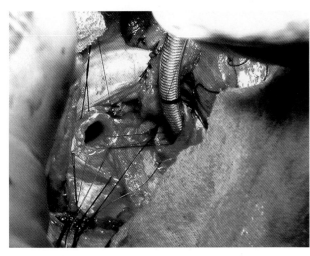

图3-9-55 切除气管肿瘤后,气管后壁吻合

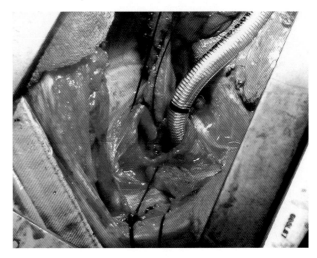

图3-9-56 气管前壁吻合

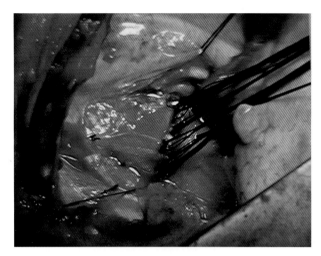

图3-9-57　气管端端吻合完成

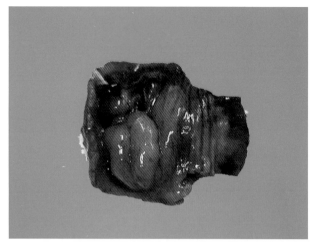

图3-9-58　气管肿瘤标本

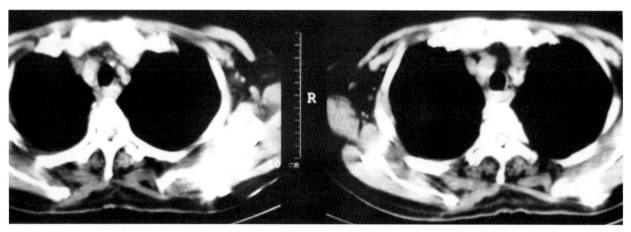

图3-9-59　胸中段气管肿瘤术后12年胸部增强CT横断面

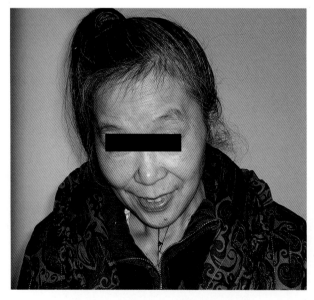

图3-9-60　胸中段气管肿瘤术后1周

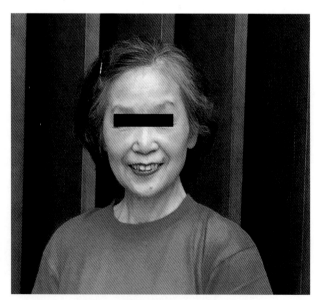

图3-9-61　胸中段气管肿瘤术后17年

9.5.4　术后呼吸道管理

手术结束后拔除气管插管前，应尽可能吸出气道分泌物和血凝块。术后在屈颈体位下呼吸道的管理非常重要。患者在该体位下往往咳痰乏力，无法有效咳出痰液。应鼓励患者早期咳嗽排痰、同时给予雾化吸入、祛痰剂等治疗，帮助患者排出痰液，防止肺部并发症的发生。如痰多不易咳出或合并肺不张时，应果断采用纤维支气管镜吸痰，加强支持治疗。

9.5.5　术后营养支持

气管肿瘤患者术后在屈颈体位下通常进食困难，进食流质时极易发生呛咳，进而导致吸入性肺炎。笔者通常在气管肿瘤患者术后经鼻放置十二指肠营养管，进行肠内营养支持。至术后2周拆除下颌缝线后直接给予半流质或普食，这样不仅能够保证患者有效的营养供给，而且能够有效防止误吸性肺炎的发生。

9.6　术后并发症

9.6.1　颈段气管及胸段气管肿瘤术后并发症

颈段气管及胸段气管术后最常见的手术并发症是气管狭窄。尤其是气管一侧壁部分切除的患者，术后并发气管狭窄的概率较高。因此对于颈段、胸段气管肿瘤的手术应尽可能采用袖状切除，避免术后气管狭窄的发生。吻合口瘘及其继发性肺通气功能障碍、呼吸功能衰竭是颈段、胸段气管肿瘤术后最严重的并发症。通常认为气管切除过长以及老年人气管弹性减退是导致吻合口张力增大，继而并发吻合口瘘的重要因素。所以气管肿瘤术前应慎重选择患者，充分估计术中气管切除长度，在保证无张力吻合的前提下尽可能保证切缘阴性。若切缘阳性术后通常应辅助放疗，放疗亦可能导致或加重吻合口狭窄。因此，气管肿瘤的外科治疗应兼顾手术切除的彻底性和手术切除范围的安全性。

颈段气管肿瘤术后常见的并发症还包括术后声音嘶哑及出血。由于颈段气管肿瘤术中可能损伤一侧甚至双侧喉返神经，造成患者术后出现不可逆性的声音嘶哑，因此颈段气管肿瘤手术时应仔细解剖、保护周围的组织结构，避免喉返神经的损伤。动脉出血是颈段气管肿瘤最致命的并发症，其原因有术中误伤颈部大血管，术后因吻合口瘘等颈部感染因素存在所致的继发性大出血。

9.6.2　下段气管肿瘤合并隆凸成形术后并发症

下段气管肿瘤合并隆凸成形术的术后并发症可分为近期并发症和远期并发症。近期并发症主要包括严重呼吸困难，肺炎及肺不张，严重者甚至并发呼吸衰竭。下段气管肿瘤合并隆凸成形手术创伤较大，且患者在曲颈体位下咳痰困难，往往术后短期内需要进行纤维支气管镜吸痰，严重肺部感染或呼吸衰竭的患者可能需要气管切开和呼吸机辅助通气。下段气管肿瘤合并隆凸成形术后近期并发症还包括心血管系统并发症，如心律失常、循环不稳定等。通常与手术创伤有关，积极对症治疗可改善。与颈段气管肿瘤相似，吻合口瘘及其继发性肺通气功能障碍、呼吸功能衰竭也是下段气管肿瘤合并隆凸成形术后最严重的并发症。下段气管肿瘤合并隆凸成形术后吻合口瘘发生的原因主要有手术创伤大、手术范围较广、气管的血液供应被破坏等引起吻合部位组织坏死，吻合张力大，吻合口对合不佳等。

下段气管肿瘤合并隆凸成形术的远期术后并发症则主要为吻合口狭窄，以及由于吻合口狭窄所致的反复肺部感染、慢性呼吸衰竭等。

另外还有一些少见的术后并发症报道，如胸内出血、消化道出血、急性左心衰合并肺水肿、喉返神经麻痹、切口感染、乳糜胸等。

9.6.3　术后并发症的治疗

1.吻合口狭窄　气管吻合口狭窄是一种远期并发症，通常发生在术后4~6周。治疗方法包括扩张、激光烧灼、气管放置支架以及有选择地再次切除。常用的是激光烧灼（图3-9-62）、气管放置支架（图3-9-63）。

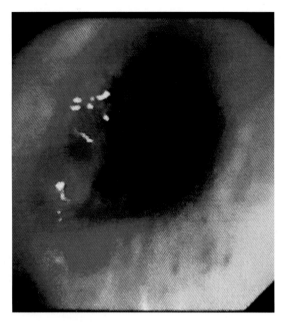

图3-9-62　气管内肉芽激光烧灼

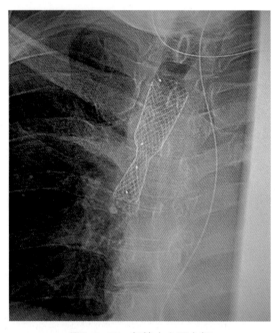

图3-9-63　气管内金属支架

2.气管吻合口瘘

气管吻合口瘘的发生有下列因素：①吻合口张力过大：一般认为，气管切除长度超过6cm，隆凸切除重建中气管切除超过4cm会使吻合口产生较大张力。吻合口张力大，易导致术后吻合口裂开。但支气管袖状切除术不会因切除支气管过长而产生较大张力。②吻合技术欠佳：气管、支气管吻合时，吻合口对合不整齐；缝线边距、针距过疏过密；线结太松、太紧；操作不精细，气管吻合处黏膜严重挫伤，对合不整齐等因素，皆可引起术后早期吻合口瘘。另外，两断端口径相差较大时，处理不当，也容易发生术后吻合口瘘。③术后头颈部制动不满意或时间不够：气管对端吻合术后，下颌与前胸壁之间的缝线太松或颈领石膏不合适，不能有效制动，头颈部的伸展会增加吻合口的张力，导致吻合口裂开。④局部缺血：一般来说游离气管全周，会损伤气管、支气管的血运，引起局部缺血、坏死，造成吻合口瘘。一旦确诊，应根据瘘口的大小和是否伴发脓胸等情况，进行保守治疗或手术治疗。

（1）气管吻合瘘或支气管残端瘘的保守治疗：气管吻合瘘很小，临床表现仅为皮下气肿，可放置胸腔引流管排气，密切观察，部分可以自行愈合。较小的未感染的支气管残端瘘可用速凝胶堵支气管残端瘘，部分患者经治疗2~3次可治愈。

（2）气管吻合瘘或支气管残端瘘的外科治疗：较大的，已感染的吻合口瘘或支气管残端瘘可用大网膜、胸壁肌肉、腹部肌肉填塞脓腔和封堵支气管残端瘘。

3.吻合口瘘或支气管残端瘘的预防

从笔者的经验综合国内外文献来看，此类手术在术前应精心设计隆凸重建方式，尽可能减少吻合口张力，术中注意保护吻合口的血液供应，改进吻合方式，并注意在吻合完毕后选择合适的自体组织（如心包、肌瓣、大网膜等）包裹吻合口，可能会明显降低吻合口瘘的发生率，大大提高手术的安全性。

为防止吻合口瘘，首先要重视吻合的张力和血运，其次应用带蒂纵隔胸膜、心包片、奇静脉片、肋间肌瓣覆盖包绕至关重要，有时可游离大网膜包埋吻合口，这些是防止吻合口瘘与支气管残端瘘的有效措施。

9.7　治疗效果

手术切除仍是治疗气管肿瘤最有效的方法。近年来由于麻醉与气管外科手术技术日渐成熟，气管环行切除端端吻合术病死率由过去10%下降至1%，气管隆凸重建术病死率由过去23%下降至12%，并发症的发生率也大大降低，气管、隆凸重建应以安全性为主，同时兼顾根治性。术前设计合理的手术方式、术中精细的重建操作，是降低手术并发症发生率，提高术后生存率的关键。

第10章　隆凸肿瘤的外科治疗

10.1　概述

隆凸肿瘤的切除与重建因其复杂的麻醉管理、高难度的吻合技术、术后并发症发生率和死亡率高等原因，一直是对胸外科医师的能力最具有挑战性的手术之一。20世纪50年代初期，欧美胸外科专家对隆凸、肺、胸部等结构进行了深入的研究。1951年，Juvenelle和Citret首次报告了狗的隆凸切除与重建实验研究。1957年，Barclay报告了第一例人类隆凸切除和重建手术的成功，手术方式为隆凸切除，气管和右主支气管端端吻合，左主支气管与右中间干支气管端侧吻合。同年，Thomas等开创了隆凸切除重建治疗侵犯隆凸的中心型肺癌先河。1972年，Jensik等报告了17例肺癌气管袖状全肺切除的经验。1982年，Grillo等总结36例隆凸切除重建术的手术经验（多为肺癌）并介绍了多种隆凸再建方法。1962年，上海市胸科医院黄偶麟教授在我国率先开展了气管上段和喉切除造口术，填补了我国气管外科的空白。20世纪70年代以后，黄偶麟教授领导的团队先后创造了"气管隆凸切除重建术""右主支气管倒置缝合代气管术"等10余种高难度气管外科术式，为我国气管外科的发展做出了巨大贡献。但是隆凸肿瘤发病率低，隆凸切除重建技术难度高、术后并发症发生率高和死亡率高，迄今为止，只有很少医院能完成。2006年，四川大学华西医院周清华教授和江苏省肿瘤医院许林教授分别报道了两组当时国内最大病例数，也是近期和远期疗效均较好的大宗病案报告。5年生存率分别为31.73%、26.83%，并创立了一些创新性术式。

10.2　诊断

隆凸肿瘤的诊断主要靠临床表现、胸部CT（图3-10-1～图3-10-4）、胸部MRI（图3-10-5）、PET/CT（图3-10-6）及纤维支气管镜（图3-10-7）检查。这些结果有助于隆凸肿瘤患者的术前分期，也有助于手术入路的选择，手术切除气管支气管范围的判断。

10.2.1　临床表现

咳嗽、痰中带血是隆凸肿瘤的常见症状，部分患者反复发生一侧或双侧肺炎，严重者可出现发绀、呼吸困难危及患者生命。

10.2.2　辅助检查

常规采用胸部CT、MRI、PET/CT和纤维支气管镜检查。纤维支气管镜检查可明确隆凸病变的范围，精确地判断隆凸肿瘤边缘位置，预测所需切除的气管、隆凸、支气管的长度，确定肿瘤切除后剩余气道是否足够吻合。纤维支气管镜是决定手术指征和手术方式的主要依据。胸部CT、MRI可了解隆凸病变范围大小和肿瘤外侵程度。PET/CT检查有助于肺癌侵犯隆凸患者的分期。

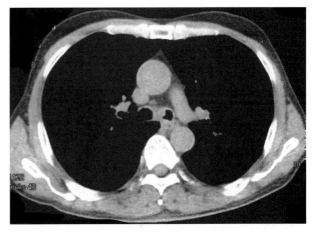

图3-10-1　胸部平扫CT横断面显示原发性隆凸肿瘤

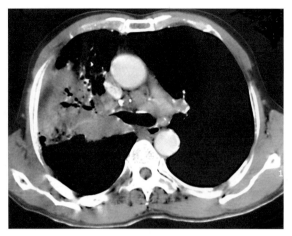

图3-10-2　胸部增强CT横断面显示原发性肺癌侵犯隆凸
（1）

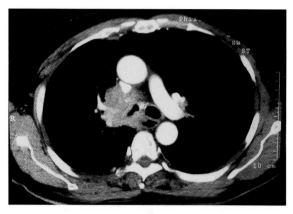

图3-10-3　胸部增强CT横断面显示原发性肺癌侵犯隆凸
（2）

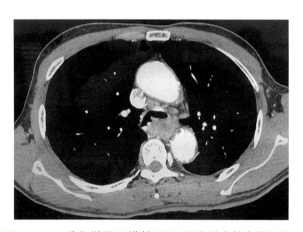

图3-10-4　胸部增强CT横断面显示原发性食管癌侵犯隆凸

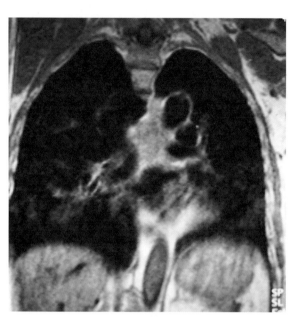

图3-10-5　胸部MRI T$_2$加权像显示原发性隆凸癌

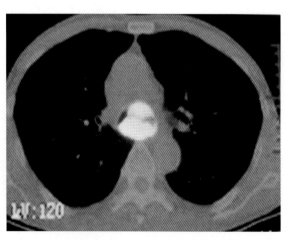

图3-10-6　PET/CT显示原发性隆凸癌

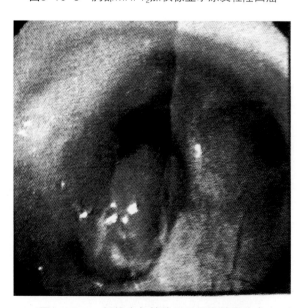

图3-10-7　纤维支气管镜显示原发性隆凸癌

10.3　手术适应证

（1）原发性隆凸癌。
（2）气管下段肿瘤或主支气管肿瘤累及隆凸。
（3）中心型肺癌累及隆凸。

10.4　麻醉管理

　　隆凸成形术麻醉管理较复杂，通常临床上采用下列3种麻醉方法均能顺利完成隆凸的切除与重建：①高频射流通气（用一条2mm的管通过一条8mm的标准气管内管就可以实现高频射流通气），这一技术的优点是允许适当的通气和氧合，同时又有良好的术野暴露让外科医师有充足的空间进行吻合等外科技术的操作。②远端插管技术：将加长单腔管先置于气管内麻醉，切断隆凸后迅速把加长的单腔管向远处推送，经过术野进入远端支气管以维持余肺的通气。③术野远端插管技术：先离断支气管，将第二套单腔管经术野置入远端支气管，建立通气，使术者有良好的术野暴露和充裕的时间进行隆凸的切除与重建，在吻合后壁时这一插管可暂时撤出，间断暂停呼吸十余秒，让术者有充足的空间完成后壁吻合。然后拔除此管，麻醉医师将原来气管内的气管插管越过吻合处至吻合口远端，再完成前壁吻合。根据笔者的经验，以术野远端插管技术更为实用。常见隆凸成形术的麻醉方式见图3-10-8。

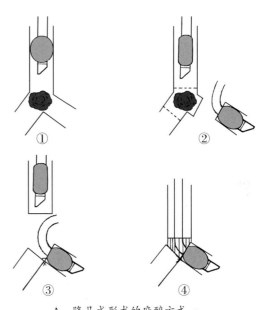

A　隆凸成形术的麻醉方式一

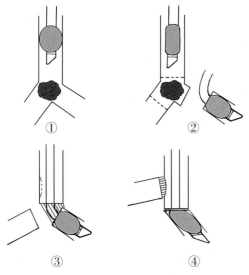

B　隆凸成形术的麻醉方式二

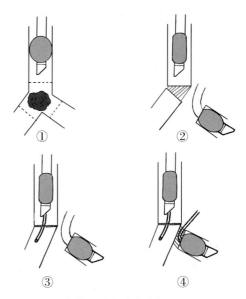

C　隆凸成形术的麻醉方式三

图3-10-8　常见隆凸成形术的麻醉方式

10.5　手术方法

　　隆凸重建术通常分为隆凸切除合并肺切除和隆凸切除不合并肺切除两大类，隆凸切除的最常见病变是肺癌，既要遵循气管外科学的原则，也要遵循肿瘤外科学的原则。图3-10-9是我们开展的15种隆凸切除的术式。

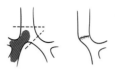

①袖状右全肺切除，气管与左主支气管端端吻合

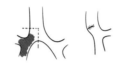

②右全肺切除，气管隆凸楔形切除缝合

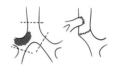

③气管下段与左主支气管端端吻合，右中间干支气管与气管下段端侧吻合

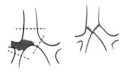

④右中间干支气管与左主支气管内侧壁行间断缝合形成新隆凸，新隆凸与气管下段端端吻合

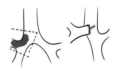

⑤先行气管隆凸楔形切除缝合，再行右中间干支气管与气管侧壁吻合形成新隆凸

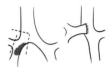

⑥右上肺切除加气管隆凸右侧壁切除，右中间干支气管与气管侧壁吻合形成新隆凸

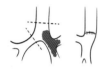

⑦袖状左全肺切除，气管与右主支气管端端吻合

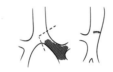

⑧左全肺切除，气管隆凸楔形切除缝合

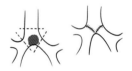

⑨右主支气管与左主支气管内侧壁行间断缝合形成新隆凸，新隆凸与气管下段端端吻合

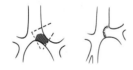

⑩左主支气管部分切除加气管隆凸楔形切除，左主支气管与气管侧左壁缺损部吻合

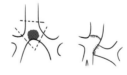

⑪隆凸重建的Barclay手术方法

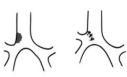

⑫气管与右主支气管部分切除吻合、隆凸成形

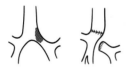

⑬隆凸切除及气管下段切除，气管下段与右主支气管端端吻合，左肺旷置

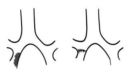

⑭右主支气管与右中间干支气管部分切除、隆凸成形

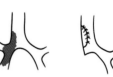

⑮右肺癌侵犯隆凸，右主支气管瓣反转成形（右位主动脉弓）

图3-10-9　常用的隆凸成形术

10.5.1 不合并肺切除的隆凸成形术

1.单纯隆凸切除（图3-10-10～图3-10-12）

该法是最常用的隆凸切除不合并肺切除的手术方式，手术步骤如下：

（1）经右胸后外侧切口，切开后纵隔胸膜，游离迷走神经并用7#丝线牵引，结扎切断奇静脉，游离气管下段、隆凸肿瘤、左、右主支气管并牵引。

（2）在近隆凸病变处切断左主支气管，经手术台做左主支气管插管并保持通气，暂停经口气管插管通气，使右中、下肺萎陷。

（3）在近病变处切断右主支气管，再切断气管，移出隆凸标本（但左主支气管上移受主动脉弓的限制，本术式所切除的气管、支气管的总长度应在4cm以内）。

（4）切断下肺韧带，切开肺门前后的心包。

（5）将左、右主支气管内侧壁行间断缝合（约1/3支气管周径），形成一个新隆凸，再与气管下段端端吻合。

（6）吻合时，先在气管与左、右主支气管拼合处行褥式缝合，并在其两侧各缝一针，一起打结。从气管打结处的两侧依次向前缝合，由于新隆凸的管径较大，应在气管侧的针距要小一些，最后在气管前壁汇合打结。打结前，应屈曲患者颈部，减少吻合口张力。

（7）恢复经口通气，用生理盐水检查吻合口有无漏气。

（8）保持颈部屈曲10～14日。

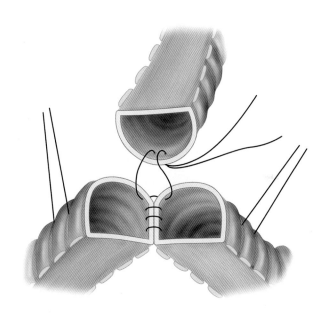

图3-10-11 左、右主支气管内侧壁行间断缝合形成一个新隆凸

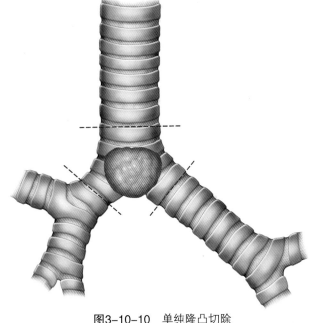

图3-10-10 单纯隆凸切除

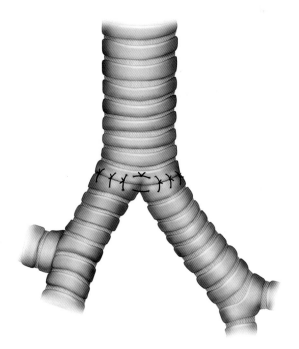

图3-10-12 新隆凸与气管下段端端吻合

　　经右胸后外侧切口单纯隆凸切除重建。

　　男性，52岁，胸部增强CT显示气管下段隆凸肿瘤。纤维支气管镜示气管下段隆凸肿瘤。支气管镜活检病理报告：气管鳞癌。经右胸后外侧切口行隆凸切除，左、右主支气管内侧壁间断吻合形成一个新隆凸，新隆凸与气管下段行端端吻合。术后病理报告：隆凸鳞癌。

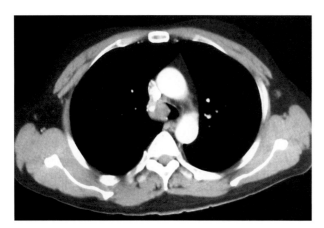

图3-10-13　胸部增强CT横断面显示隆凸癌

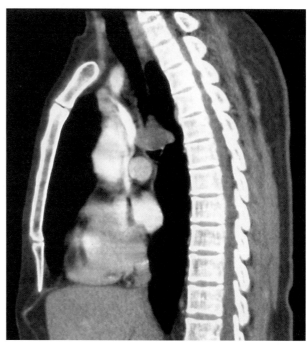

图3-10-14　胸部增强CT矢状面显示隆凸癌

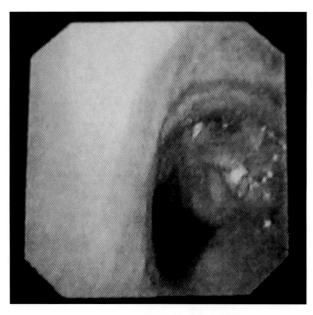

图3-10-15　隆凸癌纤维支气管镜

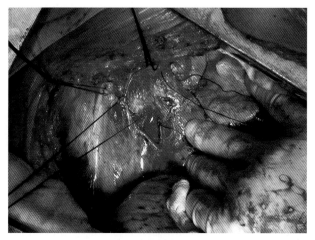

图3-10-16　游离隆凸与左、右主支气管

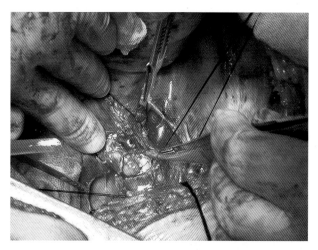

图3-10-17　切开肿瘤下极的左主支气管

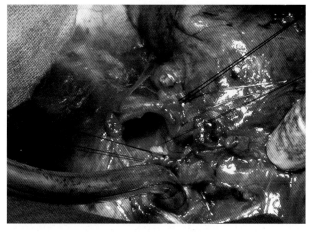

图3-10-18　切断肿瘤下极的左主支气管，手术台上左主
　　　　　支气管插管通气

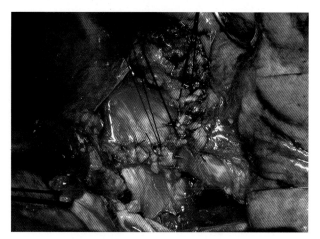

图3-10-19　隆凸重建术完成

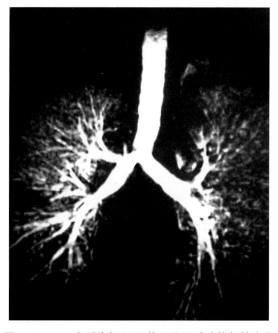

图3-10-20　术后胸部CT冠状面显示重建的气管隆凸

2. 隆凸及气管下段切除隆凸重建的Barclay法

可以切除隆凸病变和累及较长的（超过4cm）气管下段：隆凸切除后，先行右主支气管与气管下段行端端吻合，再行左主支气管与右中间干支气管端侧吻合（图3-10-21～图3-10-22）。手术步骤如下：

（1）经右胸后外侧切口，在近隆凸病变处切断左主支气管，经手术台做左主支气管插管并保持通气，停止经口气管插管通气，使右肺萎陷。

（2）在近病变处切断右主支气管，再切断气管下段，移出标本。

（3）切断下肺韧带，切开肺门前后的心包。

（4）将气管下段与右主支气管的端端吻合。经口气管插管右肺通气，用生理盐水检查吻合口有无漏气。

（5）在中间支气管内侧壁的环部做一与左主支气管口径相仿的椭圆形开口，完成左主支气管中间支气管的端侧吻合。

（6）保持颈部屈曲，恢复经口通气，用生理盐水检查吻合口有无漏气。

（7）保持颈部屈曲10～14日。

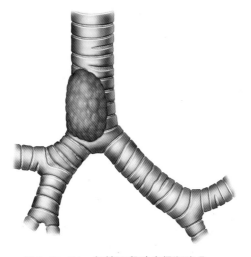

图3-10-21　气管下段肿瘤侵犯隆凸

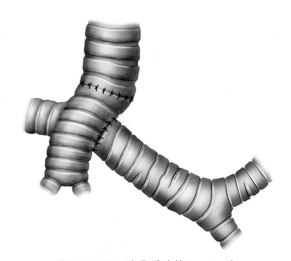

图3-10-22　隆凸重建的Barclay法

典型病例2　（图3-10-23～图3-10-33）

经右胸后外侧切口隆凸及气管下段切除Barclay法隆凸重建。

男性，69岁，胸部增强CT显示气管下段隆凸肿瘤，纤维支气管镜示气管隆凸肿瘤，支气管镜活检病理报告：气管腺癌。经右胸后外侧切口隆凸及气管下段切除Barclay法隆凸重建。术后病理报告：隆凸鳞癌。

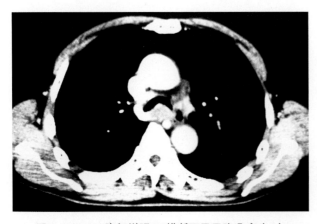

图3-10-23　胸部增强CT横断面显示隆凸癌（1）

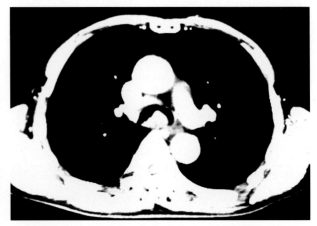

图3-10-24　胸部增强CT横断面显示隆凸癌（2）

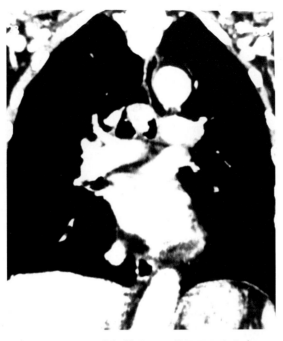

图3-10-25　胸部增强CT冠状面显示隆凸癌

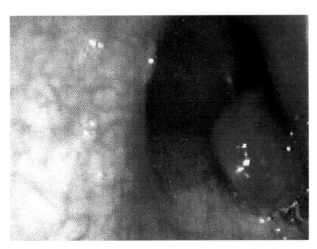

图3-10-26　纤维支气管镜显示隆凸癌

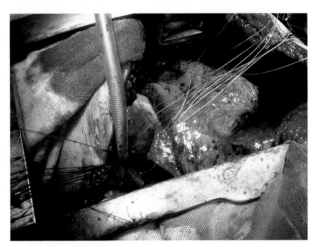

图3-10-27　气管下端与右主支气管端端吻合

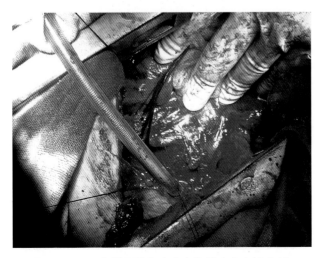

图3-10-28　气管下端与右主支气管吻合完毕（1）

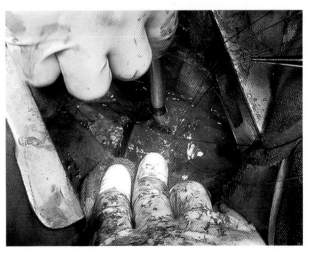

图3-10-29　气管下端与右主支气管吻合完毕（2）

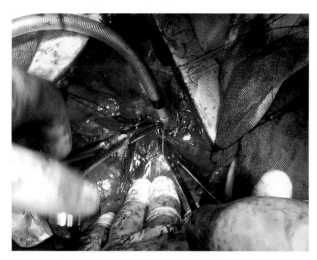

图3-10-30　左主支气管与右中间干支气管端侧吻合（1）

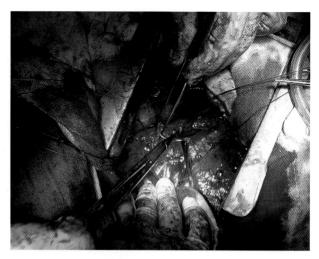

图3-10-31　左主支气管与右中间干支气管端侧吻合（2）

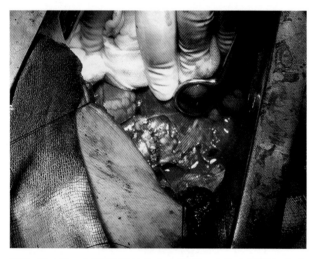

图3-10-32　气管下端与右上支气管，左主支气管与右中间干支气管吻合完成，形成"新隆凸"

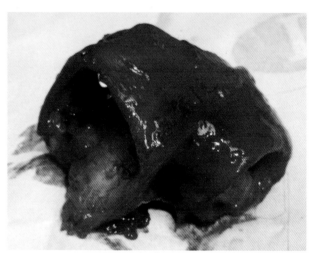

图3-10-33　隆凸切除标本

10.5.2　合并肺切除的隆凸切除重建术

1. 最常用的合并肺切除的隆凸切除重建术

隆凸切除合并右肺上叶切除，左主支气管、右中间干支气管内侧壁行间断缝合（约1/3支气管周径），再与气管下段行端端吻合重建隆凸（图3-10-34～图3-10-35）。

该法为最常用的合并肺切除的隆凸切除重建术。手术步骤如下：

（1）经右胸后外侧切口，肺血管的处理按肺切除的技巧，切断、结扎右肺上叶或肺上中叶所属的肺动静脉。

（2）在病变的远侧切断中间干支气管，吸尽右侧保留肺支气管内的痰液。

（3）在近隆凸病变处切断左主支气管，经手术台做左主支气管插管并保持通气，暂停经口气管

插管通气。切断气管，移出隆凸与右上肺标本。

（4）切断下肺韧带，切开肺门前后的心包。

（5）将左主支气管、右中间干支气管内侧壁行间断缝合（约1/3支气管周径），形成一个新隆凸，与气管端端吻合。

（6）吻合时，先在气管与左、右中间干拼合处行褥式缝合，并在其两侧各缝一针，一起打结。从气管打结处的两侧依次向前缝合，由于新隆凸的管径较大，应在气管侧的针距要小一些，最后在气管前壁汇合打结。打结前，应屈曲患者颈部，减少吻合口张力。

（7）恢复经口通气，用生理盐水检查吻合口有无漏气。

（8）保持颈部屈曲10～14日。

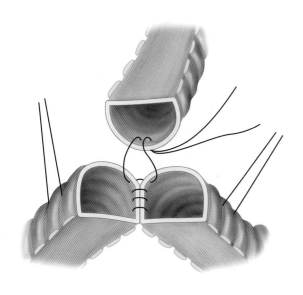

图3-10-34　左主支气管、右中间干支气管内侧壁行间断
缝合

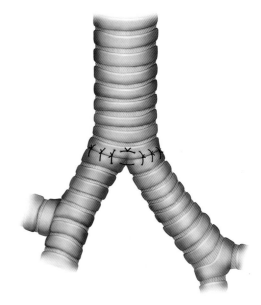

图3-10-35　新建的隆凸与气管下段行端端吻合

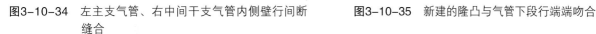

典型病例3　（图3-10-36～图3-10-44）

　　经右胸后外侧切口隆凸合并右上肺切除，Barclay法隆凸重建。

　　女性，49岁，胸部增强CT显示气管下段隆凸肿瘤，纤维支气管镜示气管隆凸肿瘤，支气管镜活检病理报告：气管腺癌。经右胸后外侧切口行隆凸合并右上肺切除，左主支气管、右中间干支气管内侧壁行间断缝合形成"新隆凸"，"新隆凸"再与气管下段行端端吻合，完成隆凸重建。术后病理报告：隆凸鳞癌。

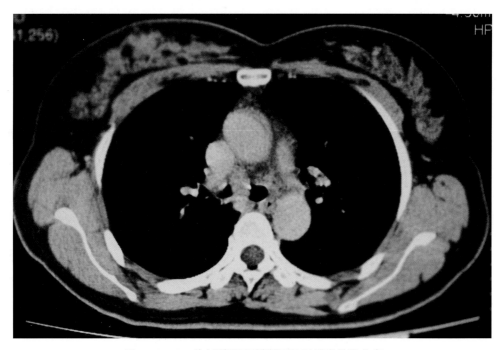

图3-10-36　胸部增强CT横断面显示原发性隆凸癌

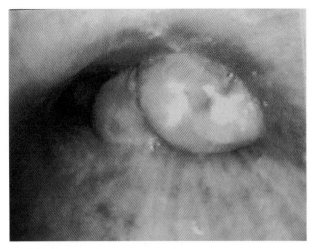

图3-10-37　纤维支气管镜显示原发性隆凸癌

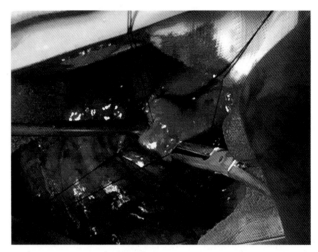

图3-10-38　游离气管下段隆凸、左、右主支气管

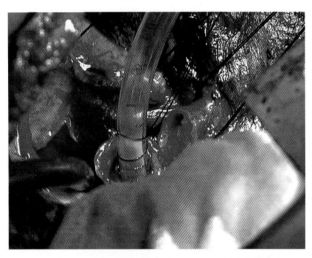

图3-10-39　左主支气管与右中间干支气管侧侧吻合，形成"新隆凸"

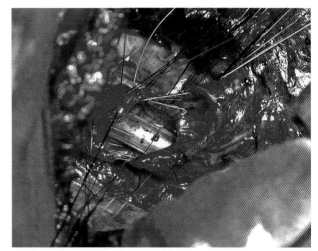

图3-10-40　"新隆凸"与气管端端吻合

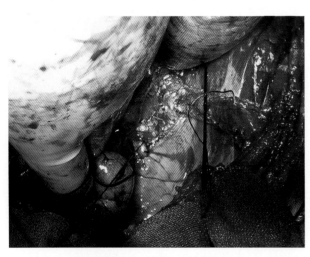

图3-10-41　"新隆凸"重建完成

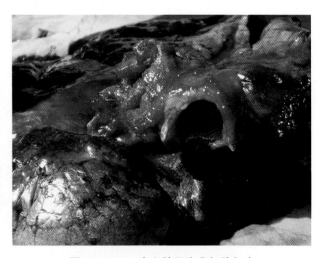

图3-10-42　右上肺及隆凸切除标本

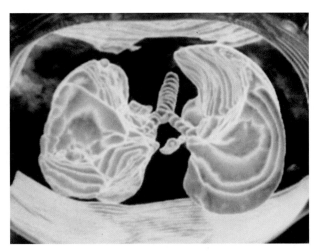

图3-10-43 隆凸重建术后CT模拟成形

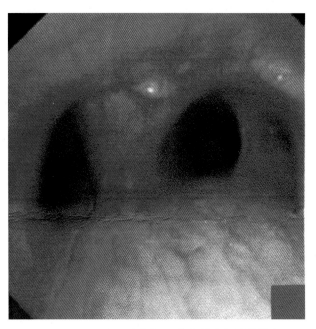

图3-10-44 隆凸重建术后5年纤维支气管镜检查

2. 右肺上叶、隆凸及气管下段切除隆凸重建，气管下段与左主支气管端端吻合，右中间干支气管与气管下段端侧吻合（图3-10-45~图3-10-46）

手术步骤：

（1）肺血管的处理按肺切除的技巧，切断、结扎右肺上叶或肺上中叶所属的肺动、静脉。

（2）在病变的远侧切断中间干支气管，吸尽右侧保留肺支气管内的痰液。

（3）近气管下段病变处切断左主支气管，经手术台行左主支气管插管并保持通气，暂停经口气管插管通气，使右肺萎陷。

（4）在气管的右侧壁缝一根牵引线，退出部分经口气管导管不妨碍气管的切断，在病变上方切断气管，游离中间干支气管，整体切除病变的肺组织及隆凸。

（5）气管-左主支气管的端端吻合，吻合采用全层间断缝合，一般自气管和左主支气管后壁的软骨环与膜部交界处开始，先缝软骨环3针后拉拢打结，线结打在气管壁外，缝针由气管外至内再由内向外，再从气管打结处的两侧（软骨部和膜部）依次向前缝合，在气管前壁汇合打结前，拔出术野气管导管，完成吻合。在气管的内侧壁环部做一与中间支气管管径相仿的椭圆形的孔，行中间支气管-左主支气管的端侧吻合距气管-左主支气管吻合口下方至少1 cm以上，切缘应力求整齐，黏膜要对合完整，一般针距为0.3 cm，边距为0.2 cm。

（6）吻合完成后，进行漏气试验以确保吻合口不漏气，患者颈部保持屈曲10~14日。

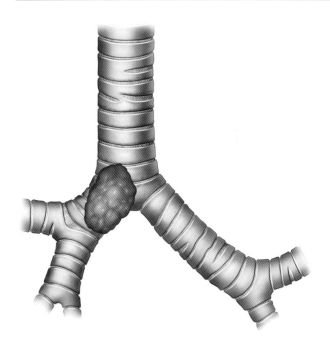

图3-10-45 隆凸部肿瘤侵犯气管下段、右主支气管

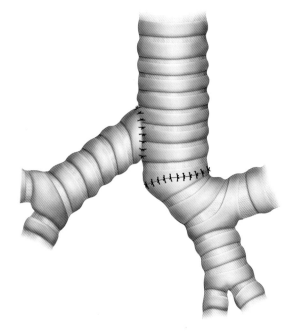

图3-10-46 气管下段与左主支气管端端吻合，右中间干支气管与气管下段端侧吻合

典型病例4 （图3-10-47 ~ 图3-10-55）

　　经右胸后外侧切口隆凸合并右上肺切除，气管下段与左主支气管端端吻合、右中间干支气管与气管下段端侧吻合隆凸重建。

　　男性，58岁，胸部增强CT横断面显示：隆凸肿瘤累及左右主支气管与右上肺支气管，纤维支气管镜示：气管隆凸肿瘤。支气管镜活检病理报告：气管鳞癌。行隆凸切除合并右肺上叶切除，气管下段与左主支气管端端吻合，右中间干支气管与气管下段端左侧吻合。

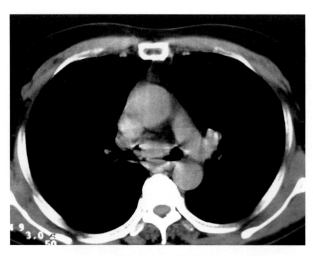

图3-10-47 胸部平扫CT横断面显示隆凸癌

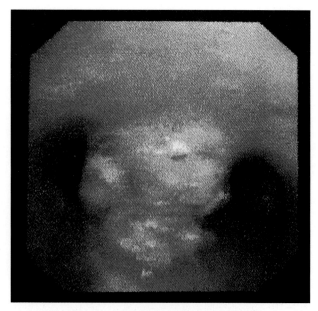

图3-10-48 纤维支气管镜显示隆凸癌

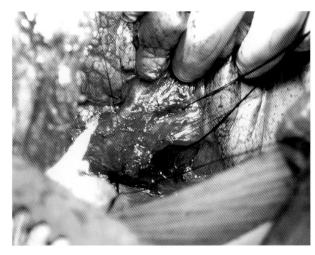

图3-10-49 游离气管下段隆凸和左、右主支气管

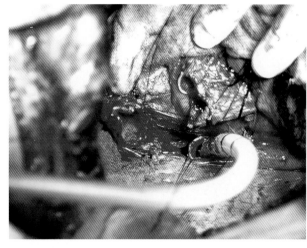

图3-10-50 切断左主支气管,手术台上左主支气管插管通气

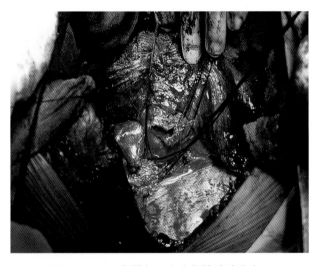

图3-10-51 气管与左主支气管端端吻合

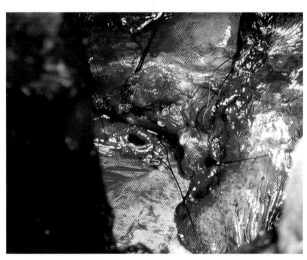

图3-10-52 气管下段侧壁上做一个椭圆形孔

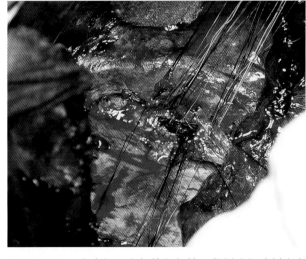

图3-10-53 右中间干支气管与气管下段侧孔行端侧吻合形成"新隆凸"

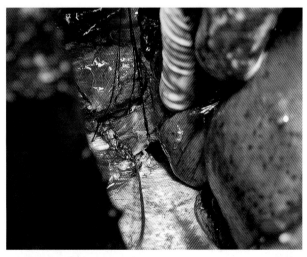

图3-10-54 "新隆凸"重建完成

图3-10-55 隆凸癌术后1个月胸部CT

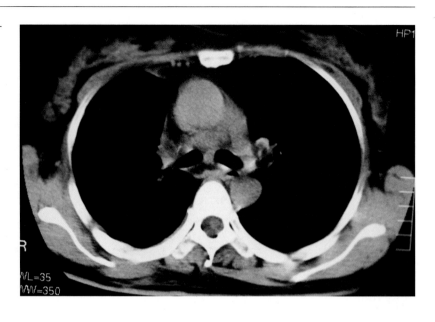

3. 袖状右全肺切除

右全肺、隆凸及气管下段切除，气管下段与左主支气管端端吻合（图3-10-56～图3-10-57）。

手术步骤：

（1）经右胸后外侧切口，切开后纵隔胸膜，游离迷走神经并用7#丝线牵引，结扎切断奇静脉，游离气管下段、隆凸、左主支气管并牵引。肺血管的处理按全肺切除的技巧，切断、结扎右肺的动、静脉。

（2）在近隆凸病变处切断左主支气管，经手术台做左主支气管插管并保持通气，暂停经口气管插管通气，使右肺萎陷。

（3）在近病变处切断左主支气管，再切断气管，移出右全肺及隆凸标本。

（4）行气管下段与左主支气管端端吻合。

（5）吻合时，第一针始于气管和左主支气管的环部与膜部交界处，在其左、右两侧分别再各缝一针，前三针一起打结。打结前，应屈曲患者颈部，减少吻合口张力。然后从气管打结处的两侧依次向前缝合，在缝合好后壁时，撤出经术野插入的左主支气管插管，将经口气管插管通过吻合口进入左主支气管通气。由于气管直径较大，左主支气管直径较小，气管上的针距要大一些，左主支气管上的针距要小一些，最后在气管前壁汇合打结。

（6）用生理盐水检查吻合口有无漏气。

（7）保持颈部屈曲10～14日。

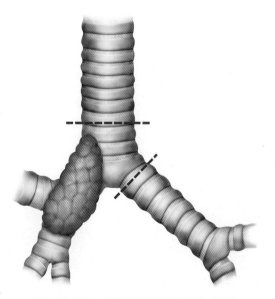

图3-10-56 右肺癌侵犯气管下段、隆凸

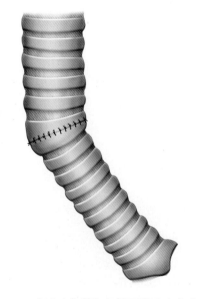

图3-10-57 左主支气管与气管下端吻合完成

经右胸后外侧切口袖状右全肺切除。

男性，56岁，PET/CT显示右中心型肺癌累及气管隆凸与右肺动脉干，纤维支气管镜显示右中心型肺癌累及气管隆凸。支气管镜活检病理报告：右肺鳞癌。行右全肺、隆凸及气管下段切除，气管下段与左主支气管端端吻合。术后病理报告：右肺鳞癌。

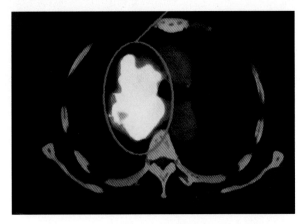

图3-10-58　PET/CT显示右中心型肺癌累及气管隆凸（1）

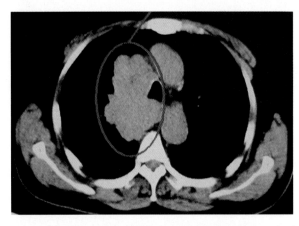

图3-10-59　PET/CT显示右中心型肺癌累及气管隆凸（2）

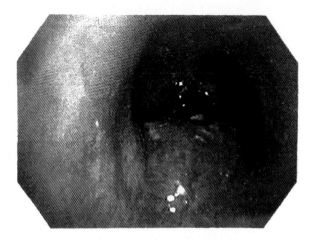

图3-10-60　纤维支气管镜显示右中心型肺癌累及气管隆凸

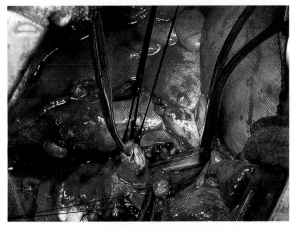

图3-10-61　心包内阻断并切断右肺动脉主干

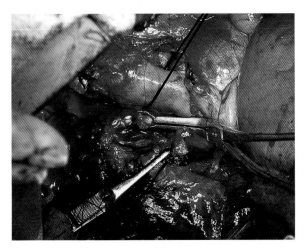

图3-10-62　缝合右肺动脉主干近心端

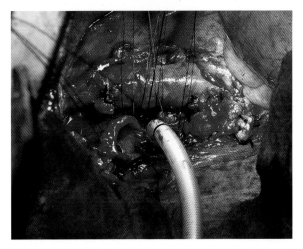

图3-10-63　切断左主支气管，手术台上左主支气管通气

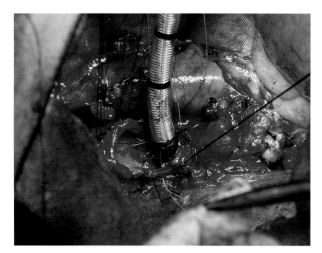

图3-10-64　气管下段与左主支气管端端吻合

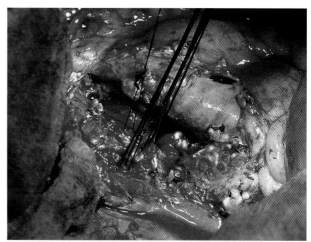

图3-10-65　气管下段与左主支气管吻合完成

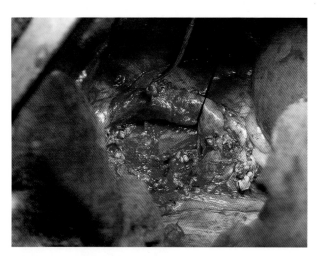

图3-10-66　清扫上纵隔淋巴结

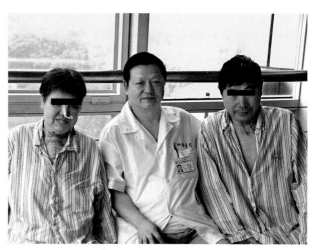

图3-10-67　两位隆凸成形患者，右一为典型病例患者

4. 袖状左全肺切除（图3-10-68～图3-10-69）

手术步骤：

（1）经左胸后外侧切口，切开后纵隔胸膜，游离迷走神经并用7#丝线牵引，结扎切断动脉韧带，游离气管下段、隆凸、右主支气管并牵引。肺血管的处理按全肺切除的技巧，切断、结扎左肺的动脉、静脉。

（2）在近隆凸病变处切断右主支气管，经手术台做右主支气管插管并保持通气，暂停经口气管插管通气，使左肺萎陷。

（3）在近病变处切断右主支气管，再切断气管，移出左全肺及隆凸标本。

（4）行气管下段与右主支气管端端吻合。

（5）吻合时，第一针始于气管和右主支气管的环部与膜部交界处，在其左右两侧分别再各缝一针，前三针一起打结。打结前，应屈曲患者颈部，减少吻合口张力。然后从气管打结处的两侧依次向前缝合，在缝合好后壁时，撤出经术野插入的右主支气管插管，将经口气管插管通过吻合口进入右主支气管通气。由于气管直径较大，右主支气管直径较小，气管上的针距要大一些，右主支气管上的针距要小一些，最后在气管前壁汇合打结。

（6）用生理盐水检查吻合口有无漏气。

（7）保持颈部屈曲10～14日。

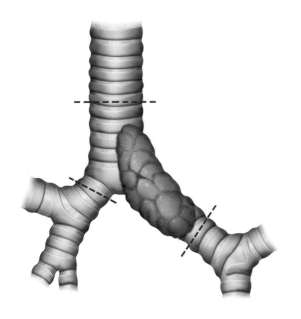

图3-10-68　左肺癌侵犯气管下段、隆凸

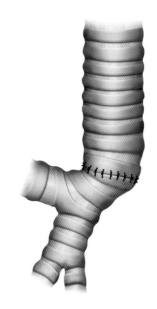

图3-10-69　右主支气管与气管下段吻合完成

典型病例6　（图3-10-70-图3-10-79）

　　经左胸后外侧切口袖状左全肺切除。

　　男性，66岁，胸部增强CT横断面显示左中心型肺癌累及气管隆凸与左肺动脉干，纤维支气管镜显示：左中心型肺癌累及气管隆凸。支气管镜活检病理报告：左肺鳞癌。行左全肺、隆凸及气管下段切除，气管下段与右主支气管端端吻合。术后病理报告：左肺鳞癌。

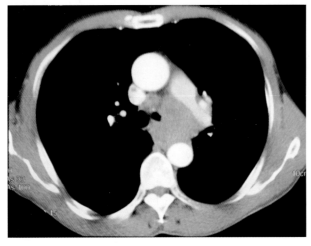

图3-10-70　胸部增强CT横断面显示左肺癌侵犯气管下段、隆凸（1）

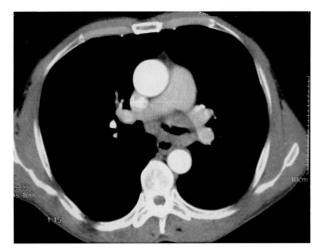

图3-10-71　胸部增强CT横断面显示左肺癌侵犯气管下段、隆凸（2）

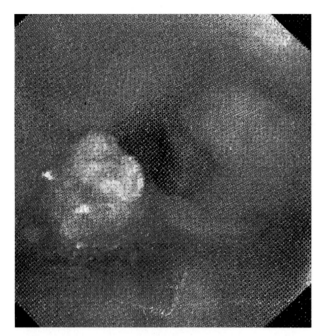

图3-10-72　纤维支气管镜显示左肺癌侵犯气管下段隆凸

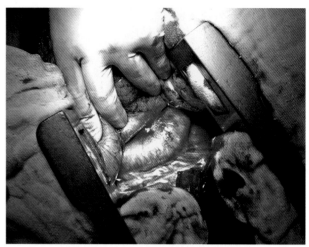

图3-10-73　左肺癌侵犯主动脉外膜

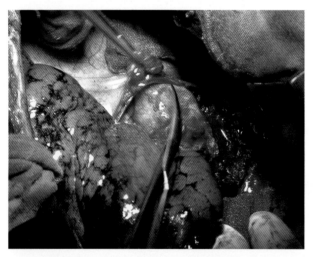

图3-10-74　切开心包，解剖肺动脉圆锥

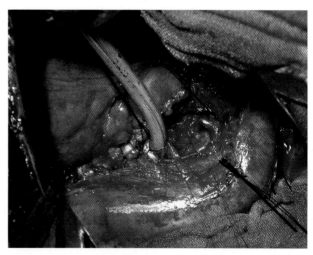

图3-10-75　切除气管下段、隆凸、左全肺，手术台上右主支气管插管通气

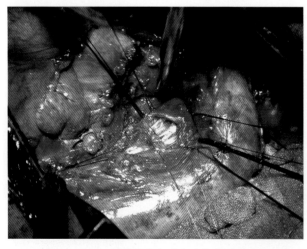

图3-10-76　气管下段与右主支气管端端吻合

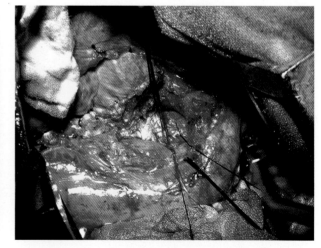

图3-10-77　气管下段与右主支气管端端吻合完成

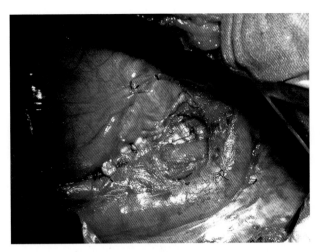

图3-10-78　缝吻合口减张线

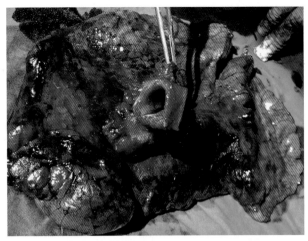

图3-10-79　左全肺及隆凸切除标本

10.5.3　个性化隆凸成形术

1. 隆凸切除及气管下段切除，气管下段与右主支气管端端吻合，左肺旷置（图3-10-80~图3-10-81）

手术步骤：

（1）经右胸后外侧切口，切开后纵隔胸膜，游离迷走神经并用7#丝线牵引，结扎、切断奇静脉，游离气管下段、隆凸、左主支气管、右主支气管并牵引。

（2）在近隆凸病变处切断右主支气管，经手术台做右主支气管插管并保持通气暂停经口气管插管通气，使左肺萎陷。

（3）在近病变处切断气管，再用气管闭合器关闭并切断左主支气管下段，移出肿瘤侵及的气管

下段、隆凸及左主支气管标本，左全肺旷置。

（4）切断右下肺韧带，切开右肺门前、后的心包。

（5）行气管下段与右主支气管端端吻合。

（6）吻合时，第一针始于气管和右主支气管的环部与膜部交界处，在其左、右两侧分别再各缝一针，前三针一起打结。打结前，应屈曲患者颈部，减少吻合口张力。然后从气管打结处的两侧依次向前缝合，在缝合好后壁时，撤出经术野插入的右主支气管插管，将经口气管插管通过吻合口进入右主支气管通气，最后在气管前壁汇合打结。

（7）用生理盐水检查吻合口有无漏气。

（8）保持颈部屈曲10~14日。

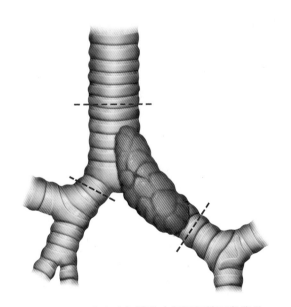

图3-10-80　左主支气管肿瘤侵犯气管下段隆凸

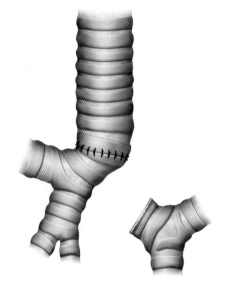

图3-10-81　经右胸后外侧切口隆凸切除、气管下段切除、左主支气管部分切除、气管下段与右主支气管端端吻合，左肺旷置

典型病例7 （图3-10-82-图3-10-93）

经右胸后外侧切口隆凸切除，气管与右主支气管吻合，左肺旷置。

男性，62岁，胸部增强CT横断面显示：左主支气管肿瘤累及气管隆凸，纤维支气管镜显示左主支气管肿瘤侵犯隆凸。支气管镜活检病理报告：左支气管鳞癌。行隆凸切除及气管下段切除，气管下段与右主支气管端端吻合，左肺旷置。术后病理报告：左支气管鳞癌。

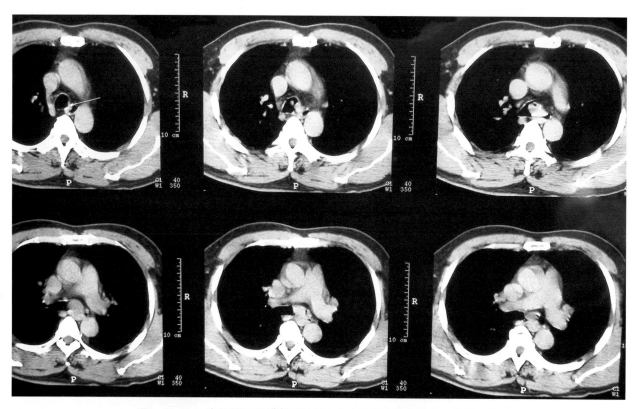

图3-10-82　胸部增强CT横断面显示左主支气管癌侵犯隆凸、气管下段

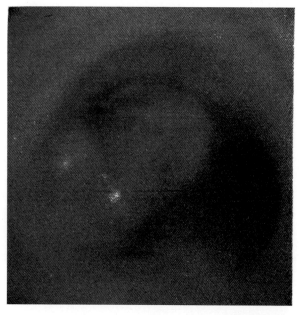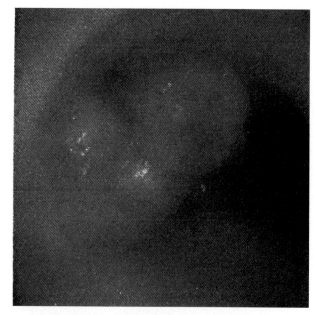

图3-10-83　纤维支气管镜显示左主支气管癌侵犯隆凸、气管下段

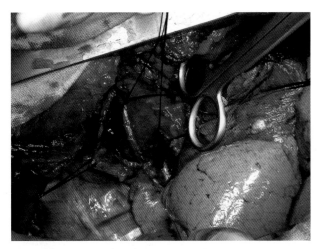

图3-10-84　游离气管下段、隆凸和左、右主支气管

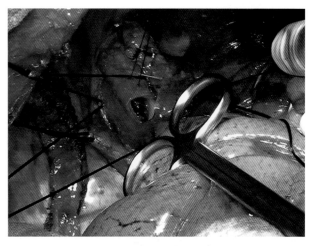

图3-10-85　切断右主支气管

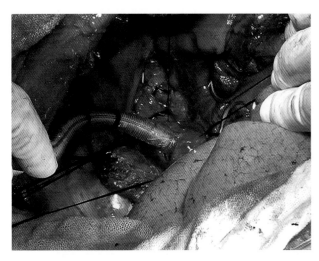

图3-10-86　手术台上右主支气管插管通气

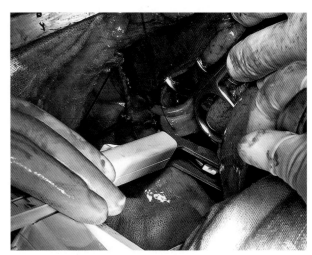

图3-10-87　气管闭合器闭合左主支气管远心端

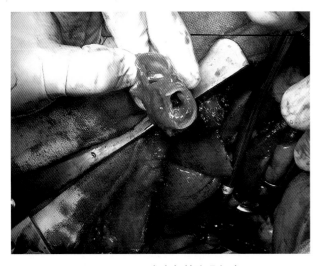

图3-10-88　术中气管隆凸标本

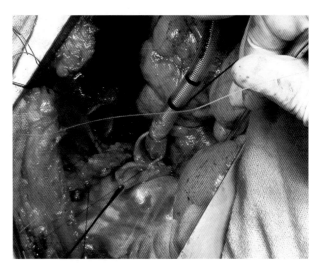

图3-10-89　气管下段与右主支气管吻合

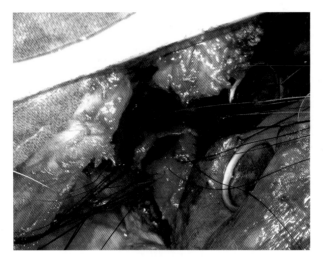

图3-10-90　气管下段与右主支气管吻合

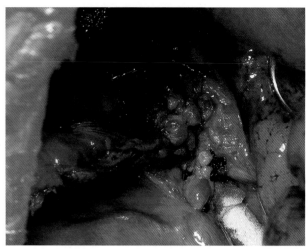

图3-10-91　肋间肌瓣包绕吻合口

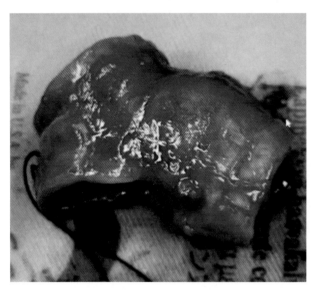

图3-10-92　术后气管隆凸标本

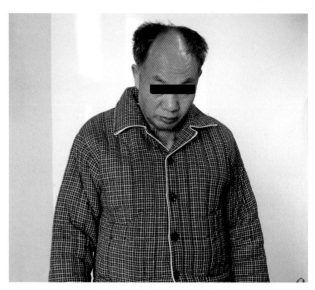

图3-10-93　患者术后10日

2.气管与右主支气管部分切除吻合、隆凸成形（图3-10-94～图3-10-96）

手术步骤：

（1）经右胸后外侧切口，切开后纵隔胸膜，游离迷走神经并用7#丝线牵引，结扎切断奇静脉，游离气管下段、隆凸肿瘤、左右主支气管并牵引。

（2）在近隆凸病变的上方切开气管下段，将经口气管插管在直视下插入左主支气管并保持通气，使右肺萎陷。

（3）在近病变的下方切开右主支气管，再"U"形切除肿瘤累及的气管和右主支气管，移出标本。

（4）切断下肺韧带。

（5）将气管下段和右主支气管上的"U"形缺损，修剪为不规则三角形（缺损达气管直径的2/3）。

（6）缝合气管缺损时，先缝合气管与右主支气管缺损的后壁，然后缝合缺损的前壁，一起打结。打结前，应屈曲患者颈部，减少吻合口张力。缝合毕，右主支气管抬高，左主支气管延长，隆凸的角度明显增大，由锐角变为钝角。

（7）用生理盐水检查吻合口有无漏气。

（8）保持颈部屈曲10～14日。

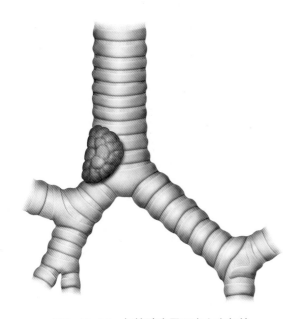

图3-10-94　气管肿瘤累及右主支气管

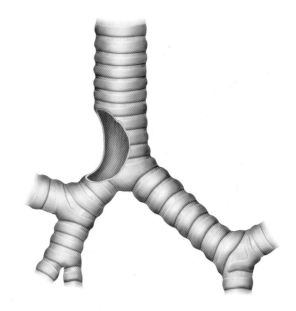

图3-10-95　"U"形切除肿瘤累及的气管下段与右主支气管

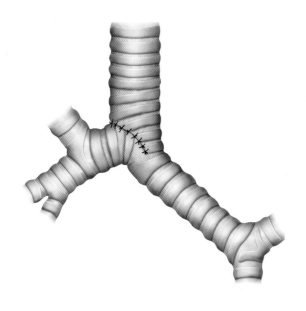

图3-10-96　右主支气管与气管下段缝合

经右胸后外侧切口气管及右主支气管部分切除吻合，隆凸成形。

女性，43岁，胸部增强CT冠状面显示气管肿瘤累及右主支气管，纤维支气管镜显示气管肿瘤累及右主支气管。支气管镜活检病理报告：气管黏液表皮样癌。行气管与右主支气管部分切除吻合、隆凸成形，术后病理报告：气管黏液表皮样癌。

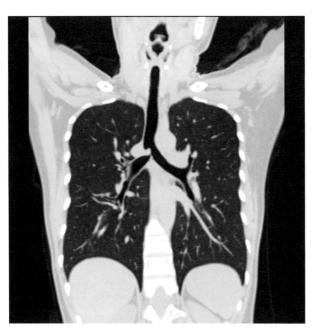

图3-10-97 胸部增强CT冠状面显示气管肿瘤累及右主支气管

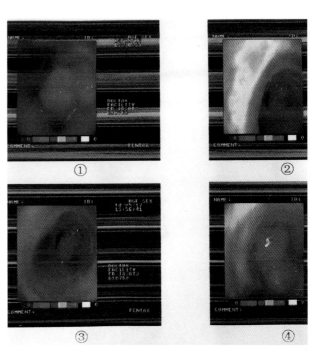

图3-10-98 纤维支气管镜检查显示气管肿瘤累及右主支气管

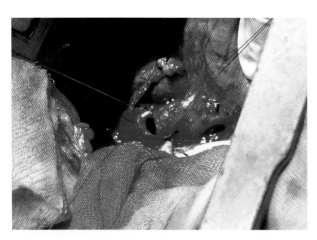

图3-10-99 "U"形切除肿瘤累及的气管和右主支气管

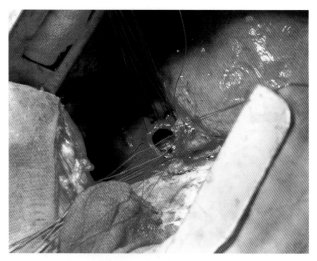

图3-10-100 先缝合气管与右主支气管缺损的后壁，然后缝合缺损的前壁，一起打结

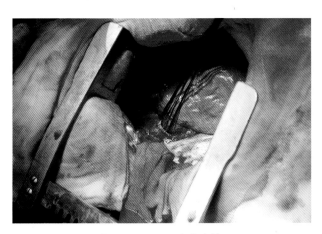

图3-10-101　吻合完毕

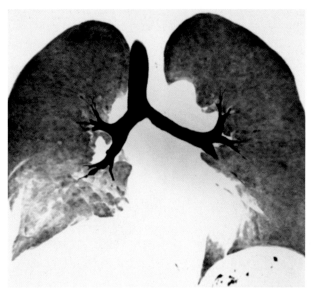

图3-10-102　术后1个月胸部平扫CT冠状面显示重建的气管隆凸

3.右主支气管与右中间干支气管部分切除、隆凸成形（图3-10-103～图3-10-105）

手术步骤：

（1）全身麻醉，左侧双腔管气管插管控制呼吸使右肺萎陷。经右胸后外侧切口，切开后纵隔胸膜，游离迷走神经并用7#丝线牵引，结扎切断奇静脉，游离气管下段、隆凸、左右主支气管并牵引，暴露位于右主支气管与右中间干支气管内侧壁肿瘤。

（2）切断肿瘤下方的右中间干支气管。

（3）切除肿瘤累及的右主支气管内侧壁肿瘤至隆凸，保留未受肿瘤累及的右主支气管外侧壁和右上叶支气管，移出标本。

（4）切断下肺韧带。

（5）将保留的右主支气管外侧壁和右上叶支气管开口修剪为弧形支气管断端。

（6）用3.0的prolene缝线行右中间干支气管远心端与弧形支气管断端对端连续吻合，重建隆凸。由于弧形支气管断端的口径是右中间干支气管的2倍左右，在吻合时先缝合两端支气管的后壁，然后缝合前壁，在缝合中要注意调整针距，弧形支气管断端针距应宽于右中间干支气管。吻合完毕打结前，应均匀收紧吻合口左右的prolene缝线，防止支气管膜部撕裂。

（7）用生理盐水检查吻合口有无漏气。

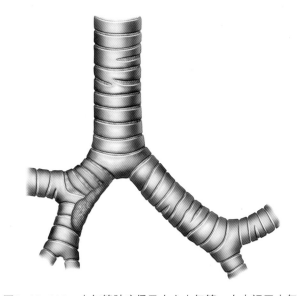

图3-10-103　支气管肿瘤侵及右主支气管、右中间干支气管内侧壁

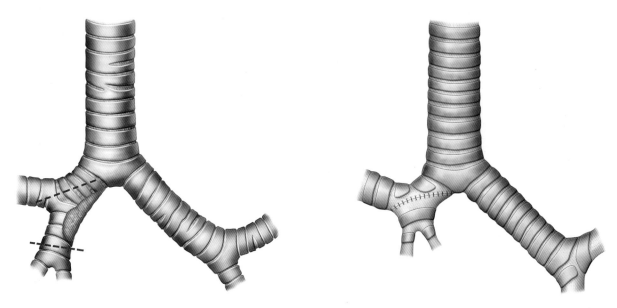

图3-10-104   右主支气管、右中间干支气管部分切除   图3-10-105   右中间干支气管与"弧形支气管断端"端端
吻合隆凸成形

典型病例9   （图3-10-106～图3-10-114）

　　经右胸后外侧切口右主支气管与右中间干支气管部分切除、隆凸成形。

　　男性，65岁，胸部平扫CT显示支气管肿瘤累及右主支气管、中间干支气管内侧壁，纤维支气管镜显示右主支
气管、中间干支气管内见结节样肿瘤，管腔狭窄。支气管镜活检病理报告：腺样囊性癌。行隆凸、右主支气管及右
中间干支气管部分切除、隆凸成形。

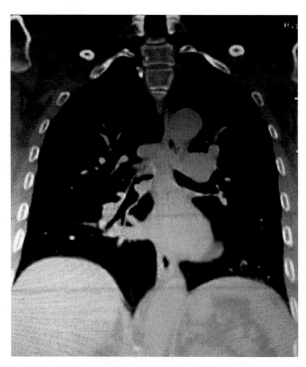

图3-10-106   胸部平扫CT冠状面显示支气管肿瘤累及右主支气管、中间干支气管内侧壁

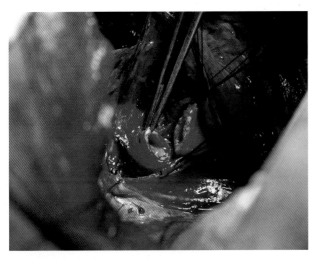

图3-10-107 切断肿瘤下极的右中间干支气管

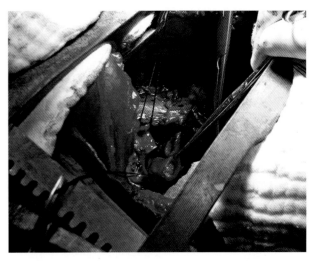

图3-10-108 弧形切除右主支气管和右上叶支气管

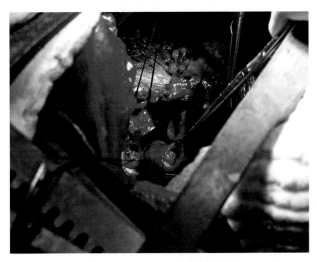

图3-10-109 手术中移出标本

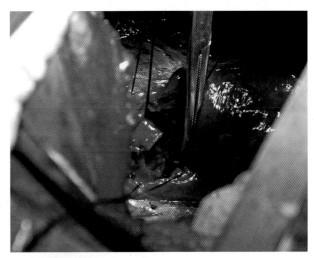

图3-10-110 右中间干支气管远心端与"弧形支气管断端"吻合（连续缝合）

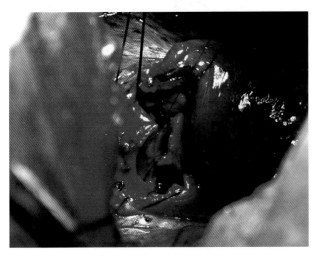

图3-10-111 吻合后壁

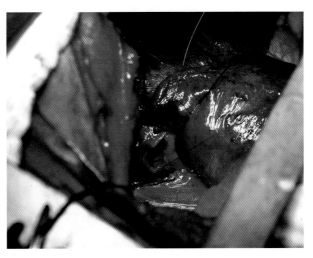

图3-10-112 收紧后壁吻合线

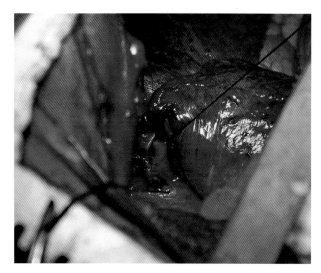

图3-10-113　吻合前壁

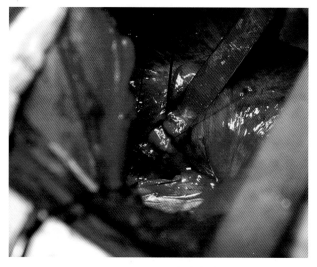

图3-10-114　吻合完成

4.右肺癌侵犯隆凸，右主支气管瓣反转成形（右位主动脉弓）（图3-10-115~图3-10-118）

右肺癌侵犯隆凸，在行右全肺切除时保留未受肿瘤侵犯的右主支气管内侧壁，修剪成舌状瓣向上反转覆盖气管隆凸的缺损，是一种不同于传统的袖状右全肺切除和气管支气管袖状切除的个性化术式。

手术步骤：

（1）经右胸后外侧切口，切开后纵隔胸膜，游离迷走神经并用7#丝线牵引，结扎切断奇静脉，游离气管下段、隆凸、左主支气管并牵引。肺血管的处理按全肺切除的技巧，切断、结扎右肺的动脉、静脉。

（2）在近隆凸病变的上方切开气管下段，将经口气管插管在直视下插入左主支气管并保持通气，使右肺萎陷。

（3）在近病变的下方切开右主支气管，保留未受肿瘤侵犯的右主支气管内侧壁，修剪成舌状瓣，再切除肿瘤累及的下段气管和右主支气管外侧壁及右全肺，移出标本。

（4）将修剪好的右主支气管舌状瓣向上翻转并覆盖气管缺损部，并用可吸收缝线将舌状瓣与气管隆凸缺损部间断缝合，缝合结束时，一起打结。缝合时需舌状瓣与气管隆凸缺损部对合平整，做到无张力缝合。

（5）回撤左主支气管中的气管插管至气管内。

（6）用生理盐水检查舌状瓣与气管隆凸缝合口缝有无漏气。

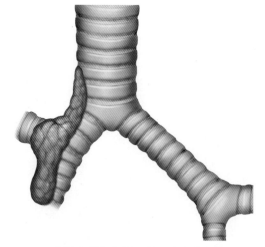

图3-10-115　右肺癌侵犯气管下段、右主支气管、右上叶
　　　　　　支气管、右中间干支气管

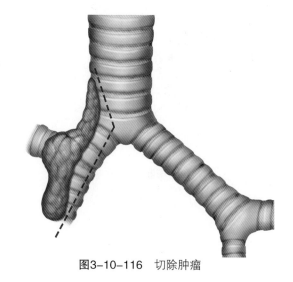

图3-10-116　切除肿瘤

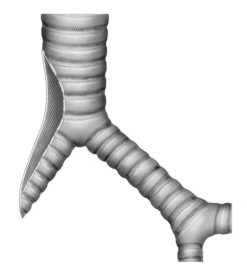

图3-10-117　保留正常的右主支气管内侧壁，修剪成舌状瓣

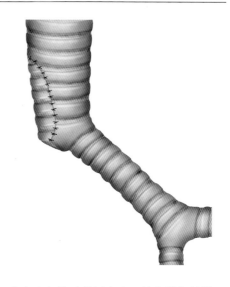

图3-10-118　右主支气管舌状瓣向上翻转修补气管缺损部，隆凸成形

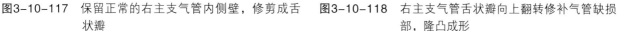

典型病例10　（图3-10-119～图3-10-125）

　　经右胸后外侧切口右全肺切除，右主支气管瓣反转翻转修补气管，隆凸成形。

　　男性，61岁，胸部增强CT横断面显示右肺癌侵犯气管下段隆凸（右位主动脉弓）。纤维支气管镜显示气管下段、右主支气管及中间干支气管内见菜花样新生物阻塞。支气管镜活检病理报告：腺鳞癌。行隆凸及右全肺切除，保留正常的右主支气管内侧壁形成"支气管瓣"，将右主支气管瓣向上翻转修补气管下段缺损，隆凸成形。术后病理报告：右上肺腺鳞癌。

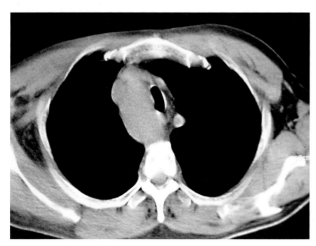

图3-10-119　胸部CT横断面显示右肺癌侵犯气管下段（右位主动脉弓）

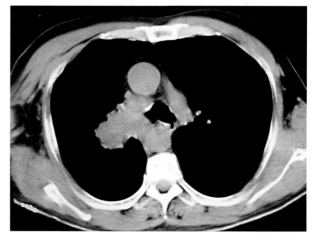

图3-10-120　胸部增强CT横断面显示右肺癌侵犯气管下段、右主支气管

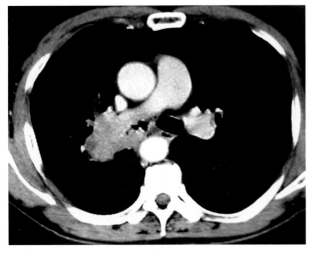

图3-10-121　胸部增强CT横断面显示右肺癌侵犯右肺动脉干

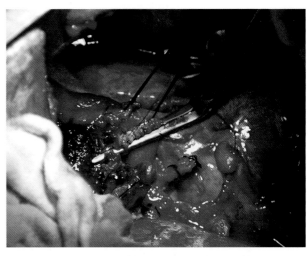

图3-10-122　心包内切断右肺动脉主干，缝合动脉干残端

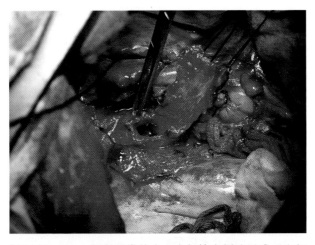

图3-10-123　保留正常的右主支气管内侧壁形成"支气管瓣"

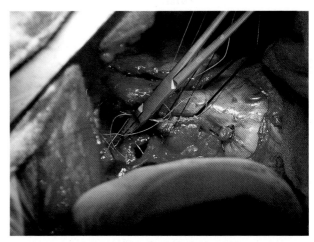

图3-10-124　将右主支气管瓣向上翻转修补气管下段缺损

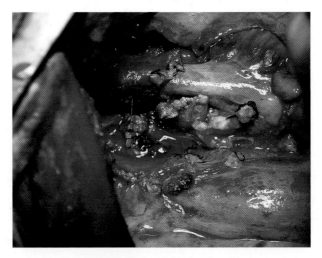

图3-10-125　清扫纵隔淋巴结

10.6　隆凸成形的手术要点

10.6.1　吻合口的缝合技术

气管、支气管吻合口两端的断面应在气管、支气管软骨环间韧带，断面应用刀切，使切面整齐，在气管、支气管端端吻合过程中为防止远端气管和肺组织的转位扭曲，在气管与支气管的膜部与环部的交界处定点，先缝好后壁三针后一起打结，结打在气管腔外。然后顺序缝合两侧壁，最后吻合靠近术者的前壁，预置缝线，统一打结。打结前应使颈部屈曲，打结时先结扎气管软骨部，后结扎气管膜部，在气管、支气管端侧吻合过程中应先预置全部缝线，最后统一打结。气管远、近断端的口径和形状通常有差异，传统的方法是将近端气管开口做一倒"V"形切除、缝合，缩小其周径，或将远端支气管开口剪成斜面，扩大其周径，前者缩小了气管口径，后者使支气管开口处有1~2个软骨环剪断而软化，两者均破坏了软骨环的完整性，均影响吻合口的愈合。笔者的体会是不要去改变任何一端，可以采用放射状缝合，气管的间距较宽（3mm），支气管的间距较窄（2mm），逐渐消除两者口径的差异，同时根据两端管口大小而调整针距，还可利用膜部的伸缩性进行调节。近年来对气管与支气管两者口径的横切面积相差2~3倍的病例，采用放射状缝合加套入式缝合法：间断缝合时分别穿过近远端各自一个软骨环，缝线打结后近端自然会套入远端，支气管套入气管1个软骨环。吻合完成后利用气管软骨环的支撑和弹力，将具有弹性的支气管口径均匀拉开，消除了两者口径的差异，防止了吻合口狭窄，效果很好。另外，气管吻合口和肺血管间应用带蒂的胸膜片或肋间肌瓣大网膜分隔包绕，防止术后发生致命性的气管血管瘘。

10.6.2　吻合口的张力

在隆凸切除重建中，降低吻合口的张力是成功的关键，甚至大于血液供应的影响。减低吻合口张力的常用方法：①将环绕肺门的心包完全切开，可将肺门上提达2~3cm；②分离气管前方间隙，增加气管移动度；③颈部屈曲。上述三种方法均可减低吻合时的张力，但颈部屈曲最简单、可靠，可使气管下移进入纵隔，在气道断端拉拢打结前一定先使颈部屈曲。手术完成后下颌胸壁靠拢缝合，保持颈部屈曲，防止术后吻合口张力过大，缝线在术后第14日拆除。在气管切除范围方面，既不能追求

吻合容易而切除长度过短，造成切端癌残留；也不能追求根治性切除，使切除长度过长，造成吻合口张力过大、愈合困难。笔者通常的做法是先切开气管，在直视下明确肿瘤的部位和范围，并综合考虑肿瘤分期、淋巴结转移、心肺功能的情况决定切除范围和术式。对切断的气管和支气管切端必须做冰冻切片检查，如残端阳性，应在保证吻合口张力不大的前提下再切，尽量争取达到完全性切除，但对于受气管、支气管切除长度限制的切端癌残留者，可局部以银夹标记，术后加以辅助治疗。

10.6.3　吻合口血液供应与纵隔淋巴结清扫

支气管有双重血液系统提供，肺动脉和支气管动脉间在支气管黏膜下存在广泛的吻合网，临床证明结扎支气管动脉不会引起气管、支气管及肺组织损伤，自体肺移植、同种异体肺移植等临床证明，切断支气管动脉的离体肺再植不会引起吻合口组织坏死软化。在临床上气管或支气管切缘游离不超过1.5cm是安全的，对肺癌侵犯隆凸者，可常规清扫纵隔淋巴结。当吻合口有明显技术缺陷时，可用大网膜包绕吻合口促进吻合口血管再生，减少吻合口瘘的发生率。

10.7　术后并发症

与颈段气管肿瘤相似，吻合口瘘及其继发性肺通气功能障碍、呼吸功能衰竭也是下段气管肿瘤合并隆凸成形术术后最严重的并发症。下段气管肿瘤合并隆凸成形并发吻合口瘘的主要原因包括：手术创伤大，手术范围较广，破坏了气管的血液供应，易引起吻合部位组织坏死；吻合张力大，吻合口对合不佳等。从笔者的经验并综合国内外文献来看，此类手术在术前应精心设计隆凸重建方式，尽可能减少吻合口张力，术中注意保护吻合口的血供，改进吻合方式，并注意在吻合完毕后选择合适的自体组织（如心包、肌瓣、大网膜等）包裹吻合口，可能会明显降低吻合口瘘的发生率，大大提高手术的安全性。

下段气管肿瘤合并隆凸成形术的远期术后并发症则主要为吻合口狭窄，以及由于吻合口狭窄所致的反复肺部感染、慢性呼吸衰竭等。

另外还有一些少见的术后并发症报道，如胸内出血、消化道出血、急性左心衰合并肺水肿、喉返神经麻痹、切口感染、乳糜胸等。

10.8 治疗效果

近年因麻醉技术与气管隆凸外科手术技术日渐成熟，隆凸重建术病死率由过去的23%下降至12%，并发症发生率和病死率大大降低，手术切除是治疗气管隆凸肿瘤最有效的方法。隆凸重建应以安全性为主，同时兼顾根治性。术前设计合理的手术方式、精细的重建技术，是降低手术并发症发生率，提高术后生存率的关键。

第四篇

疑难肺部肿瘤的外科治疗

第11章 肺癌的无血化切除平台

11.1 概述

非小细胞肺癌（non-small cell lung cancer, NSCLC）累及左或右肺动脉干属于局部晚期肺癌。因肺动脉受癌组织侵犯而行全肺切除术的患者占近50%。在20世纪，50、60年代通常采用一侧全肺切除，但全肺切除手术死亡率较高，并会造成较大的肺功能损失，其手术适应证受到严格掌控。1967年，Wurning（美国）描述了在单纯肺动脉阻断的状态下进行肺动脉切线切除，并于1968年报道了采用同样阻断方法进行肺动脉袖状切除。1971年，Pichlmaier报道了支气管肺动脉联合袖状切除获得成功，单纯肺动脉阻断术作为无血切肺的最基本技术，扩大了肺癌手术的适应证，降低了全肺切除率和单纯剖胸探查率。此后相当长的一段时间内，肺癌外科治疗方式未发生大的变化。从20世纪80年代中期以来，国内外肺癌学者将心血管外科和肺移植技术应用于肺癌外科中，创新了多种无血切肺的新技术如自体肺移植术、单侧肺循环阻断等。笔者将自体肺移植术、单侧肺循环阻断术与单纯肺动脉阻断术有机结合，构建了临床实用性很强的无血肺切除平台，该平台根据肺癌侵犯心脏大血管的范围应用不同术式，克服了传统的局部晚期肺癌外科手术步骤繁琐、手术视野差、术中失血量多等缺点。对部分肺癌侵犯心脏大血管的患者施行完全性肺切除合并受侵的心脏大血管切除，突破传统的手术禁区，使相当一部分过去被认为毫无治愈希望的患者术后获得长期生存。

11.2 单纯肺动脉阻断术

11.2.1 手术适应证

（1）经临床检查，如胸部CT、腹部CT、头颅MRI扫描、纤维支气管镜、全身同位素骨扫描检查，有条件者加做PET/CT，确定肿瘤TNM分期为ⅢA及部分T_4N_{0-1}的ⅢB期。

（2）全身一般状况良好，器官功能可以耐受拟定的手术。

（3）非小细胞肺癌。

（4）肺癌及受肺癌侵犯的器官能达到根治性切除者。

11.2.2 手术方法（图4-11-1）

（1）在心包内或心包外解剖游离左或右肺动脉干，在肺裂解剖游离出下叶或中间段肺动脉干，分别用无创伤阻断钳阻断。

（2）肿瘤侵犯肺动脉周径小于1/3者，可行肺动脉线性切除术，可在肺动脉主干上线性切除肿瘤侵犯部分的肺动脉，用5-0或4-0 Prolene线连续缝合肺动脉上的切口；对超过1/3以上者，行肺动脉袖状切除术，距肿瘤边缘0.5cm处切除受累的肺动脉。在行楔形或袖状切除前肺动脉切缘需经快速病理检查无癌残留。肺动脉吻合前，要充分游离肺动脉，使肺动脉两端无张力（左侧肺动脉袖状切除可切开心包并切断动脉导管韧带，增加肺动脉的长度），同时用肝素生理盐水（1支肝素加入100ml生理盐水中）冲洗肺动脉干近、远端血管腔。吻合时，应使血管切缘保持平整，用5-0或4-0无创伤血管缝合线连续缝合。笔者认为单纯肺动脉袖状切除长度一般不超过3cm，避免吻合口张力过大撕裂。如需要切除肺动脉更长，应行支气管、肺动脉双袖状切除。

（3）在完成缝合或吻合打结前，先开放远端肺动脉阻断钳，利用肺静脉回血排除血管腔内的空气，最后开放近端肺动脉阻断钳。如肺动脉吻合口处针孔渗血，可用纱布压迫，稍后可自行止血，若渗血较多应加针缝合。

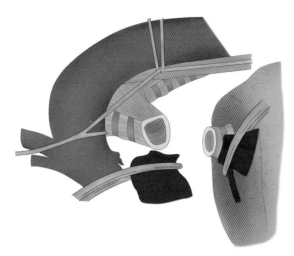

图4-11-1   左上肺支气管、肺动脉双袖状切

（4）行肺动脉袖状切除术肺动脉解剖困难者，可先处理肺静脉和气管，最后处理肺动脉。

（5）肺动脉阻断的安全时限：经试验研究和临床研究，肺动脉阻断的安全时限为60min。

（6）术后抗凝：术后一般无须抗凝治疗。

11.2.3   术后并发症

1.术后肺部感染、肺不张   由于中心型肺癌经常同时侵犯支气管和肺动脉，术中通常行支气管、肺动脉双袖状切除，术后易发生术侧肺部感染、肺不张，在鼓励患者主动咳嗽和协助咳嗽排痰的同时，还应采用化痰药物超声雾化吸入治疗。对部分严重的肺部感染、肺不张的患者，在加强抗生素治疗基础上应用纤维支气管镜吸痰，通常可治愈。

2.支气管血管瘘

在切除肺动脉超过3cm以上时，通常应行支气管、肺动脉双袖状切除。术后如发生支气管吻合口瘘，脓液可腐蚀肺动脉吻合口，发生致命性大出血，这是肺动脉阻断术后最严重的并发症。支气管吻合口瘘的发生往往是支气管吻合口张力过大和血液供应差引起。当支气管吻合有张力时，应切断下肺韧带并切开环绕肺门的心包，使吻合口无张力。游离远、近支气管残端不宜过长，一般不超过1cm，避免过多的损伤支气管残端的血液供应，影响残端的愈合。支气管血管瘘的最重要的预防措施是在支气管吻合后用带蒂肋间肌瓣或心包瓣包绕吻合口，既增加了吻合口血液供应，又可预防吻合瘘，更重要的是将支气管和肺动脉的吻合口隔离开，可防止因支气管胸膜瘘而诱发的肺动脉大出血。

术后发生支气管胸膜瘘，可用纤维支气管检查，如瘘口小且迂曲者，可采用保守治疗，如瘘口较大且与胸腔直接通连者，应尽快进行二次手术，切勿观察时间太长导致患者器官功能衰竭。丧失手术时机。

11.2.4   手术疗效

实施单纯肺动脉阻断术的肺动脉成形肺叶切除术，无论是疗效还是术后生活质量均优于全肺切除术，影响术后生存的最重要因素是有无纵隔淋巴结转移。

经右胸后外侧切口右上肺支气管、肺动脉双袖状切除，单纯肺动脉阻断术。

男性，70岁，胸部增强CT横断面显示：右上肺癌侵犯右肺动脉与右上叶支气管。纤维支气管镜显示：右上肺叶支气管开口内见菜花样新生物阻塞，支气管镜活检病理报告：鳞癌。手术行经右胸后外侧切口，单纯肺动脉阻断后行右上肺支气管、肺动脉双袖状切除。术后病理报告：右上肺鳞癌。

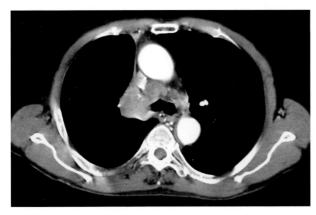

图4-11-2　胸部增强CT横断面显示右肺癌侵犯右肺动脉与
　　　　　右上叶支气管（1）

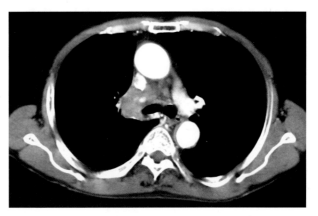

图4-11-3　胸部增强CT横断面显示右肺癌侵犯右肺动脉
　　　　　与右上叶支气管（2）

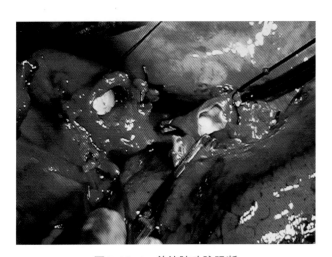

图4-11-4　单纯肺动脉阻断

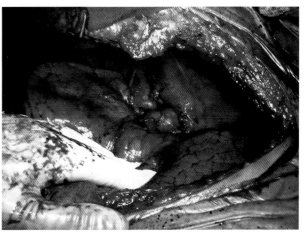

图4-11-5　右肺动脉主干与右肺基底干动脉吻合

11.3　自体肺移植术

Ⅲ期中心型肺癌由于手术危险性大，是肺癌外科治疗的一个难点。目前在许多医院对这类患者采用非手术疗法，疗效极差。近年来，随着双袖状肺叶切除术在临床上的应用，使得部分Ⅲ期中心型肺癌患者在彻底切除肿瘤的同时又能保留有功能的健康肺组织，取得了较好的疗效。该手术已

成为治疗Ⅲ期中心型肺癌的理想式之一。但在肿瘤侵犯肺动脉或支气管范围较广时，需切除较长的肺动脉或支气管，由于下肺静脉的牵扯，支气管或肺动脉的两断端不能并拢而无法完成吻合。因此，采用在心包内将下肺静脉切断，将其移植于上肺静脉残端，再行支气管、肺动脉双袖肺叶切除术，形成自体肺移植治疗Ⅲ期中心型肺癌的新术式（图4-11-6~图4-11-8）。

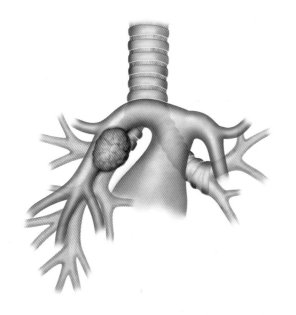

图4-11-6　右上肺癌侵犯右肺动脉干

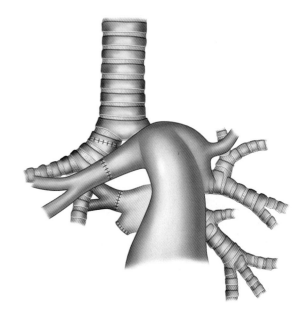

图4-11-8　将右下肺静脉移植到右上肺静脉残端并完成双袖切除

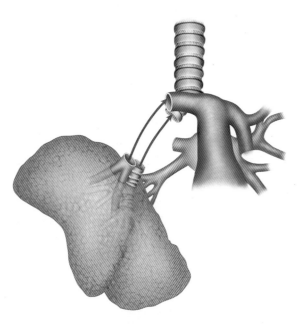

图4-11-7　切除部分右肺动脉及支气管

11.3.1　手术适应证

（1）经临床检查，胸部CT、腹部CT、头颅MRI扫描、纤维支气管镜、全身同位素骨扫描检查（有条件者加做PET/CT），确定cTNM分期为ⅢA及部分$T_4N_{0\sim1}$的ⅢB期。

（2）全身一般状况良好，器官功能可以耐受拟定的手术。

（3）非小细胞肺癌。

（4）肿瘤累及肺动脉或主支气管长度过长，因下肺静脉牵拉，不能完成双袖状肺叶切除术者。

（5）保留的肺叶内无转移灶，吸气状态下的再植肺叶应该能充填胸腔的1/3以上。

11.3.2　手术方法

1.切口与探查　后外侧切口第5肋间常规开胸。进胸后首先探查肿瘤及转移淋巴结情况。切开心包充分暴露肺动脉干根部及上、下肺静脉。如发现肿瘤累及肺动脉或主支气管长度过长，由于下肺静脉牵拉，肺动脉和支气管两断端并拢张力大，不能完成双袖状肺叶切除术，且上肺静脉、下肺静脉均未见肿瘤侵犯，可行自体肺移植术。

2.移植前准备　首先在心包内将肺动脉，上、下肺静脉解剖出；打开斜裂或水平裂，解剖出肺动脉基底干，用无损伤阻断钳阻断远近心端肺动脉干和一侧左心房的血流，其次切断上肺静脉（尽可能地保留上肺静脉更长）、下肺静脉（包括部分左心房），连续缝合封闭下肺静脉残端，在心包内切断近心端肺动脉干，在下叶各段分支上方切断远心端肺动脉；在下叶支气管开口处切断支气管，在近隆凸处切断主支气管，肺上叶、下叶肺离体。支气管和肺动脉切缘常规进行术中快速冰冻切片检查确保无肿瘤残留，将离体下叶肺置于常温（18℃）肝素溶液中（12 500U/500ml生理盐水）检查下叶肺有无可疑转移淋巴结，并从下肺静脉给予肝素溶液（12 500U/500ml生理盐水，20℃）逆行灌注下叶肺，直至流出液变清亮为止。同时，根据体重静脉给予1mg/kg进行全身肝素化，将离体的下肺叶重置胸腔内。

3.吻合的步骤 第1步将下肺静脉吻合于上肺静脉残端，4-0 Prolene线连续外翻缝合，开放阻断钳，左心房血液逆流涌入肺静脉，第2步行支气管吻合，以3-0 VICRYL可吸收缝线做间断全层缝合。第3步行肺动脉吻合，4-0或5-0 Prolene线连续外翻一层缝合。仔细检查血管吻合口有无渗血及支气管吻合口有无漏气。

4.自体肺移植手术的要点

（1）处理肺动脉：切除受侵犯肺动脉采用先分离后阻断的方法。由于血管在充盈状态下易于分离，故在受侵肺动脉切除时应先锐性分离受侵部位的近端和远端正常肺动脉，观察受侵情况，然后阻断。防止肺动脉内血栓形成是手术成功的关键。通常做法是在阻断肺动脉前，向肺动脉内注射肝素溶液（12 500U/250ml生理盐水）；在血管对端吻合时采用4-0或5-0 Prolene线全层外翻缝合，这样可使血管内膜对合完全，吻合口不狭窄、不易形成血栓。

（2）处理肺静脉：首先在切断上肺静脉时，尽可能地保留上肺静脉更长、在切断下肺静脉时应包括部分左心房，这样肺静脉可延长3～4cm，同时消除了下肺静脉成角。其次肺静脉壁薄吻合时动作要轻柔，以免血管撕裂，亦应用4-0 Prolene线全层外翻缝合，避免形成血栓。同时要注意肺静脉吻合口不能扭曲。肺静脉吻合时扭曲是形成肺静脉血栓的主要原因。

（3）缩短下肺完全缺血时间：切断下肺静脉，下肺离体后，用心耳钳和艾利斯钳夹住下肺静脉左心房残端先不缝合。立即将离体的下肺叶重置胸腔内依次吻合静脉、肺动脉、支气管，最后连续缝合封闭下肺静脉左心房残端。这样能大大缩短下叶肺离体时间和尽快恢复肺循环。

（4）处理支气管：支气管吻合亦是移植成功的关键。有报道4例自体肺移植中的2例失败者均与支气管胸膜瘘有关。笔者认为在检查支气管吻合口无漏气后，应用带蒂肋间肌瓣或胸肌瓣环绕支气管吻合处，既可建立吻合口远端支气管的血液供应，又可使支气管与肺动脉吻合口隔开。采用"望远镜"支气管吻合法亦可避免支气管胸膜瘘。

（5）抗凝治疗：移植肺静脉术中必须给肝素抗凝，在直接向肺动脉注射肝素溶液的同时，需从外周静脉注射肝素溶液。术中在吻合肺血管时，应用肝素溶液冲洗吻合口。术后须用肝素或低分子肝素7日，避免肺静脉栓塞造成的手术失败。7日以后用华法林或肠溶阿司匹林口服半月，无须终生抗凝。

（6）离体肺叶保存的要点：自体肺移植术中的重植肺保存要求较同种异体肺移植对供肺保存要求低，一般在常温（18～20℃）下用肝素溶液（12 500U/250ml生理盐水）浸泡离体肺，并从下肺静脉予肝素溶液（125 00U/500ml生理盐水，20℃）逆行灌注下叶肺，可防止微血栓形成聚积于血管系统中。

11.3.3 手术并发症

1.肺静脉血栓 形成肺静脉血栓的主要原因是肺静脉吻合口扭曲成角，术中在肺静脉吻合时应特别注意。另外，术中应用4-0或5-0 Prolene线全层外翻缝合，避免形成血栓。

2.支气管吻合口瘘 自体肺移植支气管吻合口瘘的发生通常与移植肺离体时间有关，移植肺离体时间越长，支气管的血液供应越差，支气管吻合口瘘概率越高。故在术中一定要尽可能缩短移植肺离体时间。应用带蒂肋间肌瓣或心包瓣包绕支气管吻合口，既可建立吻合口远端支气管的血液供应，又将支气管与肺动脉吻合口隔开，一举两得。

3.肺缺血再灌注损伤 自体肺移植重植的下叶肺组织发生的缺血再灌注损伤改变较肺动脉阻断重，光镜下表现为肺泡和间质较多散在出血，大部分肺泡形态及结构尚可，部分肺泡呈不规则形，少量肺泡腔消失，肺泡内见红细胞及淡红色均一渗出物，肺泡隔水肿增厚，肺间质内有炎性细胞浸润。电镜下表现为细胞核结构基本正常，胞浆有部分空泡化，线粒体有肿胀，包膜完整，嵴排列紊乱但融解较少，嗜锇小体数目减少，但无明显排空。动物实验表明：应用常温肝素灌注移植肺能明显减轻移植肺的缺血再灌注损伤。肺离体时间越短，移植肺的缺血再灌注损伤越轻。激素能减轻移植肺的缺血再灌注损伤。

11.3.4 手术疗效

自体肺移植无论是疗效还是术后生活质量均优于全肺切除术，笔者实施的8例自体肺移植，术后5年生存率为37.5%，首例患者已健康存活17年。

对于伴有心肺功能不全，不能耐受全肺切除术的上叶（或上中叶）Ⅲ期中心型肺癌患者，自体肺移植术是一种可供选择的、能保留健康肺组织的肺癌根治术式。

经左胸后外侧切口心包内左上肺癌切除，自体肺移植术。

男性，61岁，胸部增强CT显示左上肺癌侵犯左肺动脉干及左上叶支气管。纤维支气管镜显示左主支气管和上肺叶支气管开口见菜花样新生物阻塞。支气管镜活检病理报告：低分化癌。手术行经左胸后外侧切口，经心包内行左上肺癌切除，将下肺静脉切断，将其移植于上肺静脉残端，再行支气管、肺动脉双袖状肺叶切除术，将左下肺移植到左上肺位置，形成自体肺移植。术后病理报告：左上肺小细胞肺癌。

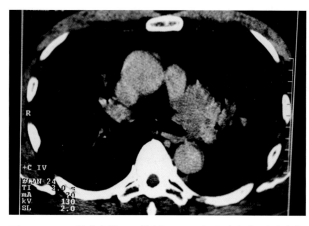

图4-11-9　胸部平扫CT横断面显示左上肺中心型肺癌侵犯左肺动脉干

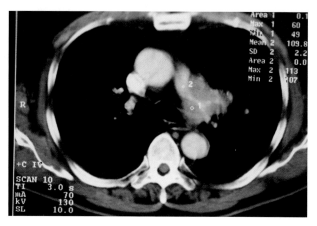

图4-11-10　胸部增强CT横断面显示左上肺中心型肺癌侵犯左肺动脉干

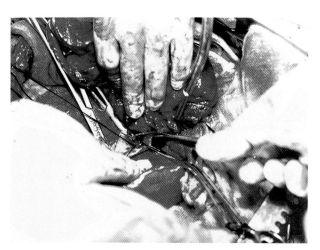

图4-11-11　阻断左肺动脉主干与基底干动脉并切断

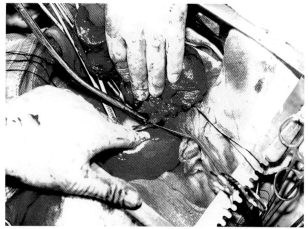

图4-11-12　切除左上肺，行左肺动脉主干与基底干动脉端端吻合

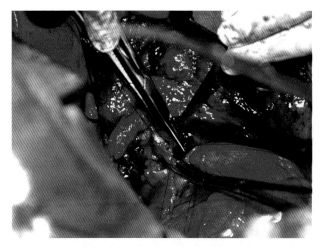

图4-11-13 左下肺静脉与左上肺静脉残端吻合

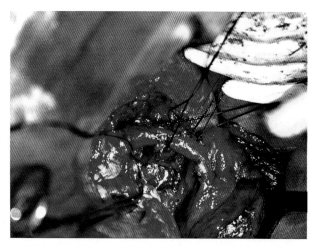

图4-11-14 左主支气管与左下叶支气管端端吻合

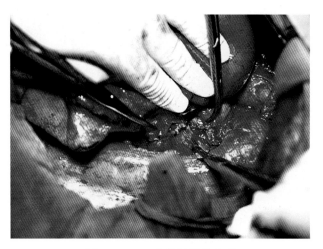

图4-11-15 自体肺移植完成

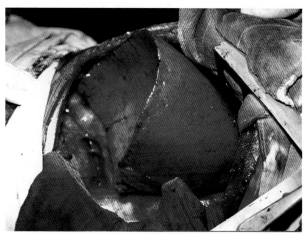

图4-11-16 移植的左下肺复张

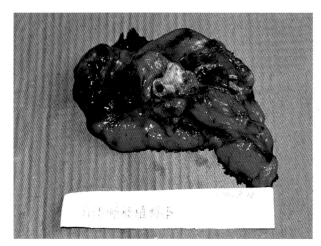

图4-11-17 自体肺移植标本（肿瘤侵犯左肺动脉干与左主支气管）

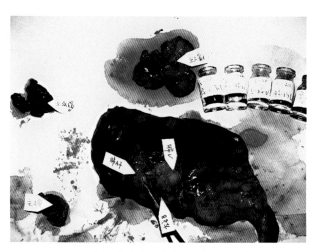

图4-11-18 自体肺移植标本与纵隔、肺门淋巴结标本

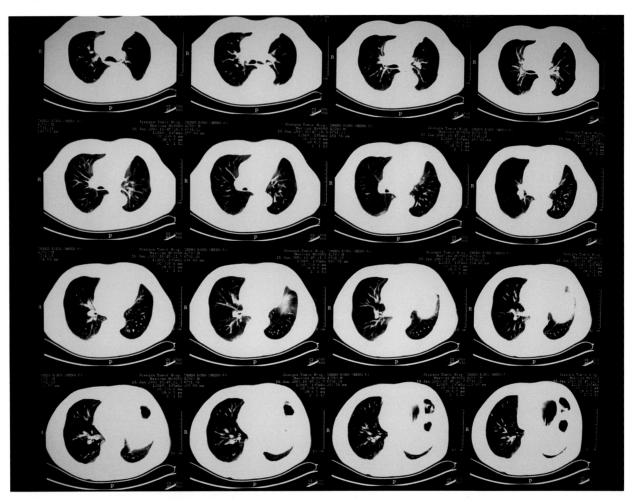

图4-11-19   自体肺移植术后3年，胸部CT横断面显示左肺扩张良好

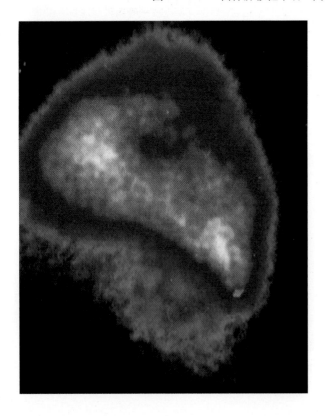

图4-11-20   自体肺移植术后3年，放射核素检查显示功能
良好

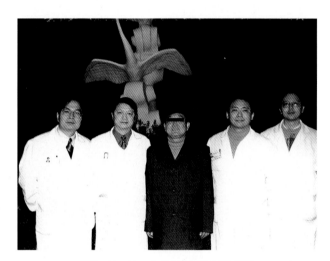

图4-11-21 自体肺移植术后15日

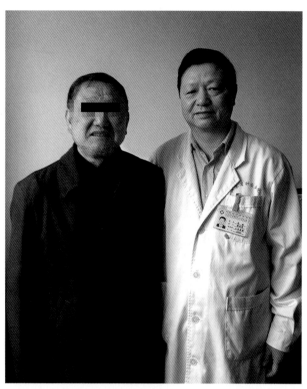

图4-11-22 自体肺移植术后17年

典型病例3（图4-11-23～图4-11-31）

经左胸后外侧切口心包内左上肺癌切除，自体肺移植术。

女性，57岁，胸部增强CT横断面显示左上肺癌侵犯左肺动脉干与左主支气管。纤维支气管镜显示左主支气管内见黏膜肿胀，表面凹凸不平，菜花样新生物阻塞，支气管镜活检病理报告：低分化癌。手术经左胸后外侧切口，经心包内行左上肺癌切除，将下肺静脉切断，将其移植于上肺静脉残端，再行支气管、肺动脉双袖状肺叶切除术，将左下肺移植到左上肺位置，形成自体肺移植。术后病理报告：左上肺小细胞肺癌。

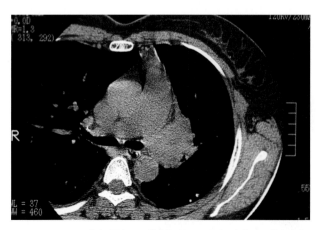

图4-11-23 胸部平扫CT横断面显示左上肺中心型肺癌侵犯左肺动脉干与左主支气管

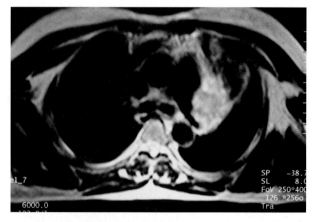

图4-11-24 胸部MRI T₁加权像显示左中心型肺癌侵犯左肺动脉干

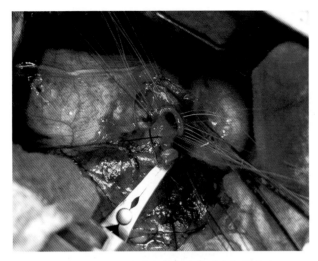

图4-11-25　左主支气管与左下叶支气管吻合

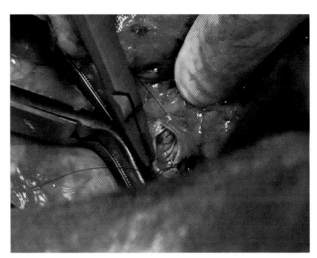

图4-11-26　左下肺静脉与左上肺静脉残端吻合

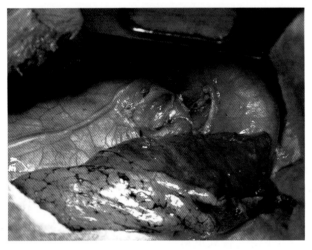

图4-11-27　左肺动脉主干与基底干动脉端端吻合

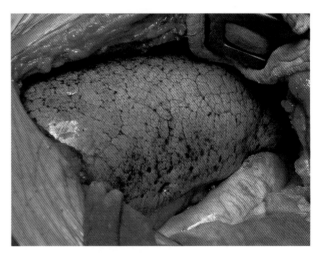

图4-11-28　自体肺移植术中肺静脉、肺动脉、支气管吻合完毕后左下肺复张

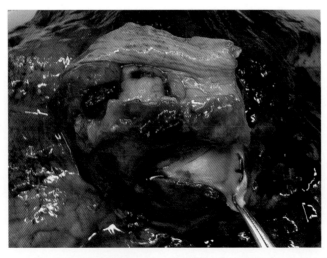

图4-11-29　自体肺移植手术标本，肿瘤侵犯左肺动脉干与左主支气管

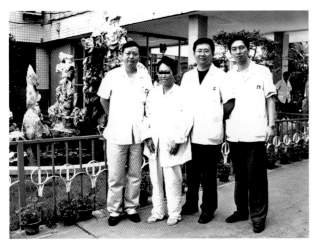

图4-11-30　术后15日

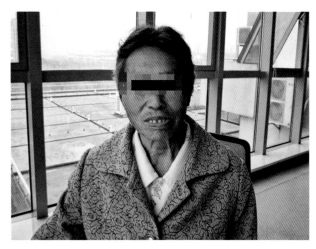

图4-11-31　术后20年

11.4　单侧肺循环阻断术

11.4.1　概述

单侧肺循环阻断术是在中心型肺癌术中同期阻断患侧肺动、静脉，预防因肺动脉受损发生的动脉性出血和左心房血液逆流倒灌引起的静脉性出血，由笔者在21世纪初首创，是局部晚期非小细胞肺癌外科治疗的创新术式（图4-11-32）。它结合了单侧肺动脉阻断术的创伤小、自体肺移植术的真正无血操作等优点，同时具有操作简单、操作空间大、术野清晰、手术安全、实用性强等特点，是无血切肺平台的核心技术。

单侧肺循环阻断术防止患侧肺动脉出血和左心房血液逆行倒灌出血，其概念来源于同种异体肺移植和自体肺移植的供肺静脉逆行灌注。当肺离体后，立即将肺保护液分别从上、下肺静脉逆行灌入肺，即刻可见肺保护液从肺动脉断端流出；这提示肺毛细血管网为双向性。在解剖上，肺静脉内、肺静脉与左心房之间均无静脉瓣，使肺静脉血液双向流动成为可能；在生理上，正常时肺动脉的平均压为13mmHg，大大高于左心房的平均压4mmHg，肺动脉血液顺向通过毛细血管网→肺静脉→左心房，

但当肺动脉近心端阻断，肺动脉远心端的压力为0mmHg，由于压力差，左心房血液可逆向从肺静脉→毛细血管网→肺动脉远心端流出：这与肺癌外科临床实践中经常遇到单纯阻断肺动脉近心端后，仍可见不断有鲜红色的血液从肺动脉远心端流出的现象相符。我们在术中检测肺动脉远心端返流血的PO_2为512～568mmHg、PCO_2为35～44mmHg，动物实验中也得出类似的数据，这提示了肺动脉远心端的返流血液系来源于左心房经过氧和的血液，更充分证实了肺毛细血管网为双向性。

肺是具有双重血液循环供给的器官，支气管循环系统的主要功能是供应支气管和肺的营养，肺循环系统的主要功能是直接参与气体交换，两系统存在着多种形式动脉、静脉交通支，当肺循环被阻断时，肺组织局部缺血，支气管循环系统与肺循环之间的交通支将大量开放，把支气管动脉内的富氧血立即运送到缺血的肺组织。

近年来较多肺缺血再灌注损伤的研究结果认为，肺组织对缺血以及再灌注损伤有较强的耐受能力，临床上成功进行的同种异体肺移植、自体肺移植以及中心型肺癌治疗中的常用的肺动脉阻断术也支持上述观点。

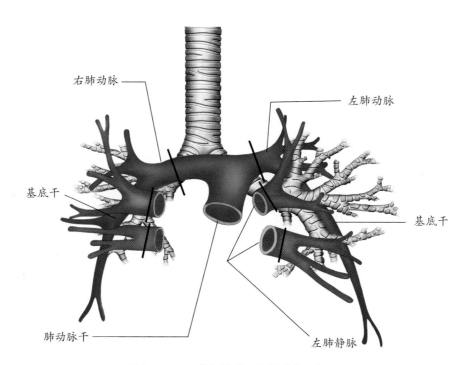

右肺动脉　　　　　　　　　　　左肺动脉

基底干

肺动脉干　　　　　　　　　　基底干

左肺静脉

图4-11-32　单侧肺循环阻断手术示意图

11.4.2　手术适应证

（1）ⅢA及部分$T_4N_{0~1}$ⅢB期的非小细胞肺癌。

（2）全身一般状况良好，脏器功能可以耐受拟定的手术。

（3）肿瘤累及肺动脉长度过长，肺动脉远心端无可阻断的空间。

（4）复杂肺动脉吻合或肺动脉成形。

（5）术中肺血管大出血止血。

11.4.3　手术方法

手术采用后外侧切口入路，开胸后首先探查肺癌、转移淋巴结与肺血管的关系，如果肺动脉受侵，切开心包游离出患侧肺动脉干和上、下肺静脉，放置无创伤血管阻断钳同期将患侧肺动脉干和上、下肺静脉阻断，防止肺动脉和左心房血液逆行倒灌出血。在患侧肺循环无血状态下切除病肺和受肺癌侵犯的肺血管，用5-0 prolene线吻合肺动脉或缝合肺动脉上的缺损（图4-11-33），同时用肝素溶液（6250U/100ml生理盐水）冲洗肺动脉吻合口。完成肺动脉吻合后，先开放患侧余肺的肺静脉阻断钳，利用左心房血液逆流入肺动脉远心端排气，再结扎prolene线，开放肺动脉干阻断钳，恢复患侧余肺循环。

肺循环阻断术需注意：目前我们临床和动物实验单侧肺循环阻断的安全时限为60min；单侧肺循环阻断前应常规静脉注射肝素6250U，防止肺血栓形成；肺血管阻断时应用无损伤血管阻断钳，避免损伤血管内膜；肺静脉受肿瘤浸润时应用心耳钳在左心房上阻断；患侧肺循环阻断时先阻断肺动脉，再阻断肺静脉，开放时顺序相反。

11.4.4　术后并发症

（1）单侧肺循环阻断术术后并发症通常为因排痰无力出现的阻塞性肺不张和心律失常，通过对症处理后可治愈。

（2）在一定时限下（60min），单侧肺循环阻断的余肺组织发生的缺血再灌注损伤较自体肺移植轻，与单纯肺动脉阻断的相似。光学显微镜下均表现为肺泡和间质散在出血，肺间质和肺泡腔内有水肿液，肺血管内粒细胞聚集；电子显微镜下均表现为部分肺泡塌陷，上皮细胞部分脱落，细胞器结构不清，线粒体变形、嵴减少，毛细血管内皮细胞肿胀、增生，血管充血，炎细胞浸润，间质水肿，成纤维细胞增生，胶原束沉积。这提示在一定时间内阻断单侧肺循环（目前动物实验为60min）和单纯肺动脉阻断一样，不会造成肺组织不可逆的损害，这个结果也与临床表现相符。

11.4.5　手术疗效

单侧肺循环阻断术与外科广泛应用的单纯肺动脉阻断术相比，具有以下优点：

（1）肺静脉阻断防止了逆流的静脉性出血，

患侧肺处于无血状态，术野清晰。

（2）无须阻断肺动脉远心端，扩大了操作的空间。

（3）手术步骤简化。

（4）手术时间缩短。

（5）易于推广应用，实用性强。

单侧肺循环阻断术与自体肺移植术相比较，具有以下优点：

（1）创伤大大减小。

（2）手术步骤显著简化。

（3）手术时间缩短。

（4）手术安全性高。

（5）易于推广应用，实用性强。

在局部晚期肺癌手术中应用单侧肺循环短暂阻断术，为部分心肺功能差，不能耐受全肺切除的患者，提供了外科手术治疗机会，扩大了手术适应证。关于患侧肺循环阻断的生理、病理变化、阻断的最大安全时限、肺再灌注而引起缺血再灌注损伤病理、生理变化还在进一步研究中。

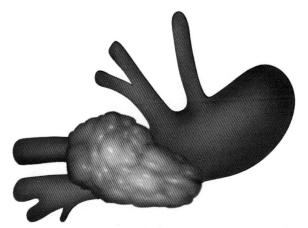

A　右下肺癌侵犯肺动脉基底干

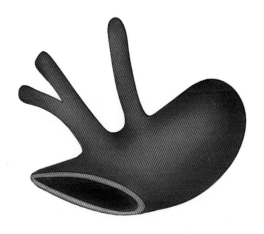

B　将右肺动脉干断面修剪为舌状瓣，保留舌段动脉和后段动脉

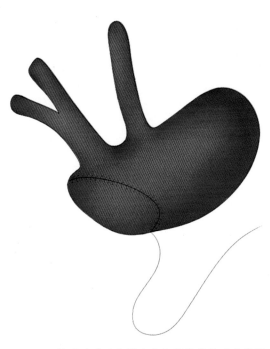

C　将肺动脉舌状瓣向上翻转修补肺动脉缺损

图4-11-33　肺动脉舌状瓣翻转修补缺损

典型病例4　（图4-11-34~图4-11-38）

　　单侧肺循环阻断下右下肺叶切除与右肺动脉成形术。

　　男性，78岁，胸部增强CT横断面显示右下肺癌侵犯右肺动脉干。纤维支气管镜显示右下肺叶支气管管壁浸润样改变致支气管狭窄。支气管镜活检病理报告：分化较差的癌。手术行经右胸后外侧切口，行右下肺叶切除，将右肺动脉干与右上肺静脉阻断，在右上肺血液循环阻断后行肺动脉成形术。术后病理报告：右下肺小细胞肺癌。

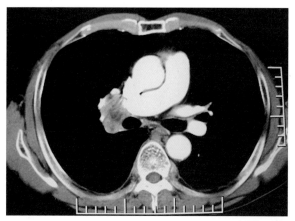

图4-11-34　胸部增强CT横断面显示右中心型肺癌侵犯右肺动脉

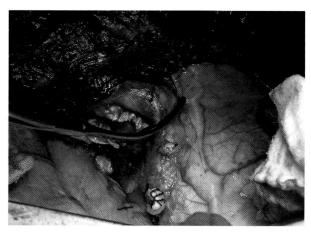

图4-11-35　单侧肺循环阻断后行不规则肺动脉成形（1）

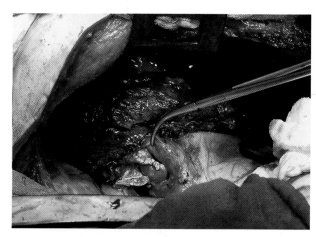

图4-11-36　单侧肺循环阻断后行不规则肺动脉成形（2）

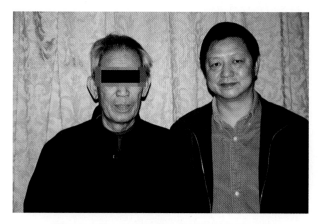

图4-11-37　首例单侧肺循环阻断术后10日

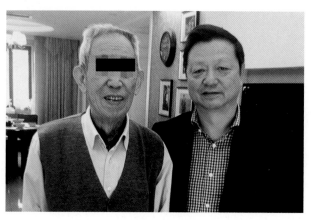

图4-11-38　首例单侧肺循环阻断术后12年

典型病例5 （图4-11-39～图4-11-46）

　　单侧肺循环阻断下左上肺支气管、肺动脉双袖状切除。

　　男性，73岁，胸部增强CT横断面显示左上肺癌侵犯左肺动脉干与左上肺支气管。纤维支气管镜显示左上肺叶支气管开口有菜花样新生物致支气管狭窄。支气管镜活检病理报告：鳞癌。手术行经左胸后外侧切口，行左侧肺循环阻断，左上肺支气管、肺动脉双袖状切除。术后病理报告：左上肺鳞癌。

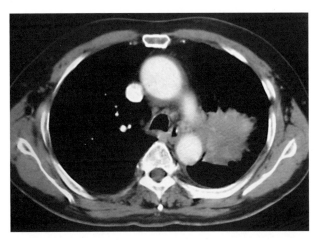

图4-11-39　胸部增强CT横断面显示左中心型肺癌侵犯左肺动脉干

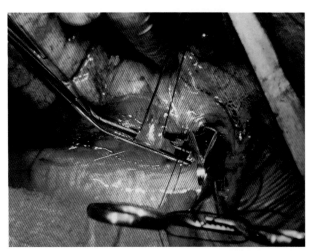

图4-11-40　阻断左肺动脉、左肺静脉

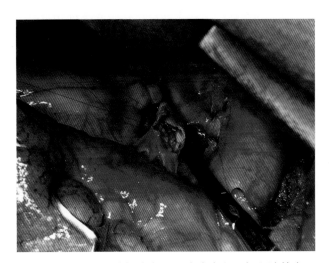

图4-11-41　左上肺切除术，左肺动脉主干与左肺基底干动脉吻合

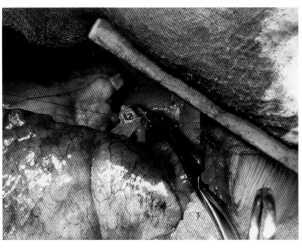

图4-11-42　阻断左肺动脉近心端和左下肺静脉，行动脉吻合

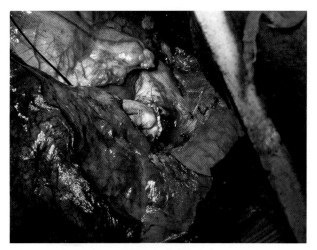

图4-11-43　单侧肺循环阻断肺动脉吻合完成

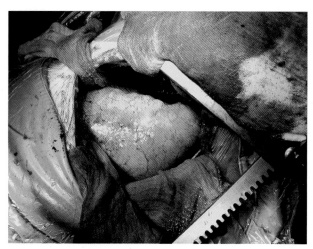

图4-11-44　左下肺复张

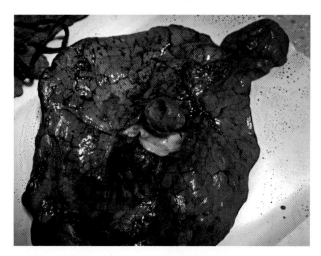

图4-11-45　单侧肺循环阻断术标本

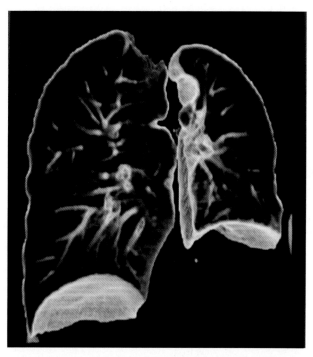

图4-11-46　胸部增强CT冠状面显示术后左下肺

　　肺缺血再灌注损伤：在单纯肺动脉阻断术的动物实验中，肺动脉阻断5min或60min，被阻断肺的肺组织在光镜和电镜下均出现缺血再灌注损伤改变，光镜下表现为肺泡和间质散在出血，肺间质和肺泡腔内有水肿液，肺血管内粒细胞聚集；电镜下表现为部分肺泡塌陷，上皮细胞部分脱落，细胞器结构不清，线粒体变形、嵴减少，毛细血管内皮细胞肿胀、增生，血管充血，炎细胞浸润，间质水肿，成纤维细胞增生，胶原束沉积。但在7日时再检查被阻断肺的肺组织，原来存在的缺血再灌注损伤基本恢复正常。这提示在一定时间内阻断肺动脉，不会造成肺组织不可逆的损害，这个结果也与临床表现相符。我们在临床上术后通常应用小剂量激素1~3日，减轻被阻断肺的缺血再灌注损伤。

第12章　肺切除合并部分左心房切除术

12.1　概述

1967年，意大利胸外科医师Ruggieri在人类历史上首次施行左全肺切除加部分左心房切除术治疗3例侵及左心房的肺癌。手术在体外循环下施行，左心房切除范围为2.0cm。该3例手术虽然仅有1例获得成功，但它仍是肺外科领域此术式的一个里程碑。

1981年，日本学者Shohtsu等首次报道在非体外循环下对9例侵犯左心房的肺癌施行全肺切除加部分左心房切除术，手术的成功标志着肺切除扩大部分左心房切除术可以在非体外循环下施行。

1994年，日本学者Tsuchiya首次报道肺癌患者施行肺切除加部分左心房切除术的长期生存结果，其术后5年生存率达到22%，从而进一步证明了肺切除加部分左心房切除术治疗侵犯左心房肺癌的临床价值。

肺癌侵犯心脏为ⅢB期肺癌，过去对这类病例多放弃手术或行姑息性手术。但患者通常在6个月内死亡，预后极差。目前多主张施行扩大部分左心房切除的根治性手术，甚至在体外循环下手术。20世纪80年代，四川华西医院、江苏省肿瘤医院在国内率先对侵及心脏的ⅢB期肺癌进行肺癌扩大部分左心房切除术，目前国内已在非体外循环和体外循环下施行全肺或肺叶切除加部分左心房切除术治疗侵及左心房肺癌数百例，其5年生存率已达到20%~30%。

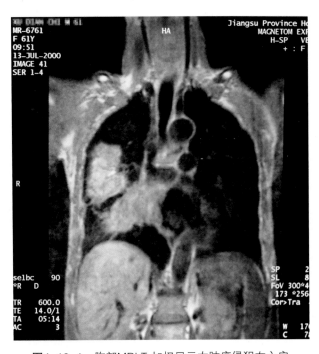

图4-12-1　胸部MRI T$_1$加权显示右肺癌侵犯左心房

12.2　诊断

肺癌侵犯左心房的诊断，主要靠病史、胸部CT、胸部MRI、心脏超声及PET/CT检查。以上检查可以明确显示肺癌侵犯左心房的部位、范围及类型，胸外科医师决定手术指征和手术方式的主要依据是CT和MRI（图4-12-1~图4-12-2）。

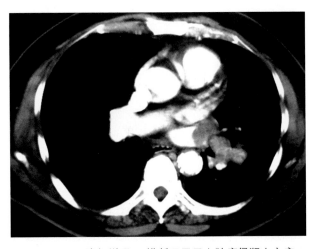

图4-12-2　胸部增强CT横断面显示左肺癌侵犯左心房

12.3　手术适应证

肺癌侵犯左心房属T_4肺癌，该类病变易发生血行转移和癌性心包炎，手术指征的选择应十分慎重。通常病例选择原则如下：

（1）经临床检查，如CT、头颅MRI、PET或全身同位素骨扫描，TNM分期为$T_4N_{0\sim1}$。

（2）非小细胞肺癌。

（3）无癌性心包积液、癌性胸膜腔积液。

（4）心肺功能可耐受肺切除扩大部分左心房切除。

（5）左心房的切除范围小于左心房容积的1/3。

12.4　手术方法

12.4.1　非体外循环下进行肺切除合并部分左心房切除

手术步骤：

（1）气管内插双腔管，静脉复合麻醉；常规

肺切除后外侧开胸，经第5肋间入胸径路。

（2）手术探查肿瘤范围，距肿瘤边缘2.0cm处环形切开心包，如发现肺癌直接侵及左心房壁或肺静脉左心房汇合处，不能心包内常规处理肺静脉，或肺静脉内有瘤栓者，遵循先离断左心房，后处理肺动脉和支气管的原则，这样可减少血行播散转移和癌栓脱落、组织器官栓塞的机会。

（3）在正常的心房壁上放置心耳钳，在心耳钳远心侧1cm处离断左心房，用肝素生理盐水冲洗，左心房切缘用3-0 prolene线作往返连续缝合，闭合心房切口，后松去心耳钳，热盐水纱布压迫心房壁可使缝线针孔渗血自止。

（4）对于肺癌侵及肺静脉并沿肺静脉进入左心房内形成癌栓的病例，在行心房部分切除时，先用左手将凸入心房的癌栓轻柔地推向肺静脉腔内，然后在准备切除处下方心房壁安置心耳钳。

（5）切除左心房壁宽度宜在1~3cm左右，一般不超过左心房的1/3。心包缺损通常不加处理。

典型病例1　（图4-12-3 ~ 图4-12-9）

经左胸后外侧切口左全肺切除合并左心房壁部分切除。

男性，58岁，胸部增强CT横断面显示左中心型肺癌侵犯左心房，纤维支气管镜显示左下肺叶支气管开口有菜花样新生物累及左上肺支气管。支气管镜活检病理报告：鳞癌。手术行经左胸后外侧切口，左全肺切除合并左心房壁部分切除。术中见左中心型肺癌侵犯左心房，左心房内见3cm肿瘤。术后病理报告：左中心型肺鳞癌。

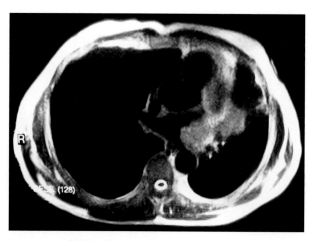

图4-12-3　胸部MRI T_2加权横断面显示左肺癌侵犯左心房

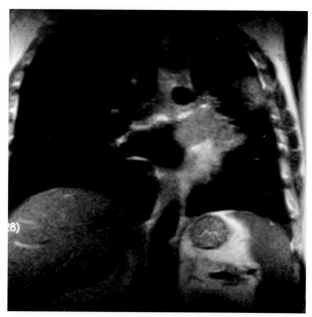

图4-12-4　胸部MRI T_1加权冠状面显示左肺癌侵犯左心房

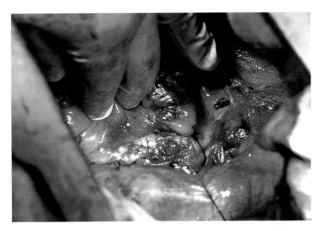

图4-12-5 左全肺合并左心房部分切除，左心房缝合

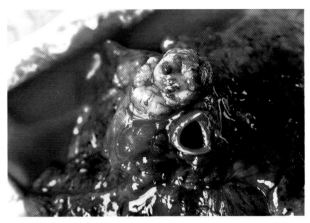

图4-12-6 左全肺合并左心房部分切除手术标本

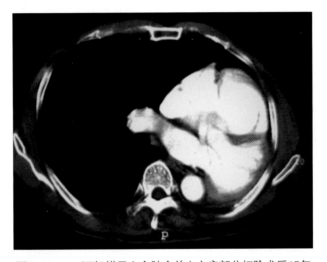

图4-12-7 CT扫描示左全肺合并左心房部分切除术后15年

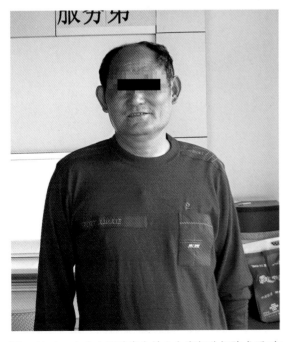

图4-12-8 左中心型肺癌合并左心房部分切除术后3年

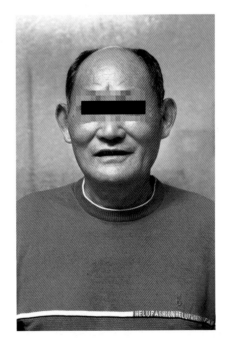

图4-12-9 左中心型肺癌合并左心房部分切除术后17年

典型病例2 （图4-12-10～图4-12-16）

经右胸后外侧切口右全肺切除合并左心房壁部分切除。

男性，53岁，胸部增强CT横断面显示右中心型肺癌侵犯左心房及右肺动脉干。纤维支气管镜显示右肺中间干支气管内有菜花样新生物阻塞。支气管镜活检病理报告：鳞癌。右中心型肺癌侵犯左下肺静脉与左心房，手术行经右胸后外侧切口，右全肺切除合并左心房壁部分切除。术后病理报告：右中心型肺腺癌。

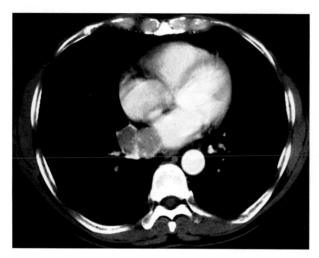

图4-12-10　胸部增强CT横断面显示右中心型肺癌侵犯左下肺静脉与左心房（1）

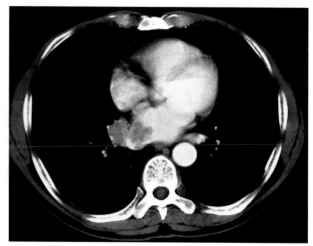

图4-12-11　胸部增强CT横断面显示右中心型肺癌侵犯左下肺静脉与左心房（2）

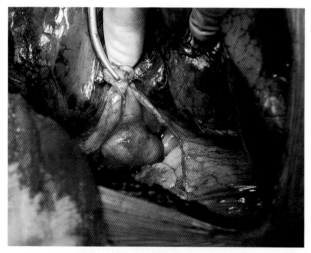

图4-12-12　右中心型肺癌侵犯左心房术中切开心包暴露肿瘤侵犯的左心房

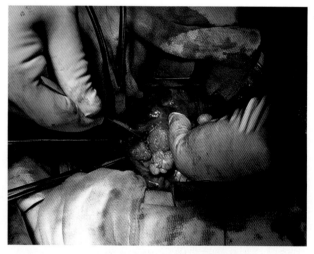

图4-12-13　在正常的左心房放置心耳钳，在心耳钳的远心端离断左心房

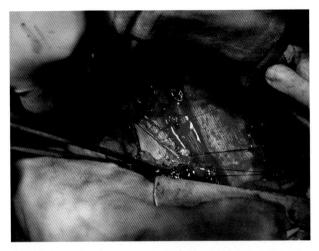

图4-12-14　用3-0 prolene线连续往返缝合左心房切端

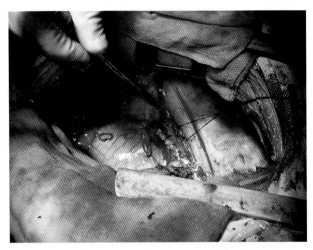

图4-12-15　左心房切端缝合完成

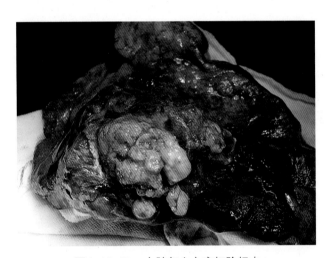

图4-12-16　右肺与左心房切除标本

12.4.2 体外循环下进行肺切除合并部分左心房切除

对于心房内有癌栓者，应在体外循环下进行肺切除合并部分左心房切除，避免癌栓脱落。对心房壁宽度超过4.0cm亦应行体外循环下左心房人工补片扩大左心房容积。经左后外侧开胸，在胸主动脉用3-0带针线做荷包缝线两道，然后插入主动脉供血管。纵行切开心包，并将心包缝合悬吊在切口上。用心耳钳钳夹右心耳，切除部分右心耳，剪断右心耳内的肌小梁，用带针线作荷包缝合，插入腔房管。分别排气后，将主动脉供血管和静脉引流管与人工心肺机连接，开机并行循环，血流降温。在升主动脉根部做2个荷包缝线，然后插入冷钾心脏停搏液，阻断升主动脉，灌注心脏停搏液，

心脏停搏后，心外置冰屑。待心脏停搏后在肺静脉干与左心房汇合处的前方纵形或弧形切开左心房，显露左心房内癌栓。轻轻将左心房内癌栓移到心房外，用心房拉钩牵开左心房，显露左心房腔和二尖瓣口。用二尖瓣拉钩牵拉二尖瓣显露左心室，用生理盐水反复冲洗左心房和左心室腔，彻底清除可能从癌栓表面脱落下来的小碎屑。切除部分左心房，用3-0或4-0带针线连续缝合左心房切口，待最后2针时，开放循环，血流复温，体温达35℃，鼓肺排气，在左心室尖和升主动脉根部置排气针排气。待心脏复跳良好、血流动力学稳定后，停并行循环，恢复自主循环。拔除所有插管，鱼精蛋白中和肝素。按常规方法行肺切除术，并清扫淋巴结。

典型病例3 （图4-12-17～图4-12-24）

体外循环下切除左全肺及左心房内癌栓。

男性，40岁，胸部增强CT横断面显示：左中心型肺癌侵犯左肺动脉干、左下肺静脉与左心房，左心房内癌栓约4cm。纤维支气管镜显示左肺主支气管内见菜花样新生物致上、下叶支气管狭窄。支气管镜活检病理报告鳞癌。手术行经胸骨正中纵劈切口加左胸后外侧切口，体外循环下切除左全肺、左心房内癌栓摘除及部分左心房切除。术后病理报告：左中心型肺腺癌，左心房内癌栓为腺癌。

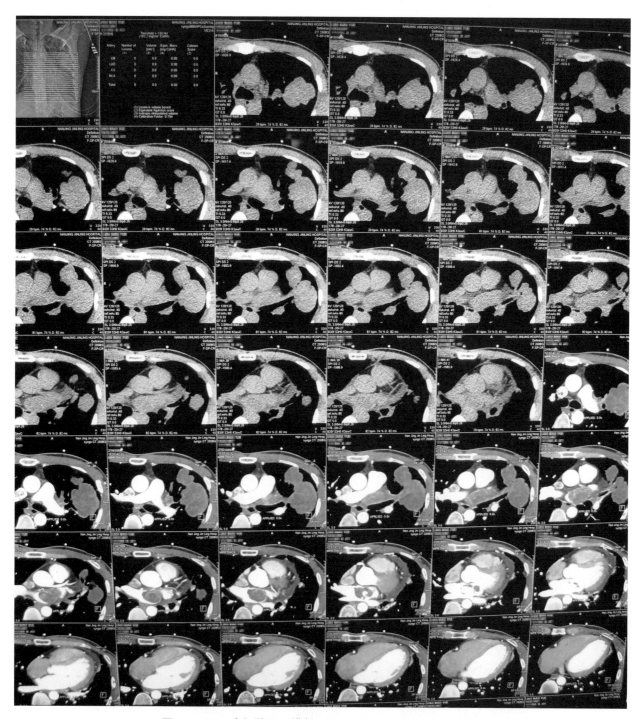

图4-12-17　胸部增强CT横断面显示左中心型肺癌侵犯左心房

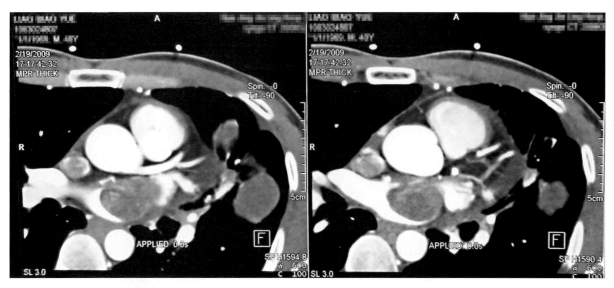

图4-12-18　胸部增强CT横断面显示左心房内癌栓

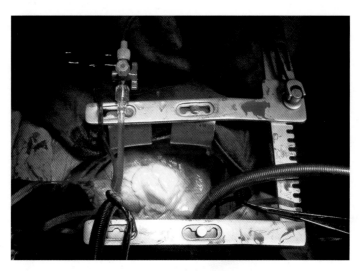

图4-12-19　经胸骨正中切口建立体外循环

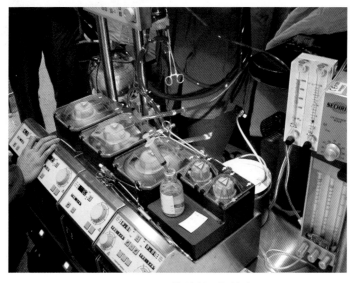

图4-12-20　体外循环机转流

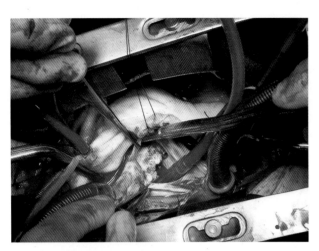

图4-12-21　切开左心房壁，摘除癌栓

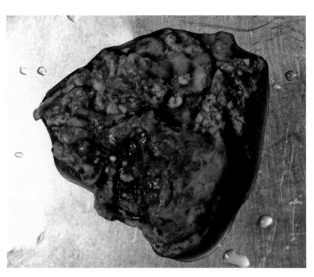

图4-12-22　左心房内癌栓标本

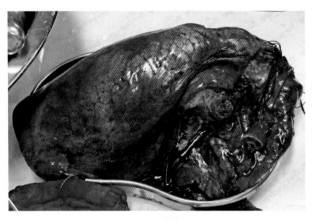

图4-12-23　左全肺切除

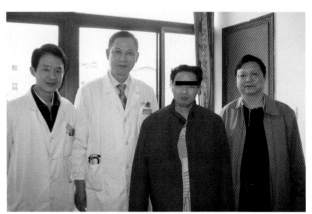

图4-12-24　术后10日

12.5　术后并发症

　　肺切除合并部分左心房切除术后并发症主要为肺水肿、肺部感染和呼吸衰竭，应加强围术期的监护处理。通常采用的措施是：

　　（1）控制输液的速度和量。

　　（2）术后1周内，每日水负平衡500ml。

　　（3）术后呼吸机辅助呼吸6～12h，吸氧5～7日。

　　（4）出现肺水肿、中心静脉压和肺毛细血管楔压升高者，给予呋塞米治疗，每次10～20mg，每日1～2次，共2～3日。

　　（5）有效的抗生素治疗5～7日。

　　（6）加强呼吸和血流动力学的监测。

12.6　治疗效果

　　有关肺切除扩大部分左心房切除术治疗侵犯左心房的肺癌外科治疗结果，国内外都有报道。1997年，日本学者Tsuchiya等报道对侵犯左心房的肺癌施行扩大切除术，术后5年生存率为22%，其中生存时间最长的已达7年以上，完全达到临床治愈。国内周清华、许林等的资料显示，肺切除扩大部分左心房切除术治疗侵犯左心房的肺癌，术后5年生存率已达26%～30%，生存时间最长者已超过15年。其他一些国内外病例报道亦显示，施行扩大切除确能改善侵犯左心房肺癌的近期和远期结果，并使一部分患者达到临床完全治愈和长期生存。影响这类患者远期生存的主要因素仍是远处转移。对这类患者施行以外科手术为主的多学科综合治疗可进一步提高疗效。

第13章　肺癌侵犯上腔静脉的外科治疗

13.1　概述

在支气管肺癌中，原发病灶或纵隔淋巴结转移都可能侵犯上腔静脉，上腔静脉受侵犯的最常见的体征为上腔静脉综合征（superior vena cava syndrome, SVCS），是由于原发病灶或纵隔转移淋巴结引起的完全性或不完全性上腔静脉阻塞，导致上腔静脉系统血液回流受阻，出现上肢、颈和颜面部发绀、水肿，以及上半身表浅静脉曲张的一组临床综合征。1757年，William Hunter首先发现并描述了SVCS的临床特征。1936年，Ochsner和Pixon二人正式将其命名为上腔静脉综合征。Mclntine报告502例SVCS，其中良性病变占70%，恶性病变占30%。1967年，Banker等报告438例SVCS，恶性肿瘤占80%，其中肺癌占65%，良性病变仅占20%。1982年，Schraufuagel报告107例SVCS，恶性肿瘤占85%，其中肺癌占81.3%。近年来肺癌占SVCS的首位。

肺癌合并SVCS，传统的治疗方法是脱水、激素治疗、上腔静脉内支架、放疗和化疗治疗。虽可暂时部分缓解上腔静脉梗阻，但疗效极差，绝大多数患者在3~6个月内死亡。20世纪60年代中后期，国内外部分学者曾应用大隐静脉—颈外静脉吻合术治疗上腔静脉梗阻，但近远期疗效均不佳，绝大多数患者在短期内死亡。20世纪80年代末和90年代初，国内外学者开始尝试应用血管内支架加化放疗治疗肺癌SVCS，使部分患者获得较好的近期疗效，但无长期生存病例。20世纪90年代以后，国内外相继有学者报道肺切除合并上腔静脉切除、人造血管置换术治疗肺癌SVCS获得良好的近期和远期效果。Magnan等报道10例肺癌伴SVCS施行上腔静脉切除、人造血管重建术，1年、3年及5年生存率分别为70%、25%及12.5%。Darterelle等报告22例合并上腔静脉切除的肺癌病例，5年生存率高达48%。华西医院周清华、江苏省肿瘤医院许林报道肺癌伴SVCS施行上腔静脉切除、人造血管重建术，5年生存率分别为29.67%、26.46%，生存时间最长的已达15年。综上所述，外科治疗能明显改善肺癌SVCS的近期和远期效果，故对肺癌侵犯上腔静脉的病例，不应轻易放弃手术。

13.2　诊断

肺癌合并上腔静脉综合征的诊断，主要靠临床表现、胸部CT、胸部MRI检查及PET/CT检查。

13.2.1　临床表现

肺癌合并上腔静脉综合征通常出现头面部、上肢水肿，胸部静脉曲张。

13.2.2　辅助检查

胸部CT扫描和MRI可以明确显示恶性胸腺瘤侵犯上腔静脉的部位、范围及类型，是外科医师决定手术指征和手术方式的主要依据。

1.胸部CT

CT诊断上腔静脉或其主要分支阻塞至少需要两个征象：

（1）阻塞部位以远的中心静脉无显影（或显影淡）。

（2）侧支静脉血管显影。增强扫描可清楚显示不同的血管管腔，精确诊断腔静脉受压的部位、程度和可能原因、侧支循环通路、静脉扩张程度，便于决定治疗方案。

2. 胸部MRI

MRI具有X、Y、Z轴三个方向上的梯度磁场，故能进行多方位扫描成像，避免了CT只能横断扫描的不足。并且因其流空效应，不用造影剂的情况下，MRI即能清楚显示胸廓入口及纵隔大血管。同时亦能精确地给出血管阻塞的部位、范围及可能的原因。

3. PET/CT

PET/CT可获得冠状面、矢状面、横断面三个方向的全身断层图像，具有断层显像和全身显像的优点，可为肿瘤定位和定性。体内有金属的患者亦可进行PET/CT检查。

13.3　手术适应证

侵犯上腔静脉的肺癌手术适应证：

（1）患者一般情况良好，各脏器功能正常能耐受本手术者。

（2）经CT、MRI、PET/CT等临床检查，确定为无远处转移的局部晚期非小细胞肺癌。

（3）可经手术完全切除者。

（4）年龄一般不超过75岁。

13.4　麻醉管理

在采用全身麻醉前，监测尿量、心电图、无创血压、脉搏血氧饱和度（SpO_2）、呼气末二氧化碳分压（$Pet\ CO_2$）、麻醉气体浓度，监测SVC中心静脉压（CVP）及有创动脉血压，间断监测动脉血气。采用全身麻醉快速诱导，插入左双腔支气管导管。静吸复合麻醉维持。麻醉药物选用对循环抑制作用小的药物，应少量多次给药，避免操之过急导致过度抑制。SVC阻断期间的管理阻断SVC后，SVC压力会迅速增加，由于手术采取在SVC阻断的远端与右心耳"搭桥"，再切除SVC，使头臂静脉的压力增加不明显，且压力变化较平稳。如果SVC中心静脉压（CVP）较阻断前升高<15cmH₂O，可不予处理，如果CVP升高≥15cmH₂O，可经SVC放血降压，缓解头臂静脉压力的升高。术中如同时监测SVC及下腔静脉的压力则更好，下腔静脉压力反映CVP更准确，对比上、下腔静脉压力变化，可大致了解阻断期间的淤血严重程度，结合SVC压力在开放后下降的幅度，还可判断移植后是否通畅。在SVC阻断前，采用冰帽降温进行脑保护；大剂量皮质激素应用有助于缺血后早期神经元保护。适当过度通气，可降低PaCO₂，避免颅内压升高。尽早恢复SVC通路，可降低颈静脉压，避免脑水肿进一步发展。术中密切观察颜面部尤其是球结膜的水肿程度来判断大脑的淤血严重程度。SVC长时间阻断可

能对大脑造成不可逆损伤，应少于45min。由于胸部恶性肿瘤联合上腔静脉切除人造血管置换术出血较多，要高度重视循环管理，应建立有创动脉血压监测，选择下腔静脉作为给药和输液的通路，以保证药物能迅速发挥作用和及时补充血容量。术中在阻断SVC时，回心血量骤然减少，可引起血压突然降低，应维持血流动力学的稳定，必要时可使用血管活性药物。恶性胸腺瘤联合上腔静脉切除人造血管置换术有时会合并肺切除，容易引起呼吸和循环障碍，因此，呼吸管理尤为重要。麻醉诱导插管后，呼吸频率、潮气量选择应适中，避免通气肺压力过高，影响肺血循环。尽量减少单肺通气时间。此外，由于手术创伤及大量输血和输液及局部循环不畅，易发生电解质紊乱，应根据检查结果及时纠正。术后给予镇静药，短时间呼吸支持，可减少大脑耗氧量，利于水肿损伤的脑细胞早期恢复。

13.5　手术方法

常用的两种肺癌联合上腔静脉切除方法介绍如下。

13.5.1　完全阻断SVC后切除病变与上腔静脉，人工血管置换

手术步骤：

（1）常规气管内插管，静脉麻醉。

（2）肺癌采用右胸后外侧切口或胸骨正中纵劈切口，探查肿瘤侵犯上腔静脉及其他器官情况。

（3）切开心包，解剖心包内段上腔静脉和左、右无名静脉，放置阻断线。

（4）解剖肺门游离出右上肺静脉或右上、下肺静脉、右肺动脉干、右上肺动脉、基底干动脉。

（5）用内径为1.2cm的Cortex人造血管与右心房进行端侧吻合，再分别阻断左、右无名静脉和心包内段上腔静脉。在左、右无名静脉汇合处、上腔静脉与右心房汇合处切断上腔静脉，同时切断右上肺动脉或右肺动脉干、右上肺静脉或右上、下肺静脉，行右上肺袖状切除或袖状右全肺切除。

（6）用无损伤血管阻断钳分别阻断左、右无名静脉和心包内段上腔静脉，持续监测右无名静脉内压力，如压力较阻断前上升超过20mmHg，则经右颈部的静脉血管鞘导管放血，经含抗凝剂的输血器经下肢静脉通道回输。

（7）在左、右无名静脉汇合处下方和上腔静脉与右心房汇合处上方联合切除肿瘤侵犯的上腔静

脉。用肝素生理盐水冲洗上腔静脉近、远端血管腔，选择恰当的Cortex人造血管行上腔静脉重建。

（8）用4-0的Prolene线，将人造血管与上腔静脉远端行端端连续缝合。将人造血管近心端与心包内段上腔静脉行端端吻合，或人造血管近心端与右心房或右心耳端侧吻合。

（9）在吻合最后2针前，先开放左右无名静脉阻断钳，排除人造血管内的空气，待近心端人造血管吻合完成后，开放近心端上腔静脉阻断钳，或右心房壁上的心耳钳。

（10）抗癌药生理盐水冲洗心包腔和胸膜腔。

典型病例1　（图4-13-1～图4-13-7）

　　右中心型肺癌侵犯上腔静脉与气管隆凸，肿瘤与上腔静脉切除，人工血管置换、隆凸成形。
　　男性，66岁，胸部增强CT横断面显示右中心型肺癌侵犯上腔静脉与气管隆凸。纤维支气管镜显示右主支气管内见菜花样新生物致支气管狭窄。支气管镜活检病理报告：鳞癌。手术行经右胸后外侧切口，行肿瘤与上腔静脉切除与袖状右全肺切除，上腔静脉切除-人工血管重建。术后病理报告：右中心型肺鳞癌浸润上腔静脉，上腔静脉管壁浸润样改变致上腔静脉狭窄。

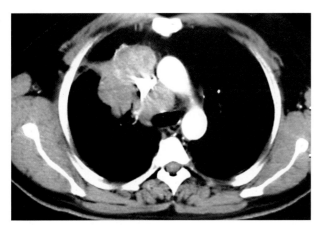

图4-13-1　胸部增强CT横断面显示右肺癌侵犯上腔静脉和气管隆凸

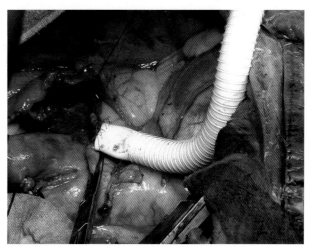

图4-13-2　人工血管与右心耳吻合

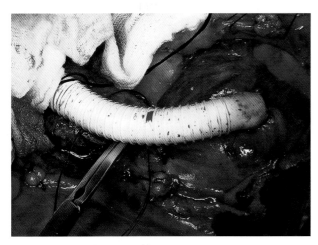

图4-13-3　人工血管与右心耳吻合，人工血管与右心耳吻合左无名静脉吻合完成

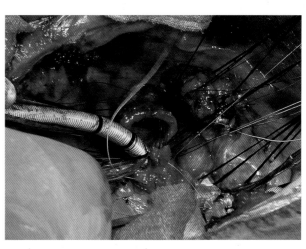

图4-13-4　切断左主支气管，手术台上气管插管通气

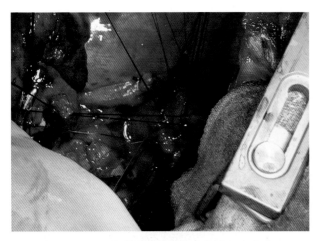

图4-13-5　气管下段与左主支气管吻合完成

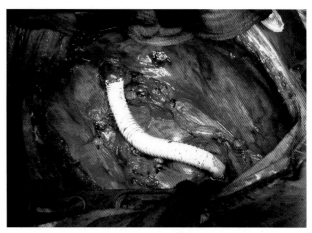

图4-13-6　切断左主支气管，袖状右全肺切除人工血管置换

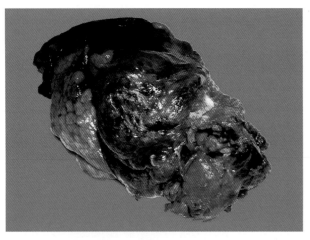

图4-13-7　袖状右全肺切除标本

13.5.2　不阻断SVC，在左（或）右无名静脉与右心耳（或右心房）之间用人工血管搭桥后，切除病变与上腔静脉。行人工血管重建上腔静脉

手术步骤：

（1）常规气管内插管，静脉麻醉。

（2）肺癌采用右胸后外侧切口或胸骨正中纵劈切口，探查肿瘤侵犯上腔静脉及其他器官情况。

（3）切开心包解剖心包内段上腔静脉和左、右无名静脉，放置阻断线。

（4）解剖肺门游离出右上肺静脉或右上、下肺静脉、右肺动脉干、右上肺动脉、基底干动脉。

（5）切断左（或）右无名静脉用人工血管与右心耳（或右心房）之间搭桥。

（6）切断另一根无名静脉，在上腔静脉与右心房汇合处上方切断上腔静脉，连同病变一并切除上腔静脉。用肝素生理盐水冲洗上腔静脉近、远端血管腔，选择恰当的Cortex人造血管准备行另一根无名静脉与上腔静脉近心端吻合，重建上腔静脉。

（7）用4-0的Prolene线，将人造血管与无名静脉行端端连续缝合。将人造血管近心端与心包内段上腔静脉行端端吻合，或人造血管近心端与右心房行端侧吻合。

（8）在吻合最后2针前，先开放左、右无名静脉阻断钳，排出人造血管内的空气，待近心端人造血管吻合完成后，开放近心端上腔静脉阻断钳，或右心房壁上的心耳钳。

（9）抗肿瘤药生理盐水冲洗心包腔和胸膜腔。

典型病例2 (图4-13-8~图4-13-13)

右上肺癌侵犯上腔静脉及右无名静脉,行肿瘤与上腔静脉联合切除,人工血管置换。

男性,60岁,胸部增强CT显示右中心型肺癌侵犯上腔静脉及右无名静脉。纤维支气管镜显示右上肺叶支气管开口见菜花样新生物。支气管镜活检病理报告:腺鳞癌。手术经胸骨正中纵劈切口加第4肋间切口,行右上肺癌与上腔静脉联合切除,人工血管与右心耳、左无名静脉端端吻合搭桥,人工血管与右心房、右无名静脉端端吻合搭桥。术后病理报告:右中心型肺腺鳞癌浸润上腔静脉,上腔静脉管壁浸润样改变致管腔狭窄。

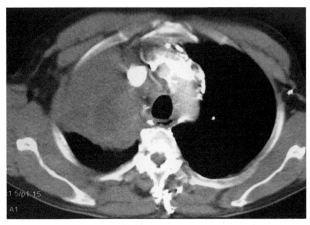

图4-13-8 胸部增强CT横断面显示右肺癌侵犯上腔静脉(1)

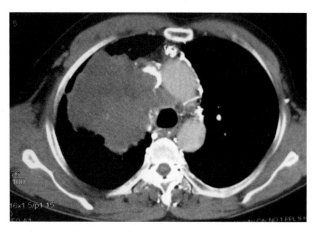

图4-13-9 胸部增强CT横断面显示右肺癌侵犯上腔静脉(2)

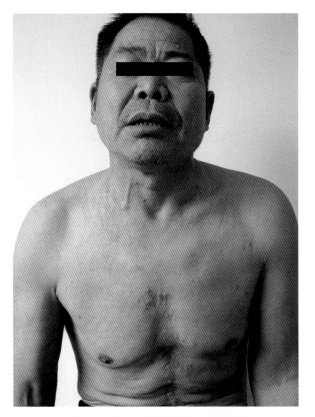

图4-13-10 上腔静脉综合征患者

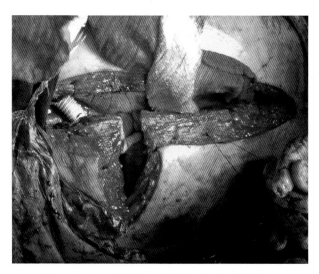

图4-13-11 胸骨正中纵劈切口加第4肋间切口

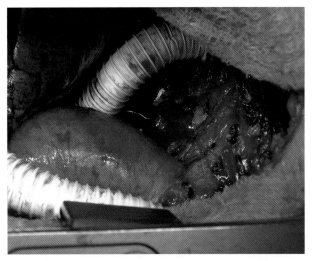

图4-13-12　人工血管上腔静脉置换（左无名静脉-右心耳搭桥、右无名静脉-上腔静脉近心端）

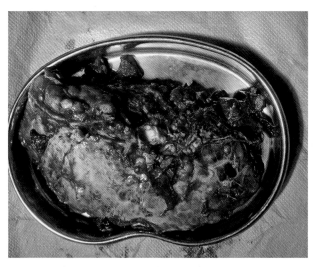

图4-13-13　右肺癌侵犯上腔静脉标本

13.6　手术要点

1.力争完整切除受侵的SVC和肿瘤　右侧纵隔型肺癌易直接侵犯上腔静脉，应采取将受侵的上腔静脉连同肿瘤肺组织一并完整切除的方法，尽量不用分块切除方法，减少和避免肿瘤细胞脱落在胸腔内种植的机会。

2.重视脑保护　①控制上腔静脉阻断时间：完全阻断上腔静脉时间，应控制在30min内，一般不会出现神经损害等严重并发症。②在上腔静脉阻断前：采用控制性降低血压、冰帽降温等。③在上腔静脉阻断中：尽可能地缩短上腔静脉阻断时间，先完成人工血管与右心房的吻合后再阻断上腔静脉，切除肿瘤，然后行人工血管与上腔静脉远端的对端吻合。阻断时间一般在20min内，脑损伤大大减轻。

3.不阻断上腔静脉血流回流　在切除上腔静脉前，先实行右心房与无名血管人工血管搭桥，使上腔血液回流不受影响，然后手术切除及吻合，手术安全而从容，笔者常采用此种方法。

4.术中术后防止血栓形成　①上腔静脉阻断前应用静脉肝素化，并用肝素盐水浸泡人工血管可防止操作时其内形成血栓。②采用外翻缝合吻合上腔静脉和人造血管，使吻合口内壁光滑。③开放上腔静脉阻断时应先开放远心端，使人造血管充盈，排气后再开放近心端，防止血循环内气栓。④切断奇静脉减少侧支循环，增加中心静脉血量从而减少人

造血管内血栓形成的机会。⑤术后第2日起用肝素和华法林抗凝，减少人造血管内血栓形成。

5.注意人造血管的选择　可选用Gore-Tex或国产涤纶人造血管，但前者组织相容性及缝合严密性较好而且带有环，不会因为受挤压等造成管腔狭窄，应为首选。人造血管直径较上腔静脉直径小或大1～2mm均可顺利地进行吻合，一般为12～18mm。

13.7　术后并发症

1.术后吻合口出血

胸腔引流量多，诊断为吻合口出血时，应及时开胸止血，缝合吻合口出血部位。

2.术后血管栓塞

术后发生上腔静脉综合征的患者，首先应考虑为血管栓塞，应行增强胸部CT、心脏彩超检查；诊断为置换之血管栓塞者，应及时开胸切除人造血管、取出血栓后再行吻合，国内有这样的病例报道。但亦有报道术后发生上腔静脉血栓未手术，而采取全身肝素化治愈。

13.8　治疗效果

肺癌合并SVCS行肺切除加全上腔静脉切除、人造血管置换术的手术结果，近年国内外均仅有少量病例报道。缘于手术操作困难、风险大、对术者

手术技巧要求很高。现有的结果表明术后上腔静脉梗阻症状可在短期内消失，人造血管通畅，相当一部分患者可获长期生存。国内外胸外科专家认为采用人工血管置换受侵犯的上腔静脉提高了局部晚期肺癌的手术切除率，无严重致命并发症的发生，并获得了较高的术后生存率，值得在局部晚期肺癌的外科治疗中推荐应用。

第14章　肺癌与多脏器联合切除

肺癌与多脏器联合切除是指在常规肺癌外科治疗原则基础上切除原发肿瘤及其侵犯的多个相邻器官，如心脏大血管（包括无名静脉、上腔静脉、肺动静脉干、胸主动脉、左心房）、气管隆凸等，同时加以修复、重建或置换。临床上常见为肺癌与上腔静脉切除人工血管置换合并隆凸切除重建、肺癌与肺动脉圆锥部分切除合并隆凸切除重建，肺癌与左心房部分切除合并隆凸切除重建，肺癌双袖状切除与上腔静脉切除等多器官联合切除。肺癌与多脏器联合切除是肺癌外科治疗中一个非常棘手的难题。实验研究和临床研究已经数十年的历史，目前对于胸外科医师仍是极大的挑战。近20年来，随着高科技医疗设备的进步、外科技术的提高和多学科综合治疗的应用，国内外局部晚期肺癌外科治疗水平有了显著的提高。2009年，法国学者Lequalie和Yildizelli等分别报告了239例和271例侵犯心脏大血管局部晚期肺癌的外科治疗结果，都取得较好的术后5年生存率。国内华西医院周清华教授和江苏省肿瘤医院许林教授等通过手术创新，把心血管外科和肺移植技术应用于肺癌外科临床，以上腔静脉置换、肺动脉圆锥部分切除、重建，左心房切除、重建，自体肺移植、"无血肺"切除为代表的新技术突破传统手术禁区，手术切除了上千例肿瘤侵及心脏大血管、隆凸的局部晚期肺癌，在此基础上，术后进行积极的综合治疗，使其中相当一部分过去被认为毫无治愈希望的患者得到较高生活质量的长期生存，其5年生存率在30%以上。在此领域，目前我国位于国际领先水平。

14.1　局部晚期肺癌的界定

局部晚期肺癌的界定是肺癌扩大切除中一个非常重要的问题，其与预测疗效、选择治疗方法、判断临床研究结果等直接相关，有非常重要的关系。对于局部晚期肺癌的诊断与分期，传统的影像学方法，如CT、MRI，准确性较低，存在较高的假阳性率（约50%）及假阴性率（约20%）。PET/CT诊断胸内纵隔淋巴结转移的敏感性为84%，特异性为93%，假阴性为7%，假阳性为16%；对远处转移诊断的敏感性为93%，特异性为88%，假阴性为8%，假阳性为10%。对远处转移发生率高的局部晚期肺癌，特别是临床Ⅲ期NSCLC，PET/CT检查可能会改变治疗策略的制定，PET/CT在肺癌分期中，其敏感性、特异性及准确性虽均超过普通CT，但仍存在较高的假阳性和假阴性，EBUS和纵隔镜手术是目前术前判断肺癌纵隔淋巴结是否转移的最准确方法。

现阶段，笔者认为联合应用胸部CT（图4-14-1）、胸部MRI、纤维支气管镜、颅脑CT、上腹部CT及B超、骨核素扫描、PET/CT（图4-14-2）、EBUS或纵隔镜的诊断方案是界定局部晚期肺癌的最佳诊断方案，同时也是胸外科医师决定局部晚期肺癌手术治疗指征和手术方式的主要依据。如果仅用CT，MRI等无创检查方法，通常导致术前N分期偏早，从而可能影响局部晚期肺癌治疗方案的选择，影响预后。因为T_4N_{2-3}的预后与T_4N_{0-1}的预后是显著不同的。

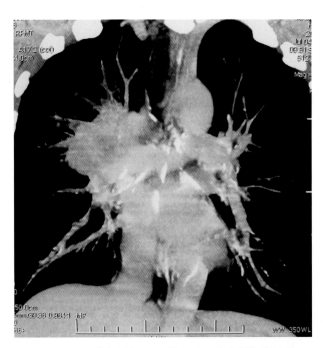

图4-14-1　胸部平扫CT冠状面显示肺癌侵犯多脏器

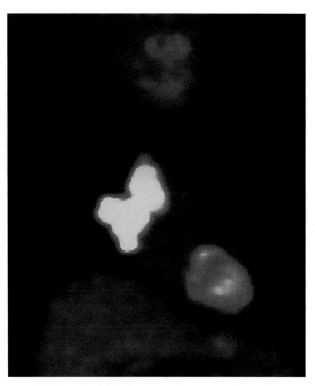

图4-14-2　胸部PET/CT冠状面显示肺癌侵犯多脏器

14.2　肿瘤切除的性质

完全切除能提高LANSCLC扩大切除术后长期生存率；不完全的切除，反而有可能促进医源性的肿瘤扩散转移。

2003年，Pitz C报道一组完全性切除病例5年生存率达46.2%，而不完全切除组5年生存率仅为10.9%。2005年，中国医学科学院肿瘤医院总结4个医学中心7134例肺癌手术切除性质与术后5年生存率的关系，完全性切除病例5年生存率达30.9%～42.0%，平均为36.4%。而不完全切除组5年生存率仅为8.1%～17.2%，平均为12.9%。局部晚期肺癌扩大切除术的长期生存率取决于肺癌病变、邻近浸润组织及转移淋巴结是否完全切除。完全切除是提高5年生存率的关键。

14.3　手术适应证

（1）肺癌侵犯心脏大血管、气管隆凸等重要脏器，经用现有的检查方法未发现远处转移。

（2）非小细胞肺癌。

（3）肺癌与多脏器联合切除能达到完全切除。

（4）内脏功能可耐受肺癌与多脏器联合切除。

（5）年龄一般不超过75岁。

14.4　手术方法

肺癌与多脏器联合切除术式很多，下面介绍几种难度高的术式。

1.右上肺叶切除、右肺支气管、隆凸成形、上腔静脉切除，人造血管重建

手术步骤：

（1）右剖胸后外侧切口，探查肺癌侵犯上腔静脉、肺动脉及气管隆凸等脏器情况。

（2）切开心包暴露左、右无名静脉，心包内段上腔静脉，放置阻断线。

（3）解剖肺门游离出右肺上肺静脉、右肺动脉干及基底干动脉、气管隆凸及左、右主支气管。

（4）先应用内径为1.2cm的Cortex人造血管与右心房进行端侧吻合，再分别阻断左、右无名静脉和心包内段上腔静脉。在左、右无名静脉和上腔静脉与右心房汇合处切断上腔静脉，右上肺动脉及基底干动脉、右上肺静脉，切断右半隆凸及右中间段支气管，移除标本。

（5）行人造血管与右无名静脉端端吻合。

（6）行右肺动脉干及基底干动脉吻合和右半隆凸与中间段支气管吻合。

典型病例1 （图4-14-3～图4-14-14）

右上肺叶切除、右肺支气管、隆突成形、上腔静脉切除，人造血管重建。

女性，50岁，胸部增强CT与胸部MRI T_1加权像显示右上肺癌侵犯上腔静脉、气管隆凸、右肺动脉等多脏器。纤维支气管镜显示右主支气管内见菜花样新生物致支气管狭窄。支气管镜活检病理报告：腺癌。手术经右胸后外侧切口行右上肺癌与上腔静脉联合切除，人工血管与右心耳、左无名静脉端端吻合搭桥，人工血管与右心房、右无名静脉端端吻合搭桥。隆凸成形、右上肺动脉袖状切除。术后病理报告：右中心型肺腺癌浸润上腔静脉，上腔静脉管壁浸润样改变致管腔狭窄，管腔内见腺癌组织。

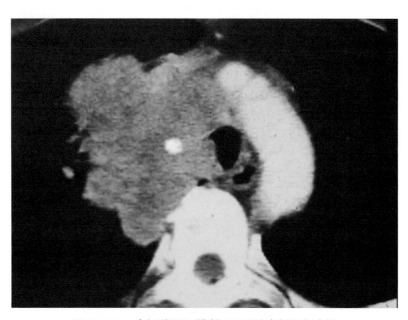

图4-14-3　胸部增强CT横断面显示肺癌侵犯多脏器

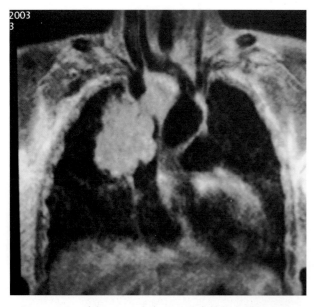

图4-14-4　胸部MRI T_1加权显示肺癌侵犯多脏器（1）

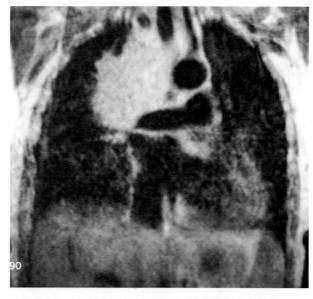

图4-14-5　胸部MRI T_1加权显示肺癌侵犯多脏器（2）

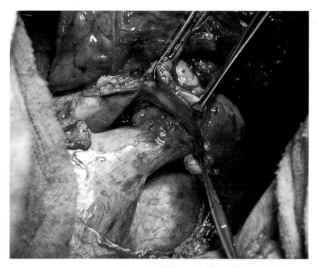

图4-14-6 右上肺癌侵犯上腔静脉与心包

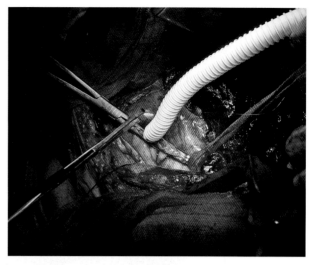

图4-14-7 人工血管与右心房端侧吻合

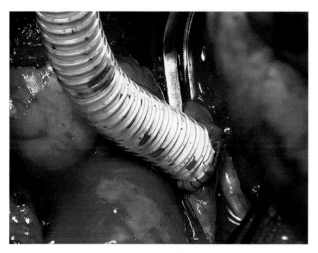

图4-14-8 人工血管与右心房端侧吻合完毕

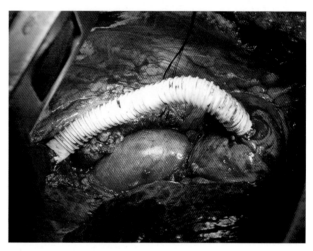

图4-14-9 人工血管与右心房端侧吻合、与右无名静脉端吻合完毕

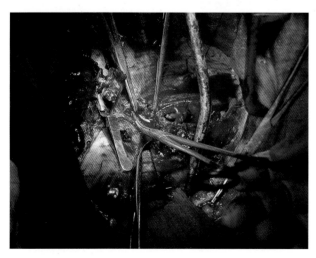

图4-14-10 右肺动脉切断，气管隆凸右侧壁切除

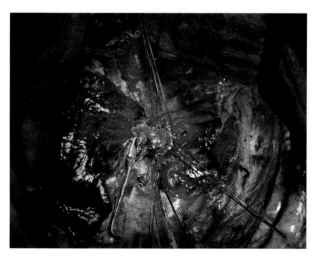

图4-14-11 右侧隆凸成形

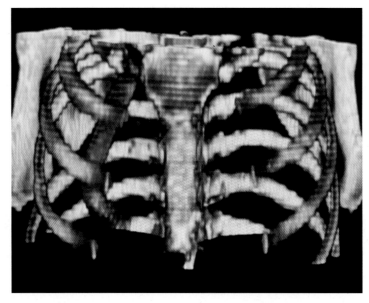

图4-14-12　术后增强CT冠状面人造血管模拟成像

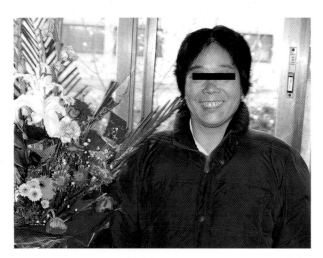

图4-14-13　术后15日

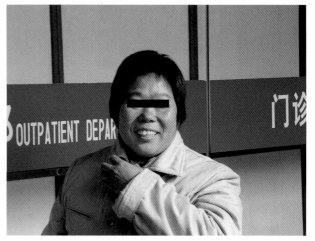

图4-14-14　术后2年

2.袖状左全肺切除、左心房壁部分切除、肺动脉圆锥及右肺动脉干部分切除、升主动脉及主动脉弓外膜切除

手术步骤：

（1）左剖胸后外侧切口，探查肺癌侵犯心脏大血管、气管隆凸情况。

（2）锐性分离肿瘤与侵犯的主动脉外膜，切开心包解剖肺动脉圆锥及左右肺动脉主干、下段气管及隆凸、左心房。

（3）用无创伤血管阻断钳钳夹肺动脉圆锥左侧壁及部分右肺动脉主干，用心耳钳钳夹左肺静脉根部的左心房（不超过左心房1/3）。

（4）游离出下段气管隆凸及左、右主支气管，分别缝合牵引线。

（5）切断受侵犯的肺动脉圆锥左侧壁及部分右肺动脉主干，切断受侵犯的左心房，切断下段气管隆凸及部分右主支气管，切除肺癌与累及的脏器。

（6）经手术台行右主支气管插管并保持通气。

（7）在血管阻断钳上方缝合肺动脉圆锥左侧壁及部分右肺动脉主干。

（8）在心耳钳的上方缝合左心房。

（9）行气管下段与右主支气管端端吻合。

（10）术中清扫纵隔淋巴结，术毕。

典型病例2 （图4-14-15～图4-14-29）

  袖状左全肺切除、左心房壁部分切除、肺动脉圆锥及右肺动脉干部分切除、升主动脉及主动脉弓外膜切除。

  女性，52岁，胸部增强CT与胸部MRI T₁加权像显示左中心型肺癌侵犯左心房、肺动脉圆锥左侧壁及右肺动脉干。纤维支气管镜显示左主支气管内见结节样新生物致支气管阻塞三分之一。支气管镜活检病理报告：腺癌。手术经左胸后外侧切口，行袖状左全肺切除，左心房壁部分切除，肺动脉圆锥及右肺动脉干部分切除，升主动脉及主动脉弓外膜切除。术后病理报告：左中心型肺腺癌浸润左心房、肺动脉、支气管。升主动脉及主动脉弓外膜见癌细胞浸润。

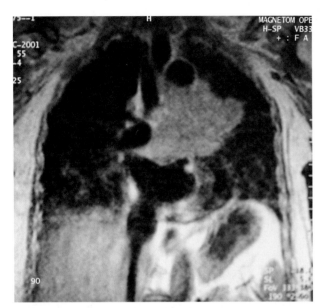

图4-14-15　胸部MRI T₁加权冠状面显示左中心型肺癌侵犯左心房肺动脉圆锥左侧壁及右肺动脉干

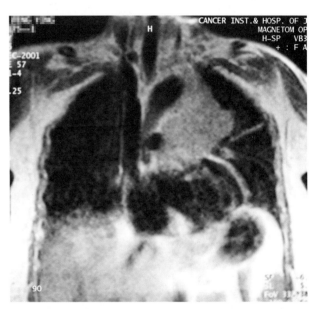

图4-14-16　胸部MRI T₂加权冠状面显示左中心型肺癌侵犯左心房肺动脉圆锥左侧壁及右肺动脉干

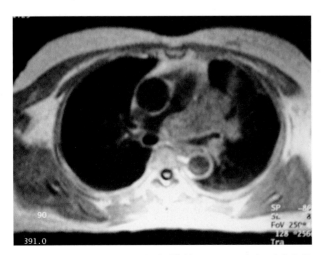

图4-14-17　胸部MRI T₁加权横断面显示左中心型肺癌侵犯右肺动脉干

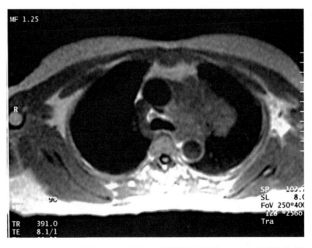

图4-14-18　胸部MRI T₁加权横断面显示左中心型肺癌侵犯左心房

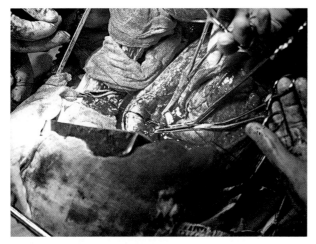

图4-14-19 切除肺动脉圆锥左侧壁

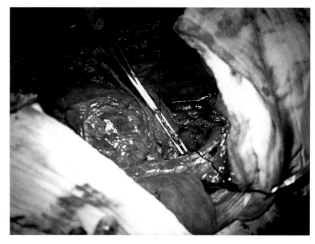

图4-14-20 切除部分右肺动脉干

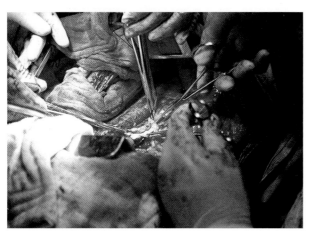

图4-14-21 切除部分左心房

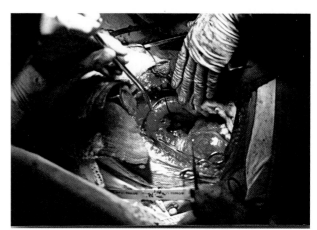

图4-14-22 清扫纵隔淋巴结

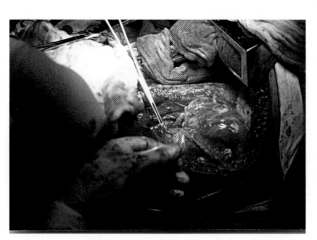

图4-14-23 肿瘤完整切除后

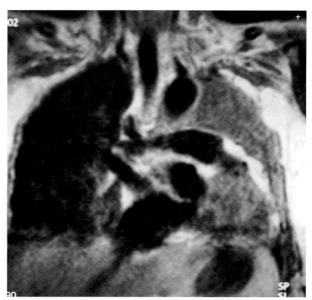

图4-14-24 术后15日胸部MRI T₁加权冠状面成像

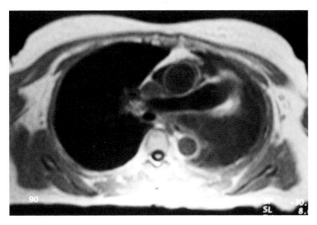

图4-14-25　术后15日胸部MRI T₁加权横断面成像

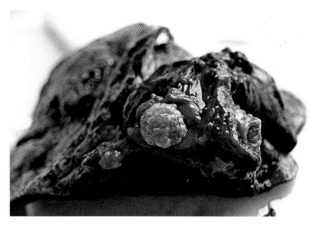

图4-14-26　术后肿瘤标本

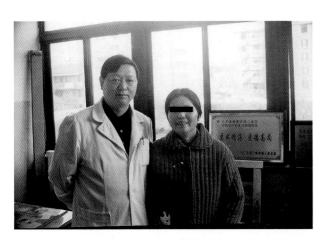

图4-14-27　术后15日

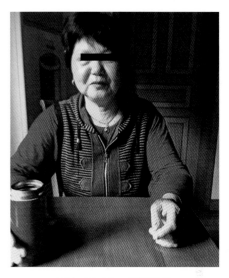

图4-14-28　术后20年

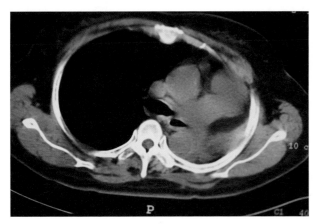

图4-14-29　术后20年胸部CT横断面成像

3.袖状右全肺切除，隆凸成形术、全上腔静脉切除，人造血管重建

手术步骤：

（1）先经胸骨正中纵劈切口，将肿瘤与左、右无名静脉分离。

（2）进行左无名静脉与右心耳人工血管搭桥，然后，关闭胸骨正中切口。

（3）右剖胸后外侧切口，探查肺癌侵犯上腔静脉及气管隆凸等器官的情况。

（4）切开心包，游离心包内的上腔静脉，右肺动脉主干、右肺静脉根部的左心房、气管隆凸及左主支气管。

（5）在心包内上腔静脉与右无名静脉之间用内径为1.2cm的Cortex人工血管进行端端吻合搭桥。

（6）用血管阻断钳在心包内阻断右肺动脉主干、右肺静脉根部的左心房。

（7）切断受肿瘤侵犯的右肺动脉主干，切断受侵犯的左心房，切断下段气管隆凸及部分左主支气管，切除肺癌与累及的脏器。

（8）经手术台行左主支气管插管并保持通气。

（9）在血管阻断钳上方缝合右肺动脉主干和左心房。

（10）行气管下段与左主支气管端端吻合。

（11）清扫纵隔淋巴结，术毕。

典型病例3 （图4-14-30～图4-14-41）

袖状右全肺切除，隆凸成形、全上腔静脉切除，人造血管重建。

男性，40岁，胸部增强CT横断面显示右上肺癌侵犯上腔静脉、气管隆凸及左心房。纤维支气管镜显示右主支气管内见菜花样新生物致支气管阻塞二分之一。支气管镜活检病理报告：鳞癌。手术行经胸骨正中纵劈切口加右胸后外侧切口，行袖状右全肺切除，隆凸成形、全上腔静脉切除，人工血管与右心房、右无名静脉端端吻合搭桥，人工血管与右心耳、左无名静脉端端吻合搭桥。术后病理报告：右中心型肺鳞癌浸润上腔静脉，上腔静脉管壁浸润样改变。

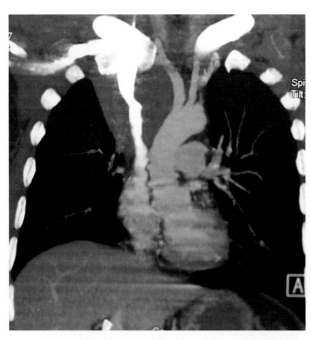

图4-14-30 胸部增强CT冠状面显示右上肺癌侵犯上腔静脉、气管隆凸

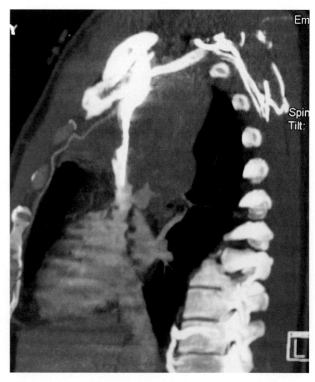

图4-14-31 胸部增强CT矢状面显示右上肺癌侵犯上腔静脉、气管隆凸

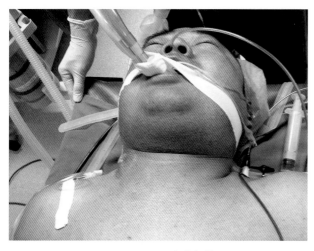

图4-14-32 术中插管

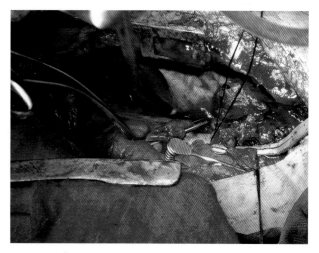

图4-14-33 心包内切开右心耳

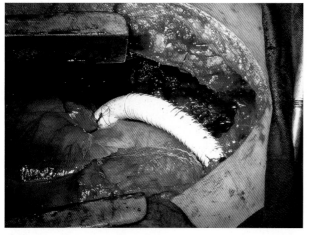

图4-14-34 人工血管与右心耳、左无名静脉端端吻合
搭桥

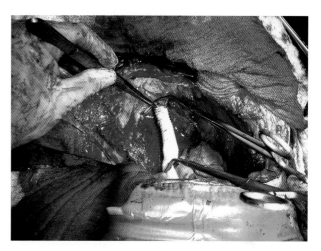

图4-14-35 人工血管与右心房端侧吻合

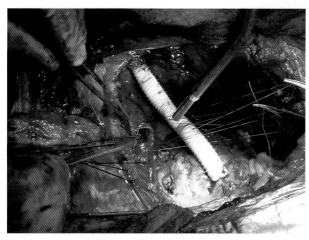

图4-14-36 人工血管与右心房端端吻合、与右无名静脉
端端吻合搭桥

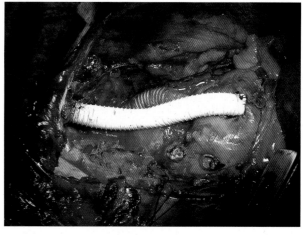

图4-14-37 人工血管与右心房端端吻合、与右无名静脉
端端吻合搭桥完毕（1）

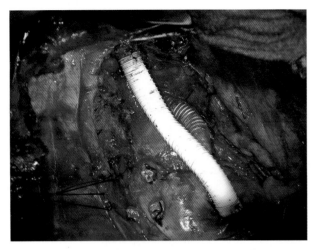

图4-14-38　人工血管与右心房端端吻合、与右无名静脉
　　　　　　端端吻合搭桥完毕（2）

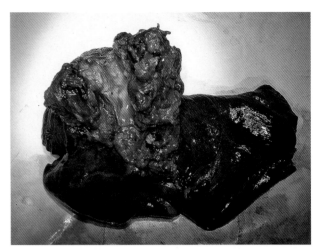

图4-14-39　术后肿瘤及上腔静脉标本（1）

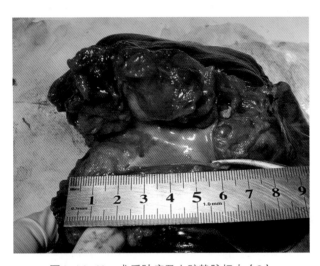

图4-14-40　术后肿瘤及上腔静脉标本（2）

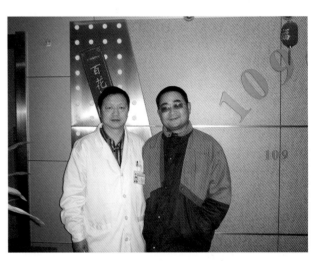

图4-14-41　术后10日

　　4.袖状左全肺切除、左心房壁部分切除、肺动脉圆锥部分切除、升主动脉及主动脉弓外膜切除

　　手术步骤：

　　（1）用无创伤血管阻断钳钳夹肺动脉圆锥左侧壁，用心耳钳钳夹左肺静脉根部的左心房（不超过左心房1/3）。

　　（2）游离出下段气管隆凸及左、右主支气管，分别缝合牵引线。

　　（3）切断受侵犯的肺动脉圆锥左侧壁，在血管阻断钳上方缝合肺动脉圆锥左侧壁。

　　（4）切断受侵犯的左心房，切断下段气管隆凸及部分右主支气管，切除肺癌与累及的脏器。

　　（5）经手术台行右主支气管插管并保持通气。

　　（6）在心耳钳的上方缝合左心房，行气管下段与右主支气管端端吻合。

典型病例4 （图4-14-42～图4-14-55）

袖状左全肺切除、左心房壁部分切除、肺动脉圆锥部分切除、主动脉弓外膜切除。

女性，55岁，胸部增强CT横断面与肺动脉造影显示左中心型肺癌侵犯左心房、肺动脉圆锥左侧壁及左肺动脉干。肺动脉造影示左肺动脉干严重狭窄。纤维支气管镜显示左主支气管内见新生物阻塞支气管。支气管镜活检病理报告：腺癌。手术经左胸后外侧切口，行袖状左全肺切除，左心房壁部分切除，肺动脉圆锥部分切除，主动脉弓外膜切除。术后病理报告：左中心型肺腺癌浸润左心房、肺动脉、左主支气管。主动脉弓外膜见癌细胞浸润。

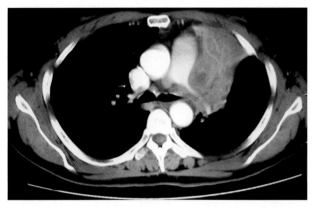

图4-14-42 胸部增强CT横断面显示左中心型肺癌侵犯肺动脉圆锥左侧壁

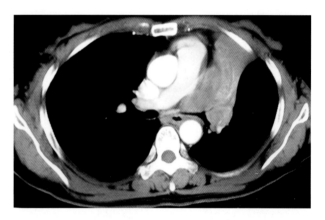

图4-14-43 胸部增强CT横断面显示左中心型肺癌侵犯肺动脉圆锥左侧壁及气管隆凸

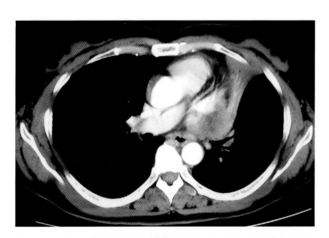

图4-14-44 胸部增强CT横断面显示左中心型肺癌侵犯左心房

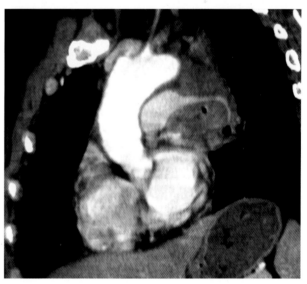

图4-14-45 胸部增强CT矢状面显示左中心型肺癌侵犯肺动脉圆锥左侧壁及左心房

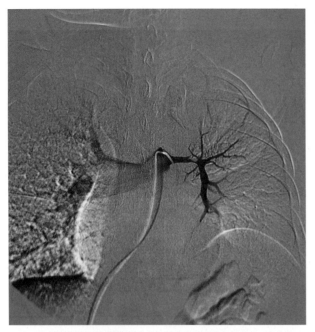

图4-14-46　术前肺动脉造影见左肺动脉干严重狭窄

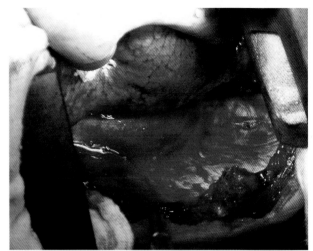

图4-14-47　左中心型肺癌侵犯胸主动脉

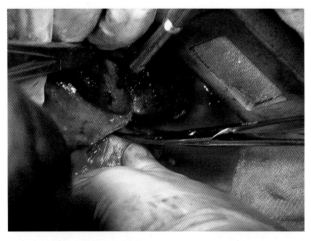

图4-14-48　将肿瘤从主动脉上锐性分离

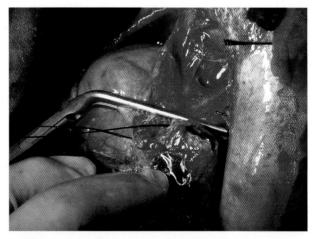

图4-14-49　在肿瘤侵犯左心房的近心端用心耳钳阻断

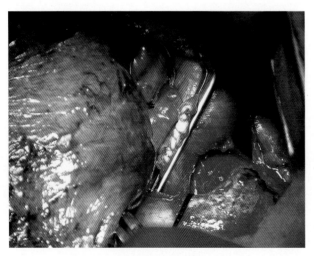

图4-14-50　左心房切缘缝合完毕

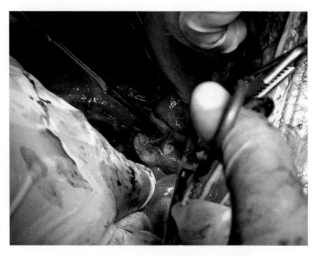

图4-14-51　肺动脉圆锥左侧壁切除

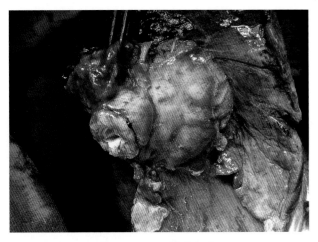

图4-14-52　肿瘤标本

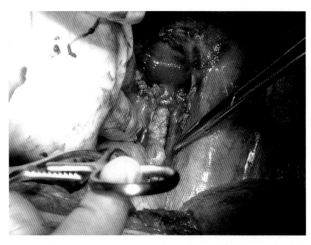

图4-14-53　缝合肺动脉圆锥左侧壁断端

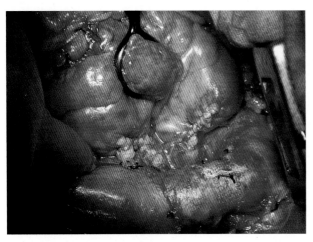

图4-14-54　手术完毕，左心房部分切除，肺动脉圆锥左侧壁部分切除，涤纶布包绕胸主动脉

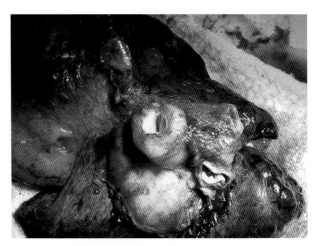

图4-14-55　术后肿瘤切除标本

14.4.5 手术要点

1. 血管阻断与人工血管搭桥 肺癌侵犯心脏大血管、气管隆凸手术难度极大，主要的困难是患侧肺门呈冻结状，肺动脉、肺静脉及左心房、气管隆凸融合成团无法解剖。手术者应选择受肿瘤侵犯最少的脏器作为切除肿瘤的突破口。大出血的危害性远远大于气道损伤，故术中发现肺门呈冻结状时应首先切开心包，在心包内阻断患侧的肺动脉（上腔静脉的外侧或上腔静脉的内侧）、肺静脉或左心房。如果肿瘤巨大，上腔静脉与肺门处冻结严重，无法从患侧胸腔切开心包实施肺血管阻断或上腔静脉阻断人工血管搭桥，可参照典型病例3先行胸骨正中切口，在右心房与左无名静脉之间用人工血管搭桥并游离侵犯右胸顶的肺癌，为后续的开胸完整切除肺癌与受累的多脏器提供安全保障。

2. 气管吻合的技巧 气管与支气管吻合时，气管断端与支气管断端的口径和形状通常有差异，可以采用放射状缝合，气管的间距较宽（3mm），支气管的间距较窄（2mm），逐渐消除两者口径的差异，同时根据两端管口的大小而调整针距，还可利用膜部的伸缩性进行调节两者口径的差异。吻合完成后利用气管软骨环的支撑和弹力，将具有弹性的支气管口径均匀拉开，消除了两者口径的差异，防止了吻合口狭窄，效果很好。

3. 肺动脉重建的技巧 切断下肺韧带并环形切下肺静脉干周围的心包，可切除4cm肺动脉。当肺动脉切除长度超过4cm者时，可采用"自体肺移植"技术使肺动脉吻合重建无明显张力。肺动脉圆锥与叶间肺动脉吻合：在行肺动脉圆锥与叶间肺动脉吻合前，应切断动脉导管韧带，用无创伤钳钳夹肺动脉圆锥侧壁，然后进行肺动脉圆锥与叶间肺动脉吻合。

4. 上腔静脉置换的技巧 在上腔静脉阻断中，尽可能地缩短上腔静脉阻断时间，先完成人工血管与右心房的吻合后再阻断上腔静脉，切除肿瘤，然后行人工血管与上腔静脉远端的对端吻合。阻断时间一般在20min内，可大大减轻脑损伤。

5. 左心房部分切除的技巧 对于肺癌侵及肺静脉并沿肺静脉进入左心房内形成癌栓的病例，在行心房部分切除时，先用左手将凸入心房的癌栓轻柔地推向肺静脉腔内，然后在准备切除处下方心房壁安置心耳钳，在心耳钳远心端6~7mm处切除肺癌及受侵犯的左心房，用3-0或4-0 Prolene线连续缝合左心房切口。

6. 带蒂的自体组织瓣的应用 在气管、支气管血管成形术中，通常用带蒂的肌瓣或大网膜或带蒂的脂肪垫、包埋支气管吻合口。由于网膜数量多、血液供应佳和可塑性好，因此为最佳包埋材料，但需做额外切口。包埋支气管吻合口可以使支气管吻合口与肺动脉吻合口隔离开来，可有效地防止支气管动脉瘘的发生。

14.5 手术并发症

14.5.1 肺癌合并上腔静脉置换术后并发症

肺癌累及上腔静脉尚无远处转移时属局部晚期肺癌，应用介入支架等保守治疗方法远期生存率差，对部分患者而言，手术可能是获得长期生存唯一可行的方法。但该类手术较为复杂且有其特殊性，处理不当可能出现较为严重的并发症，尤其是上腔静脉阻断时间较长时会出现严重的脑水肿，术中术后抗凝所致的继发性出血，以及上腔静脉置换后的吻合口出血及血栓等并发症。上腔静脉切除修补或置换时需要阻断血管，上腔静脉阻断后头颈部及上肢血液回流困难，易造成脑淤血水肿。通常上腔静脉阻断时间在20~30min较为安全，也有文献报道上腔静脉最长阻断时间可达105min而无明显脑部并发症发生。目前常规的脑保护措施有：

（1）控制性降低血压、冰帽降温；

（2）尽量缩短上腔静脉阻断时间，包括提高吻合技术、加快吻合速度等；

（3）术前经颈静脉或锁骨下静脉置管，必要时将头颈部及上肢的静脉血经静脉置管回输至下肢静脉；

（4）先行右心房与无名血管插管或搭桥转流，或将左、右无名血管分别与右心房吻合，整个手术过程也无上腔静脉血液的阻断，也有报道先完成一侧无名静脉与右心房的吻合，再切除并结扎另一支也可；

（5）术后为减轻脑水肿，应即刻给予呋塞米或甘露醇脱水治疗。

关于术后抗凝问题，有学者认为术中应肝素化，术后终生抗凝；也有观点认为术中肝素化，术后抗凝3~6个月即可；最近包括本中心在内的许多肺癌中心研究认为仅需术中局部用肝素水冲洗，对于较大直径的Gore-Tex人工血管，术后则无须抗凝。我们也经历了从术后长期抗凝到术后仅给予小剂量阿司匹林的术后抗凝策略调整，我们的体会是对于上腔静脉这种较大直径的血管置换，术中全身肝素化不是必需的，术后仅给予阿司匹林口服，能达到同样理想的效果，且可避免过度抗凝所致的继发性出血等。肺癌合并上腔静脉置换术后严重并发症还包括吻合口出血及血管栓塞。这两种严重并发症一经确诊，均需及时开胸探查。虽有术后发生上腔静脉血栓未手术而经全身肝素化治愈的报道，但我们认为该处理措施风险较高，暂不推荐。为避免术后血栓形成，上腔静脉置换时应选用口径适宜的人工血管，且术中将人工血管裁剪长度适宜，避免过短造成的高张力牵拉出血，或过长造成的血管扭曲和栓塞形成。

14.5.2 肺癌合并左心房部分切除术后并发症

1. 心律失常 心律失常是心包内处理肺血管全肺或肺叶切除术后较常见的并发症。全肺或肺叶切除本身对呼吸功能的影响、心包内操作对心脏的直接刺激、术后心包腔与胸腔相通使心脏暴露于大量胸腔积液中，以及手术造成的疼痛、肺动脉压升高和右心扩张，均是诱发心律失常的主要原因。手术后充分吸氧、保持呼吸道通畅及有效的疼痛处理是防止发生心律失常的主要措施。

2. 心疝或心脏扭转 易导致急性心力衰竭，一般发生于术后48h内，由于一侧全肺切除后，剧烈咳嗽时，尤其是一侧膈神经麻痹，两侧压力的不对称可使心脏扭转。我们的经验是若心包缺损较大（特别是位于左侧）时，可给予0号缝线在缺损心包处编制网状网袋，防止心疝或心脏扭转发生。

3. 急性肺水肿 同常规术式一样，由于切断一侧肺血管，肺血全部进入健侧肺组织引起。充分吸氧、保持呼吸道通畅以及有效镇痛是预防其发生的重要措施，同时应严格控制液体入量，保持合适的胶体渗透压，必要时应用血管扩张剂及利尿剂。为保证患者术后的营养摄取以及充足的液体供给，我们的经验是在重症患者术后置入鼻饲营养管，进行足量的术后肠内营养支持，既保证了患者的营养摄入，又可防止大量静脉液体输注所致的急性肺水肿发生。

4. 其他 若肿瘤侵入左心房内较多时，为防止手术操作所致的瘤栓脱落，应考虑在体外循环下进行肺癌合并左心房联合切除，其术后并发症除上述常见并发症外，还包括体外循环相关并发症，如电解质紊乱、代谢异常等。

14.5.3 肺癌合并隆凸成形术后并发症

依据病变累及范围不同，肺癌合并隆凸成形可包括全肺切除合并隆凸成形及肺叶切除合并隆凸成形。其术后并发症与下段气管肿瘤切除合并隆凸成形术相似，详见上述。

14.5.4 肺癌合并主动脉部分切除术后并发症

当肺癌侵及主动脉时传统手术单纯探查率极高。近年来侵犯主动脉的肺癌在体外循环下同期行胸主动脉置换的手术陆续报道，其主要并发症除常规肺叶切除或全肺切除的并发症外，还包括体外循环相关并发症，如电解质紊乱、代谢异常等。现在也有很多肺癌中心在非体外循环下进行肺癌合并主动脉外膜部分切除术。其主要手术并发症为术中不可控制的大出血。因此术者在术前应根据影像学资料仔细评判肿瘤侵犯主动脉的程度、范围等，并在术中预先做好防止主动脉大出血的相关措施，如在受侵犯主动脉的近、远心端预先游离、套带等，而不可盲目进行主动脉局部切除。

14.6 治疗效果

近年来，我国肺癌外科治疗水平有了非常显著的提高，并发症发生率大大降低，术前、术后综合治疗广泛开展。据不完全统计，我国约有数十个单位共进行手术治疗局部晚期肺癌患者数千例，其中围术期手术死亡率为0~11%，术后并发症发生率为15.2%~26.3%，术后5年生存率达18.4%~33.4%。对肺癌侵犯多脏器的局部晚期肺癌患者，术前精确的界定分期和多套周密的手术方案、术中灵活精准的手术操作、术后全方位的精心管理和及时的综合治疗是提高疗效的关键。

第15章 肺上沟瘤的外科治疗

15.1 概述

1932年，Henry K.Pancoast首次报道了肺癌侵犯胸腔顶部后产生的临床综合征，包括霍纳综合征、影像学上肋骨破坏以及手部肌肉的萎缩。此后，肺尖部肿瘤伴有肩周及上肢放射痛称为肺上沟瘤（Pancoast瘤）。肺上沟瘤是原发性肺癌中较特殊的类型，其临床表现和手术方式有自身的特点。肿瘤早期侵犯狭窄拥挤的胸腔入口处重要解剖结构，局部可累及臂丛下干（包括胸1和颈8神经根）和颈交感干（包括星状神经节）。局部侵犯累及邻近的上部肋骨和胸椎，如肿瘤侵犯胸腔入口，则锁骨下血管可被累及，肿瘤也可通过邻近的椎间孔压迫脊髓。因为肿瘤位置深及胸腔入口处解剖复杂，在20世纪50年代之前，肺上沟瘤被认为是不可手术和不可治愈的，部分切除局部病变的患者可减轻疼痛和延长生存期。1956年，Chardack等首次报道1例肺上沟瘤在根治性切除术后结合放疗而生存5年，患者在复查时未见肿瘤复发或转移。1961年，Chardack报道了肺上沟瘤根治性切除，手术后辅以放射治疗。此后Sham等将术前放射+根治性切除方式，作为标准治疗模式。目前的共识是，对于心肺功能良好的肺上沟瘤患者实施术前同步放化疗+手术切除，可提高手术的完整切除率和术后生存率。

15.2 诊断

15.2.1 临床表现

早期患者临床症状、体征不明显，常有误诊。中、晚期患者出现Pancoast综合征，为病变压迫或侵犯周围组织是产生三大症状，即①因肿瘤向下侵犯、压迫臂丛神经引起同侧肩臂疼痛;②因

$C_8 \sim T_1$神经根受累所致的上肢尺神经分布区痛；③因肿瘤向上或向下浸润压迫颈交感神经引起同侧瞳孔缩小。上眼睑下垂、眼球内陷、眼裂狭小、额部少汗等霍纳综合征。

15.2.2 影像学辅助检查

部分病例胸部X线检查可见明显的肺尖部肿瘤，少数病例因肿瘤呈斑块状成长，在胸腔顶表现为胸膜增厚而易误诊。胸部CT对于评估肿瘤的位置、是否侵犯肋骨、脊柱旁区域或椎体的范围以及肺门纵隔淋巴结有否转移等有特别重要的价值。全身同位素骨扫描检查ECT和MRI可明确了解第1、2肋骨及相应的椎体是否有浸润或破坏。同时应进行腹部CT、头颅MRI扫描、有条件者加做PET/CT。

15.2.3 活组织检查

由于肿瘤位于肺尖部，所以支气管镜检查往往不能提供恶性肿瘤的证据。在CT扫描和二维透视定位条件下，在斜方肌前缘及第1肋骨后部之间的颈后三角区，用细针经皮穿刺活检；也可经锁骨上斜角肌切口性胸膜顶开窗活检；或通过纵隔镜检查取斜角肌淋巴结活检等方式进行，它有助于获取肿瘤组织学诊断、分期及确定肺上沟肿瘤侵及的范围。此外，电视胸腔镜也可用于获取病变的组织学诊断。

15.3 手术适应证与禁忌证

15.3.1 手术适应证

（1）肺上沟瘤，用现有的检查方法未发现远处转移；

（2）非小细胞肺癌；

（3）肺上沟瘤手术能达到完全切除；

（4）内脏器官功能可耐受手术切除；

（5）年龄一般不超过75岁。

15.3.2　手术禁忌证

（1）臂丛神经、椎间孔、椎体或椎板广泛受肿瘤侵犯；

（2）小细胞癌；

（3）纵隔淋巴结有肿瘤转移或发生远处转移；

（4）肿瘤侵犯上腔静脉，患者有上腔静脉综合征；

（5）MRI检查及锁骨下动脉造影检查证实肿瘤侵犯锁骨下动脉。

15.4　手术治疗

对于可切除的肺上沟瘤，目前公认的治疗方案为先予同步放化疗（含铂方案，45~50Gy）。诱导治疗结束后4~6周行手术切除，术后追加2疗程化疗。如果肿瘤不能切除，则采取根治性的同步放化疗（放疗剂量达64~70Gy）。术者必须熟悉胸廓入口的解剖，充分了解肺上沟瘤与胸廓口神经血管结构的关系。

15.4.1　应用解剖

前、中、后斜角肌和第1、第2肋骨的交界将胸腔入口分为3部分。前部：即锁骨前部，内部包括颈阔肌、胸锁乳突肌、颈外和颈前静脉、肩胛舌骨肌的下腹、锁骨下和颈内静脉、肩部脂肪垫。中部：即斜角肌间隙，内部包括前斜角肌及附着于其前部的膈神经、锁骨下动脉及其分支（肩胛后动脉除外）、臂丛主干和中斜角肌。后部：位于中斜角肌后方，内部包括胸长及脊副神经的外支、肩胛后动脉、颈交感干和星状神经节、椎体、椎孔。

15.4.2　后路手术

当确定手术可完全切除肿瘤时，整块完全切除是治疗肺上沟瘤的最好方式。Shaw和Paulsion描述的后外侧切口最适合肿瘤位于尖部的后半部，没有明显累及前面结构的情况，如锁骨下动脉。当肿瘤累及这些前面的结构，可采用其他手术方式，如经腋下钩式向前延伸切口以显露第1肋骨前面和前路手术（图4-15-1）。

1. 手术切除范围

（1）患侧完全的第1肋和其他累及肋骨的后部，最常见的是第2和第3肋骨；

（2）第1~3胸椎受累的部分椎体及其横突；

（3）肋间神经根、第8颈神经根、受累的臂丛神经下干，部分星状神经节和交感神经节链；

（4）肺切除，通常是肺叶切除；

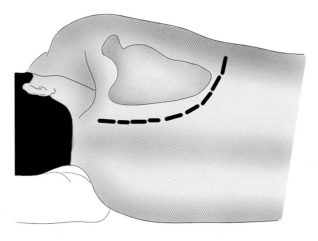

图4-15-1　右肺上沟瘤后入路切口

（5）清扫肺门、纵隔淋巴结。

2. 手术方法

（1）后路切口患者取侧卧位，手臂向前倾斜，皮肤消毒范围包括颅骨的底部（颈以上）至髂骨的顶部，切口选择后外侧切口，起始于第7颈椎以上，沿脊柱和肩胛骨内侧缘的中点向下延伸至肩胛骨下角下方2cm并向前延伸。向前切开前锯肌及其筋膜、背阔肌，后方切开斜方肌和大、小菱形肌，需注意不要损伤肩胛背神经和肩胛冈动脉。这样，肩胛骨内侧缘完全从胸壁上游离，用肩胛骨拉钩将肩胛骨拉向前上方。

（2）胸内探查评估切除可能性：进胸切口则根据术前的X线平片、CT或MRI结果，在需要切除的最下肋骨的下缘进入（通常是第3肋间），为完整切除，肋骨及其下缘的肋间肌一并切除。此时，切开选择的肋间后，了解肿瘤侵犯胸壁、胸腔入口、肺及纵隔的情况，准确掌握肿瘤侵犯范围与程度并评估肿瘤切除的可能。

（3）胸壁切除：评估肿瘤有切除的可能性后，向后延长肋间切口至肋骨角处，注意保持距肋骨脊柱角外侧2~3cm，沿骶棘肌（第1至第5椎体）前缘切开向侧后方牵引，这样显露出受累肋骨的肋骨角和椎体横突，用纱布填塞于骶棘肌及椎体之间以压迫止血。用胸腔撑开器撑开胸腔，探查胸腔内肿瘤，向前切除距肿瘤4cm肋骨，向下切除至肿瘤累及的下一肋骨及其肋间肌，分离从前方肋骨开始，先从肿瘤未累及最下肋骨开始，肋间神经及血管束缝扎后分离，切断肋骨至第1前肋，电刀分离附着于第1肋骨上的前斜角肌和中斜角肌，于第1后肋上方水平切断后斜角肌，这样，完全游离出肿瘤未累及的第1肋骨上缘，用手指保护锁骨下血管和臂丛。此时，探查肿瘤和胸腔入口的关系，取出填塞于脊柱骨结构及骶棘肌之间的纱布，置入骶棘肌拉钩，将肋骨角向胸膜腔牵拉增加显露，分离出肋骨至横突水平，沿此水平解脱或切断肋骨及横突。如果仅累及部分胸膜，仅需从横突处解脱出肋骨头，如果累及肋骨头远端，则需用骨凿横断横突和椎体侧面的部分骨皮质。完整的肋间神经血管肌肉束应该用3-0 prolene线缝扎并分离，这样可防止出血和脑脊液漏然后向上分离至第1后肋。

（4）臂丛的解剖：颈8和胸1神经构成了臂丛的下干，此时，于第1后肋上方可见臂丛的下干及其与肿瘤之间的相互关系。大部分的肿瘤仅累及胸/神经根，遇到此种情况，需从颈8神经根椎间孔发出处解剖，保证颈8神经的完整。如果颈8神经根受累，则应解剖分离臂丛下干，神经根应该在椎间孔水平结扎后切断，防止脑脊液漏。如果发生脑脊液滴漏，应该将骶棘肌缝合至脊柱旁填塞椎间孔处的漏口。

（5）锁骨下血管的分离：常常在锁骨下动脉外膜层解剖分离，如需要，则可分离出该动脉的分支并予以切断（胸廓内动脉和甲状颈干），如果肿瘤累及锁骨下动静脉，累及的静脉部分只需缝扎后切断，不需要重建；如果累及动脉，则需在肿瘤累及的两端阻断后切除，阻断前需全身半肝素化（0.25mg／kg），重建采用直接端端吻合或间置人工血管（直径为6~8mm），但后路方式处理锁骨下血管是比较危险的，因为大部分肿瘤超过血管累及其上方的前斜角肌和膈神经。最好选择下述的向前延长切口或加用前路切口继续手术。

（6）椎体切除：最后可切除部分上胸部椎体的部分椎体，根据肿瘤累及部位和骨膜冰冻切片结果来决定，切除少于1/4椎体不会引起脊柱不稳定。在肿瘤的上下方分离并切除交感干和星状神经节。这样，完全游离胸壁部分，包括第1、2、3肋，部分椎体，置入胸腔。

（7）肺切除：尽管肿瘤可能很小或位于肺的边缘，也应该行标准的肺叶切除术，推荐用切割吻合器分离肺裂减少肺漏气。同时行肺门、上纵隔和隆凸下淋巴结清扫。放置两根胸管分别排气和排液，无须重建胸壁。

典型病例1　（图4-15-2～图4-15-9）

　　男性，66岁，患者出现肩部及上肢疼痛和霍纳综合征。胸部增强CT横断面显示右肺上沟瘤侵犯第1~2肋骨、第3胸椎。纤维支气管镜显示双肺各支气管内均未见新生物。手术行经右胸后外侧切口，右上肺切除合并第1~3肋骨、第3胸椎部分切除。术后病理报告：右上肺鳞癌浸润第1~2肋骨、第3胸椎。

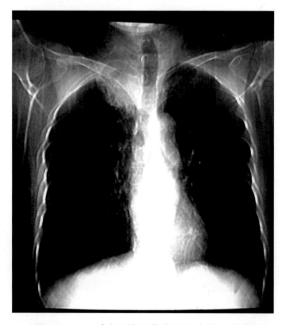

图4-15-2　胸部X线正位片显示右肺上沟瘤

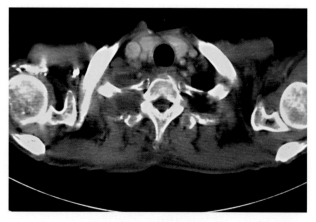

图4-15-3　右胸部增强CT横断面显示肺上沟瘤侵犯第1肋骨

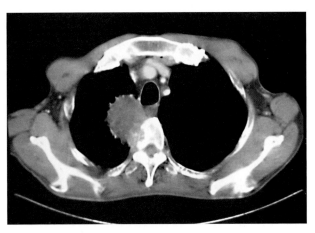

图4-15-4　胸部增强CT横断面显示右肺上沟瘤侵犯第3胸椎

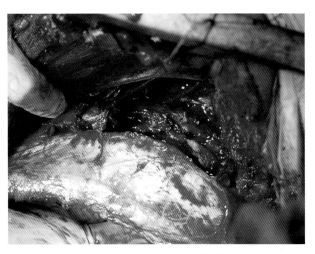

图4-15-5　游离右肺上沟瘤（1）

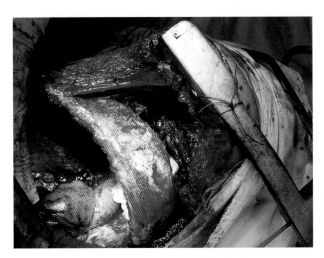

图4-15-6　游离右肺上沟瘤（2）

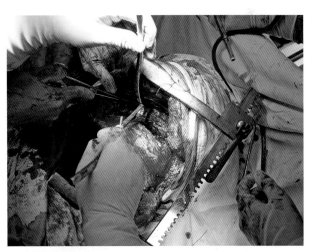

图4-15-7　切除第1、第2、第3肋骨

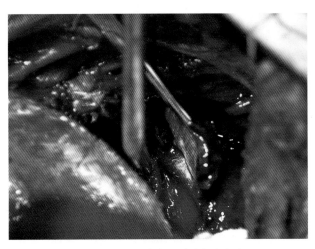

图4-15-8　切除胸顶肿瘤侵犯组织

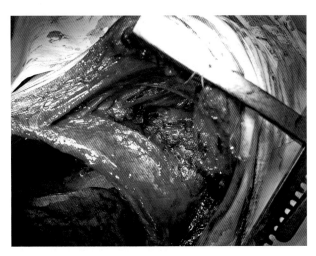

图4-15-9　右肺上沟瘤切除后

15.4.3   前路手术（经颈"L"形切口）（图4-15-10）

（1）患者取仰卧位，颈后仰，头转向健侧，患侧肩下垫高以抬高手术区域，消毒区域上从乳突下至剑突，两侧分别从腋中线至锁骨中线。取颈部"L"形切口，包括胸锁乳突肌前方的直切口和位于锁骨下方并平行于锁骨的横切口。根据肿瘤的大小，横切口可选择位于第2或第3肋间水平。从胸骨头游离切断胸锁乳突肌胸骨头，自锁骨游离出胸锁乳突肌及胸大肌，将肌皮瓣向后翻转，充分显露颈部、胸腔入口和前外侧胸壁。切除同侧的肩部脂肪垫送病理检查，排除锁骨上淋巴结的微转移灶。

（2）检查肿瘤累及到胸腔入口的范围，切除斜角肌上脂肪送病理检查，了解斜角肌淋巴结有无转移，应仔细评估。如果肿瘤可以肯定切除，建议切除锁骨的内侧一半。

（3）首先解剖颈静脉，然后游离锁骨下静脉及其属支。在左侧，常常需要结扎胸导管。分离颈内外静脉和颈前静脉的远端部分，有利于显露这几根静脉的汇合点，即无名静脉。缝扎切断颈内静脉可更好显露锁骨下静脉，如果肿瘤累及锁骨下静脉，可阻断切断锁骨下静脉的近远端。

（4）从第1肋上游离前斜角肌，如肿瘤累及前斜角肌，则从肿瘤累及处上方切断前斜角肌，应仔细辨认并保护其上的膈神经，尽量避免损伤，损伤该神经可影响术后呼吸功能。

（5）解剖出前斜角肌下方的锁骨下动脉，为增加活动度，应该游离出该动脉的分支。尽量避免切断椎动脉，只有当直接累及该动脉，才可切断椎动脉。如果肿瘤仅累及锁骨下动脉的侧壁，可从锁骨下动脉的外膜层下剥离肿瘤。如果肿瘤累及动脉壁，则必须切除部分锁骨下动脉。阻断肿瘤累及的锁骨下动脉的近远端，切除部分受累血管，通常直接行端端吻合，直接吻合前需充分游离颈动脉和锁骨下动脉，如肿瘤侵犯动脉范围过大，需间置PTFE人工血管（直径6mm或8mm）。

（6）游离臂丛神经，根据肿瘤外侵的范围和臂丛神经受压的程度，按由内向外的原则游离、解剖臂丛神经。一般先游离中干，之后游离上干。臂丛的下干、颈8和胸1神经根可以在椎间孔的平面予以切断。虽然肺尖部癌可在臂丛的上部进行播散或有可能播散到臂丛的上部，但臂丛各分支的神经松解术（neurolysis）通常游离到胸1以下即可，并不需要游离臂丛的各个分支。

（7）完全清扫胸腔入口部位肿瘤主要的淋巴血管引流，同时显露出椎间孔。胸1神经根通常在肿瘤远方分离，就在胸1椎间孔的侧面。术中应避免损伤胸背及胸长神经，这可导致肩胛骨外翻。应在第1肋骨的肋软骨交界处切断前外侧弓，在第2肋骨的中部切断，在第3前肋的上缘向肋骨椎体交界处分离，逐渐游离胸壁及肿瘤，随后从第1、2或3椎体横突上解脱出肋骨。

（8）当肿瘤累及或压迫臂丛神经时，需要游离插入胸2至颈7横突后结节内的肋骨。这样，颈8和胸1神经根很容易辨认和分离，再根据由内向外的原则游离、解剖臂丛神经。一般先游离中干，之后游离上干。臂丛的下干、颈8和胸1神经根可以在椎间孔的平面予以切断。臂丛各分支的神经松解术通常游离到胸1以下即可，并不需要游离臂丛的各个分支。显露椎体、颈7和胸1椎体前方的交感干和星状神经节将肿瘤连同受累的各组织结构全部予以切除。

（9）通过该间隙可行上叶肺切除术。通常不需要另外的后外侧切口，可通过该切口切除上肺叶及第1至第4肋骨。常规放置两根胸管引流，将胸锁乳突肌缝至胸骨头上后，分层缝合颈部"L"形切口。

（10）如术中发现肿瘤位于后部，累及椎间孔而未累及脊髓，需加作后路切口。患者再取侧卧位，作后路切口，颈7至胸4，先切除3个水平的椎板，在椎孔内自脊髓外壳分离神经根，在椎体中央切断椎体。这样自后路切口整块切除肿瘤、肺、肋骨和血管。椎体切除侧部位的脊柱需固定。

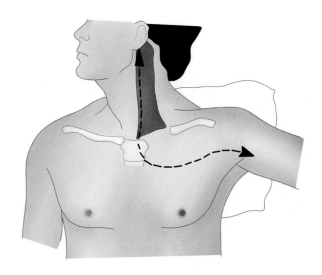

图4-15-10   经颈"L"形切口示意图

对于肺上沟瘤侵犯范围小、未累及第3肋及椎体的病例，Dartevelle将前经颈-胸切口治疗的手术操作总结为6个主要步骤：

（1）解剖或切除锁骨下静脉；

（2）切断前斜角肌并解剖出膈神经的颈部部分，如该部膈神经受累则将其切除；

（3）显露锁骨下动脉和椎动脉；

（4）向上解剖臂丛神经至椎间孔；

（5）切除受累的肋骨；

（6）整块切除胸壁及肺肿瘤，必要时附加一后外侧剖胸切口，以便切除第2肋以下的胸壁和受累的椎体。

Dartevelle等认为这种手术方法有以下优点：

（1）整个胸廓入口处的显露非常满意，可以安全地解剖并彻底切除受累的锁骨下血管及其分支、膈神经以及臂丛；

（2）手术操作完全在直视下进行而又不复杂，可安全用于肺尖部癌的外科治疗；

（3）必要时可附加或补充后外侧剖胸切口，以便进行更为广泛的胸壁切除或较大的肺切除术；

（4）手术并发症少，无手术死亡；

（5）术后5年生存率令人满意，达31%。

但如术中探查发现肿瘤侵犯范围较大，需要切除第3肋，甚至第4肋及部分受累的椎体时，则需要另行做一后外侧剖胸切口，对于术前影像检查肺尖部癌侵犯范围较大时，宜选择常规手术方法进行治疗。

15.5 术后并发症

肺上沟瘤手术的术后并发症与常规肺切除术相似，特别的并发症介绍如下：

1. 脑脊液漏　当胸管引流出清亮液体时就应考虑是否有脑脊液漏，因为胸膜腔和蛛网膜下腔相通，气栓容易进入蛛网膜下腔、脑室和脑与脊髓之间的中央导水管。必须再次手术，另须行脑室引流。

2. 神经损伤和霍纳综合征　这应在术前与患者讨论，游离、切断第8颈神经和第1胸神经通常不会引起明显的肌肉瘫痪，其分布区域或范围出现神经感觉障碍。切除臂丛的下干可引起前臂和手部分肌群的萎缩和瘫痪，但手术可明显减轻术前的疼痛，这比手术引起的神经损伤更为重要。切除部分星状神经节和交感神经链之后，患者出现继发性霍纳综合征。

3. 血胸　血管损伤最易发生于胸壁切除部位及椎间孔水平的小静脉。

4. 乳糜胸　乳糜胸可通过预先结扎胸导管来预防。如果术后出现，可通过持续胸腔引流来观察，必要时须再次手术。

5. 肺不张　胸壁广泛切除，术中膈神经的损伤，术后可引起肺不张。术后应尽量保证肺充分膨胀，具体治疗措施如下：如需要呼吸支持，潮气量应足够大；保持胸管引流通畅；清除呼吸道分泌物，如鼓励咳嗽、体位引流、鼻导管或支气管镜下吸痰，必要时气管切开；足够的镇痛；增加肺与肺内腔之间的压差，如持续气道正压面罩给氧等。

6. 补液　尽管术后补液是必需的，但应注意避免体液过载，适量用少许利尿剂可避免急性呼吸窘迫综合征。

切除锁骨下静脉的患者，术后2个月内应抬高手术侧前臂，增加静脉血液回流，促进侧支循环产生，避免水肿产生。行人工血管置换的患者，应密切观察桡动脉搏动情况，保持血管的通畅性，术后6个月内需口服抗凝药。

15.6 治疗效果

根据目前国内外多中心的大宗病例报道，对于可手术的肺上沟瘤患者实施术前同步放化疗+手术切除，可提高手术的完整切除率和术后生存率，5年生存率可达31%～53%。所以对于可手术的肺上沟瘤，要争取早期诊断，积极地给予综合治疗，能显著提高患者的生存率和生存质量。

第16章 肺癌术后支气管残端瘘的外科治疗

16.1 概述

支气管残端瘘，也称支气管胸膜瘘（bronchopleural fistula，BPF），是指各级支气管与胸膜腔交通形成的窦道，是肺癌外科治疗中常见的严重并发症之一，尤其在全肺切除术中，其诊断、治疗和预防的难度较大。虽然随着临床经验的积累、手术技巧的提高、支气管残端闭合器的应用及支气管残端的预防性包埋加固，支气管胸膜瘘的发病率较前已有很大的降低，但仍难以避免。目前BPF发生率维持在0～12%。肺癌术后BPF发生率：右全肺切除术后4.5%～20%，肺叶切除术后0.5%。治疗通常分为非手术治疗和手术治疗2种。1977年，Ratliff等首先报道了经纤维支气管镜成功治愈1例BPF患者，开创了BPF患者非手术治疗成功的方法。此后，又涌现出许多新的非手术治疗方法。非手术治疗的基本原则：及时有效的胸腔引流并消灭脓腔；支气管残端瘘口的封堵；合理应用全身和胸腔局部抗感染治疗；积极有效的营养支持治疗。

近年来，各种开胸修补瘘口的方法亦不断推陈出新。手术治疗的基本原则：早期BPF积极开胸修补瘘口；应用大网膜、肌肉、心包等带血管蒂的组织包埋其支气管残端瘘口；晚期BPF有效引流脓胸，闭合支气管胸膜瘘，消灭残存胸膜腔。近年来，BPF患者的治愈率已显著提高。

16.2 诊断

16.2.1 临床表现

术后出现刺激性咳嗽，咳出红色胸水样痰或脓痰，胸腔引流瓶内有大量气体溢出，部分患者伴有皮下气肿，体温升高。

16.2.2 影像学检查

胸部X线片与胸部CT表现为手术侧胸内气-液平面。

16.2.3 纤维支气管镜检查

纤维支气管镜检查可发现支气管残端瘘口或支气管残端气泡溢出（图4-16-1、图4-16-2）。

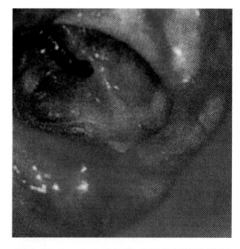

图4-16-1 左上肺切除术后支气管残端瘘

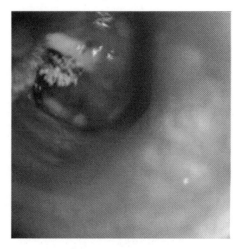

图4-16-2 经支气管镜注射速凝化学胶阻塞支气管残端瘘

16.3　治疗方法

肺癌术后支气管胸膜瘘的治疗需综合考虑患者多方面因素，很难仅凭简单的分级标准指导临床治疗。由于术后早期支气管胸膜瘘的治疗与晚期瘘的治疗原则差别较大，在此根据支气管胸膜瘘的发生时间分类，详细阐述在不同情况下的治疗原则、治疗方法及循证医学依据。

16.3.1　胸腔闭式引流术

全肺切除术后如果诊断为支气管胸膜瘘，首先必须立即行胸腔闭式引流术。如已存在闭式引流，要保证引流通畅，在行胸腔闭式引流前，应取患侧最低的体位，防止患侧胸腔内液体倒灌到健侧。根据痰培养和脓汁培养结果给予敏感的抗生素治疗。给予最大限度的营养支持治疗，可以进行肠内营养或肠外营养，十分衰弱的患者可以少量多次输血或血浆。瘘口如果非常小，可以经过胸腔闭式引流或开窗引流而自行闭合；且引流也适合于一般状态非常差，不能耐受再次手术，或已经形成脓性胸液的患者。但是较大的瘘很少能自行关闭且单纯引流死亡率很高，应当在适当的时机下给予外科干预。小的支气管胸膜瘘亦可经支气管镜用生物胶堵塞瘘口。

16.3.2　经支气管镜生物胶堵塞支气管胸膜瘘

经支气管镜用生物胶堵塞支气管胸膜瘘被认为是一种有效的治疗手段，其优点是简单、安全、经济、对患者损伤小，对于合并脓胸且一般状态较差的患者，可为改善状态赢得时间，提供进一步外科处理的机会。可以经纤维支气管镜应用生物胶，亦可使用硬支气管镜。支气管镜可以经气管内使用生物胶。现多主张黏膜下注射生物胶，而不是以前直接向瘘口喷洒生物胶。用于堵塞瘘口的胶也种类繁多，包括组织胶、纤维蛋白胶、硬化剂、自体血液黏合剂等。日本有学者报道经纤维支气管镜向瘘口周围黏膜下注射无水乙醇成功堵塞5例支气管胸膜瘘。

Torre等用生物胶经纤维支气管镜堵塞16例全肺和肺叶切除术后支气管胸膜瘘，成功率为50%。Scappaticci等在用生物胶经纤维支气管镜堵塞12例支气管胸膜瘘时，5例全肺切除术后支气管胸膜瘘均成功；在7例肺叶切除术后支气管胸膜瘘中，5例成功，治愈率为71.4%。以上两位学者均认为在瘘口小于5mm时，生物胶经纤维支气管镜堵塞支气管胸膜瘘是非常有效的。Hollaus等在用生物胶

经硬支气管镜治疗29例全肺切除术后支气管胸膜瘘时，16例成功堵塞了瘘口，治愈率为35.6%。他认为瘘口小于3mm时，用生物胶堵塞支气管胸膜瘘是特别有效的，而瘘口直径大于8mm则不应用此方法。Varoli等报道了35例用生物胶堵塞支气管胸膜瘘的病例，其中在全肺切除术后瘘中治愈率为57.9%，肺叶切除术后瘘中治愈率为75.0%。在瘘口为3~5mm时，多位医师在支气管镜下使用用于栓塞血管的金属线圈结合喷洒生物胶成功堵塞支气管胸膜瘘多例；亦有在支气管镜下使用生物胶结合胶原片或脱钙骨来成功治愈支气管胸膜瘘的报道。

综上所述，无论对于早期瘘还是晚期瘘，在瘘口小于5mm特别是小于3mm时，经支气管镜用生物胶或结合金属线圈等辅助物堵塞瘘口应该被视为一线措施，尤其对于一般状态较差，不能耐受手术的患者。如果生物胶堵塞有效，在支气管胸膜瘘不合并脓胸时，胸腔引流即可；而在支气管胸膜瘘合并脓胸时，脓胸需经闭式引流或开窗引流后延期处理，也有经胸腔镜行脓胸廓清术的报道。

16.3.3　开胸修补瘘口

根据支气管胸膜瘘发生的时间不同，其行开胸瘘修补术的指征和手术方式也不相同，对于早期支气管胸膜瘘（术后1个月内）的患者，近十几年治疗全肺切除术后支气管胸膜瘘的观点有了一定的改变，以前的报道和教科书强调一旦全肺切除术后几日出现支气管胸膜瘘，只能行胸腔闭式引流和延期处理而不能再次手术修补瘘口。而现在很多医师认为，在术后的早期阶段大约1个月内，如果诊断支气管胸膜瘘，在胸腔被最低程度的污染、肺功能储备可以耐受手术的情况下，应急诊开胸修补瘘口，而不应考虑术后的间隔时间。Wright等报道256例全肺切除术后发生8例支气管胸膜瘘，有7例发生在术后30日内，其中5例可以耐受手术，急诊开胸修补瘘口，自体组织包盖支气管残端，术后未发生脓胸，恢复良好。随访无瘘复发，修补手术成功率为100%。而2例由于ARDS不能耐受手术，只能行胸腔闭式引者，均死亡。有1例非常小的瘘发生在术后37日，经胸腔闭式引流后自行关闭，这组支气管胸膜瘘患者的死亡率为25%。AL-Kattan等报道在530例全肺切除中，7例发生支气管胸膜瘘，均在15日内发生，2日内均再次行手术修补瘘口，自体组织包盖残端，其中手术5例成功，成功率为71.4%，另外2例修补失败的患者均由于支气管胸膜瘘导致呼吸衰竭或多器官功能衰竭而死亡，死亡

率为28.6%。因此对早期全肺切除术后的支气管胸膜瘘，只要患者可以耐受手术，应急诊行开胸手术，修补瘘口，可沿原切口进胸，如果残端距隆凸还有一定距离，应切除残端到正常组织，然后手工缝合残端，最后用血运丰富的自体组织包盖残端。急诊开胸修补瘘口的方法优点是成功率较高，住院时间短，减少并发症。而且早期的全肺切除术后支气管胸膜瘘发生吸入性肺炎的可能性很大，死亡率高于晚期的支气管胸膜瘘，急诊开胸修补瘘口不失为一种明智的选择。不适于手术治疗或修补瘘口失败的患者则处于非常危险的境地。

对于全肺切除术后晚期支气管胸膜瘘（超过术后1个月）的患者，由于全肺切除术后晚期支气管胸膜瘘几乎都合并脓胸，其治疗的基本原则为引流脓胸、闭合支气管胸膜瘘、消灭残存胸膜腔。对于晚期支气管胸膜瘘，要考虑肿瘤的进展情况，如肿瘤已转移或复发，除了引流以外要慎重采用更多的外科干预手段。应常规行支气管镜检查，评价瘘口的大小、支气管残端的长度、肿瘤是否复发及健侧肺的情况。可以用胸腔镜经引流通道观察脓腔的大小、污染的程度、引流的充分性。有学者报道使用胸腔镜行脓胸廓清术，然后二期开胸修补瘘口、转移肌瓣或大网膜加强支气管残端。一旦认为脓胸残腔无菌后，就要考虑如何关闭支气管胸膜瘘，通常采取沿原切口进胸，由于长期感染会导致解剖困难，要始终沿主支气管周围分离，以免损伤周围的肺血管和食管。长的支气管残端可以重新切除，露出新鲜组织有助于术后愈合，间断缝合支气管残端。如果出现支气管残端很短、钙化变硬、瘘口较大等无法缝合的情况时，可以将大网膜或肌瓣直接吻合到瘘口上。但Jadczuk认为不需游离支气管残端，避免损伤周围的肺血管，只需将带蒂肌瓣直接

吻合到支气管瘘口周围，如果残端较长可以将肌瓣伸入瘘口接近隆凸水平，避免了残端过长引起术后分泌物储留而继发感染。无论是早期急诊修补支气管胸膜瘘，还是延期关闭瘘口，都应该用血运丰富的自体组织包盖残端，关于这一点已经达成共识。肋间肌、骨性胸廓外肌肉、膈肌、大网膜可推荐用来加强修补支气管残端。

16.3.4　胸骨正中切口、经心包纵隔内关闭全肺切除术后支气管胸膜瘘

胸骨正中切口、经心包纵隔内关闭支气管胸膜瘘术式也是治疗全肺切除术后支气管胸膜瘘合并脓胸的一种方法。同其他方法一样，术前必须充分引流脓胸和调整患者达到最佳状态，最好应用开窗引流。

此方法的优点在于手术是在相对无菌环境下进行的，解剖也比较正常，避免了手术经原切口进入而支气管残端周围解剖严重纤维化时，损伤肺血管或食管的风险。但是由于纵隔的偏移，解剖有时可能较困难，需要很长时间，一旦隆凸暴露后闭合支气管胸膜瘘将会很容易。另外，此术式不像胸廓成形术会引起胸廓畸形。胸骨正中切口、经心包入路被某些医师认为是处理全肺切除术后支气管胸膜瘘的首选术式，但大多数学者认为，这种术式是一种候选手段，主要适用于大网膜转移术或肌瓣转移胸廓填塞术失败、支气管残端钙化、支气管残端很短预行隆凸切除、残存脓腔严重纤维化不能沿原切口进胸等情况。也有人认为，这种术式在支气管残端较长时，治疗的成功率比较高。此方法的缺点是手术创伤较大，脓胸的残腔不能同时处理，而胸廓成形术或肌瓣转移胸廓填塞术可以同时消灭脓胸的残腔，此外，此术式亦不排除有胸骨后感染的可能性。

男性，65岁，右下肺癌切除术后5年，余肺肿瘤复发二次手术（右余肺切除）后2个月，高热、咳嗽伴大量脓痰。胸部增强CT横断面显示右全肺切除后手术侧胸内存在气-液平面。纤维支气管镜显示右主支气管残端在咳嗽时有气泡及脓液溢出。诊断为右肺切除后右主支气管残端瘘。手术行经右胸后外侧原切口暴露支气管残端瘘，经上腹正中小切口游离大网膜。经皮下隧道将大网膜置入胸腔，将大网膜封堵支气管残端瘘。术后1个月康复出院。

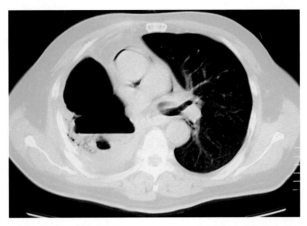

图4-16-3 胸部增强CT横断面显示右全肺切除后为手术侧胸内存在气-液平面

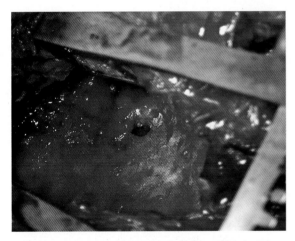

图4-16-4 经右后外侧胸切口暴露支气管残端瘘

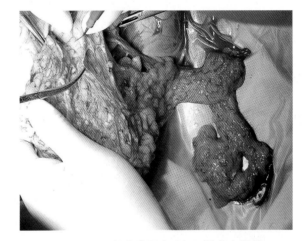

图4-16-5 经上腹正中小切口游离大网膜

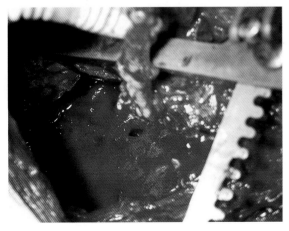

图4-16-6 经皮下隧道将大网膜置入胸腔

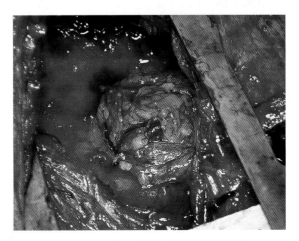

图4-16-7 将大网膜封堵支气管残端瘘

典型病例2　（图4-16-8～图4-16-19）

　　女性，48岁，右下肺癌切除术后5年，余肺中叶根部肿瘤复发，第2次手术行右中上肺切除，术后1个月患者出现高热、咳嗽伴大量淡红色胸液样痰。胸部增强CT横断面显示右全肺切除后手术侧胸内存在气–液平面。纤维支气管镜显示右主支气管残端在咳嗽时有气泡及淡红色胸液溢出。确诊为右肺切除后右主支气管残端瘘。第3次手术行胸腔镜下右侧脓胸清创术，第4次手术行右侧脓胸局限性胸廓成形术（切除部分4、5、6肋骨长约10cm）合并脓胸清创术，开窗引流。每日换药直至胸内组织肉芽生长健康，培养无细菌及真菌生长（5次），胸腔开窗换药时间为2个月。第5次手术经右胸后外侧原切口暴露支气管残端瘘，经上腹正中小切口游离大网膜，经皮下隧道将大网膜置入胸腔，将大网膜封堵支气管残端瘘。同时将左侧胸大肌带蒂经皮下隧道翻转入右胸加强支气管残端瘘的封堵。术后2个月康复出院。

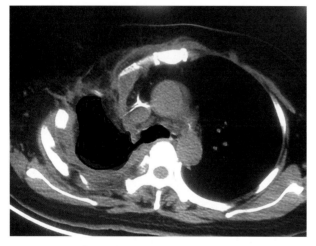

图4-16-8　胸部平扫CT横断面显示二次手术后支气管残端瘘

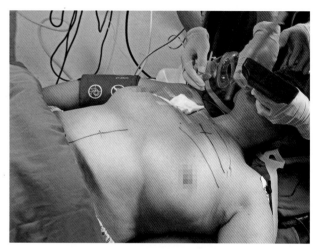

图4-16-9　开胸修补支气管瘘口体位

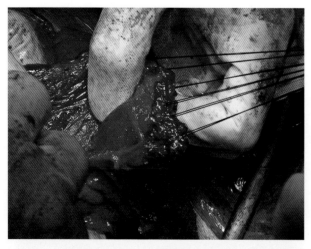

图4-16-10　将左侧胸大肌游离

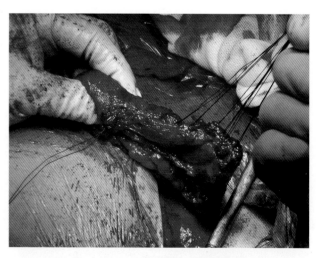

图4-16-11　左侧胸大肌带蒂翻转

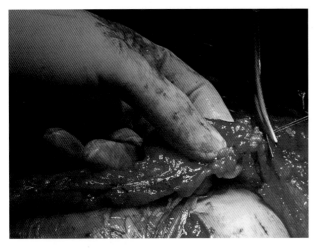

图4-16-12 经腹正中小切口游离大网膜（1）

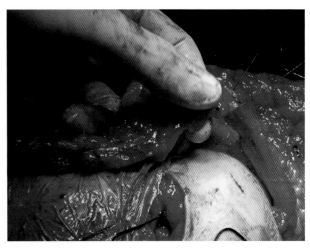

图4-16-13 经腹正中小切口游离大网膜（2）

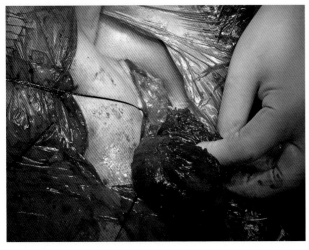

图4-16-14 经皮下隧道将大网膜置入胸腔封堵支气管残端瘘

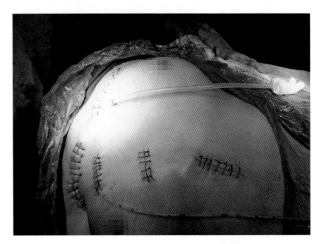

图4-16-15 术后切口

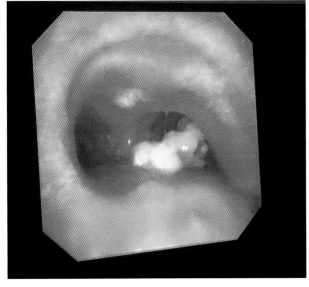

图4-16-16 术后纤维支气管镜检查见大网膜伸入瘘口、平隆凸水平

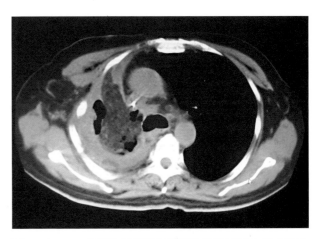

图4-16-17 术后胸部增强CT横断面显示第2次手术后右主支气管残端瘘被大网膜填塞治愈

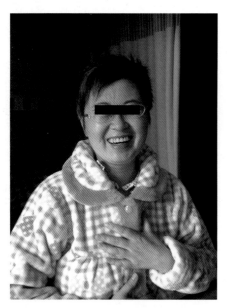

图4-16-18　开胸修补瘘口术后15日

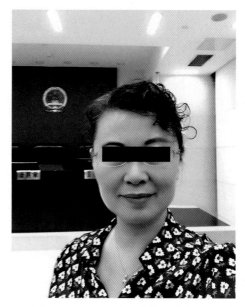

图4-16-19　开胸修补瘘口术后6年

16.4　治疗效果

近年来，虽然目前国内外关于支气管胸膜瘘的已有相当数量的研究，BPF患者的非手术治疗和手术治疗治愈率已显著提高，但鉴于各个研究的案例均较少，而各个案例之间异质性较大，难以合并数据综合分析，因此对于外科手术介入的时机、适应证以及手术方法等问题依然缺乏强有力的循证医学证据。下一步研究方向：需进一步进行多中心临床研究。建立完善的入组标准、分组标准及随访机制，待样本扩充后对数据进行科学的统计学分析。

第五篇

全胸腔镜中心型肺癌与气管、支气管的外科治疗

第17章 全胸腔镜下单侧肺循环阻断术治疗中心型肺癌

17.1 概述

胸腔镜术中大出血被公认为是全胸腔镜手术中的世界性难题之一，极大地限制了胸腔镜手术的推广。特别是肺门淋巴结与肺血管致密粘连时，很容易因为术中大出血而中转开胸。针对这一问题，2010年，我们创新性地将单侧肺循环阻断技术应用于全胸腔镜手术，使得侵犯肺动脉的中心型肺癌这类高难度手术也能在全胸腔镜下顺利开展，手术风险和手术时间均显著减少，减少了中转开胸概率。单侧肺循环阻断技术术野清晰，缝合空间大，是一项很有价值的临床实用技术（图5-17-1）。

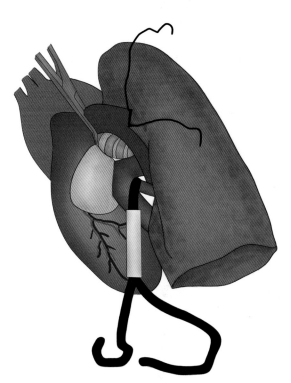

图5-17-1　胸腔镜下阻断左侧肺动脉、上下肺静脉

17.2 手术适应证

非小细胞肺癌或者肺门淋巴结侵犯肺动脉的患者。

17.3 手术方法

手术步骤：

（1）手术均采用双腔气管内插管全身麻醉。

（2）在常规三切口（镜孔、主操作孔、副操作孔）外，增加腋前线第3肋间做阻断孔（约1.2cm），用于放置血管阻断钳。近年来，我们将血管阻断钳或血管阻断带从主操作孔中阻断肺血管（三切口或二切口）。

（3）手术开始后先全面探查胸腔及肿瘤后，首先使用电钩切断下肺韧带并打开下肺门周围纵隔胸膜，分别显露下肺静脉后壁及主支气管后壁，摘除部分隆凸下淋巴结以显露支气管，并用切割缝合器切开未发育完全的肺裂。游离出待切除肺的肺静脉及未被肿瘤侵犯的肺动脉分支，并分别用血管切割缝合器切断。用气管切割缝合器切断支气管，游离上叶静脉以显露肺动脉，用无创血管阻断钳阻断肺动脉主干。如果是右肺动脉干，需要游离上腔静脉，奇静脉交界处以显露肺动脉前段分支；如果是左肺动脉，则需要先清扫主肺动脉窗淋巴结并切断肺动脉韧带以显露左肺动脉干。从阻断孔置入血管阻断钳阻断肺动脉主干近心端，用5mm尼龙血管夹（hem-o-lock）夹住收紧的血管阻断带，阻断余肺的肺静脉以防止血液倒流。用腔镜剪刀将受肿瘤侵犯的肺动脉分支剪断，将切除的肺叶移出术野。确认切缘无肿瘤后，用4-0 prolene缝线直接缝合肺动脉。缝合完毕后，先将远心端的阻断带用剪刀剪断松开，待排出血管内的空气后再打结。最后松开近心端的肺动脉阻断钳。

（4）按常规进行淋巴结清扫。

17.4　手术要点

（1）先游离出待切除肺的肺静脉及未被肿瘤侵犯的肺动脉分支，并分别用血管切割缝合器切断。

（2）用气管切割缝合器切断支气管。

（3）用阻断带代替阻断钳，可获得更大的操作空间以利肺动脉缝合。

（4）阻断孔应尽量靠近主肺动脉干处以方便阻断，同时可减少对缝合的影响。

（5）单侧肺循环阻断时间控制在60min内，避免严重的肺缺血再灌注损伤。

17.5　全胸腔镜下单侧肺循环阻断术优点

（1）在全胸腔镜下操作，无须肋骨撑开，同时不延长主操作孔长度。

（2）从阻断孔置入血管阻断钳，不会阻碍有限的操作空间而妨碍血管缝合。

（3）用阻断带代替血管阻断钳，减少了一个放置远心端血管阻断钳的操作孔，可以提供更大的操作空间。

（4）阻断余肺肺静脉而不是肺动脉远端，可以提供更大的手术空间，更大的切除范围，更安全的切缘。

总而言之，在胸腔镜下应用单侧肺循环阻断技术可以减少术中出血的风险及中转开胸的可能，最大限度保障手术安全，拓展了胸腔镜手术的适应证。

典型病例　（图5-17-2～图5-17-8）

全胸腔镜单侧肺循环阻断下左上肺中心型肺癌切除、右肺动脉成形术。

男性，65岁，胸部增强CT横断面显示左上肺癌侵犯左上肺动脉，纤维支气管镜显示左上肺叶支气管内未见明显新生物。先常规三切口（镜孔、主操作孔、副操作孔）探查，见左中心型肺癌与肺动脉紧密粘连，需做肺动脉成形术。故增加腋前线第3肋间作阻断孔（约1.2cm），用于放置血管阻断钳。应用无损伤血管阻断钳阻断左肺动脉干，用血管阻断带阻断左下肺静脉，用血管切割缝合器切断左上肺静脉，在肿瘤切除与受侵肺动脉切除修补成形后，松解左下肺静脉阻断带。术后病理报告：左上肺中心型鳞癌。

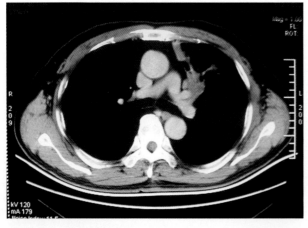

图5-17-2　术前胸部增强CT横断面显示左中心型肺癌侵犯左上肺动脉（1）

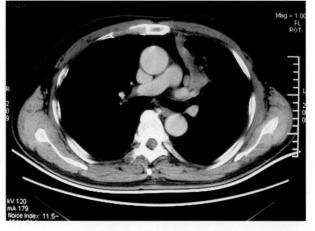

图5-17-3　术前胸部增强CT横断面显示左中心型肺癌侵犯左上肺动脉（2）

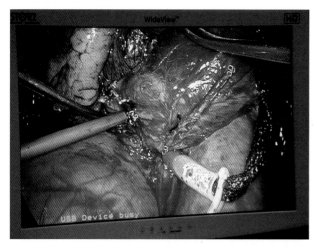

图5-17-4 应用无损伤血管阻断钳阻断左肺动脉干，用血管阻断带阻断左下肺静脉，用血管切割缝合器切断左上肺静脉

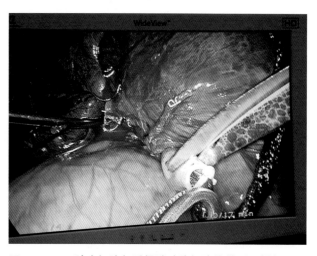

图5-17-5 肿瘤切除与受侵肺动脉切除修补后，松解左下肺静脉阻断带

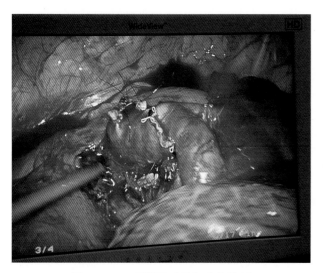

图5-17-6 受侵肺动脉切除修补后

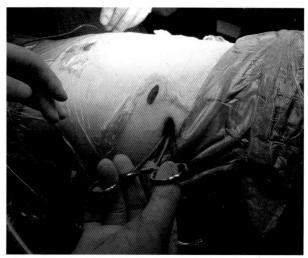

图5-17-7 手术切口

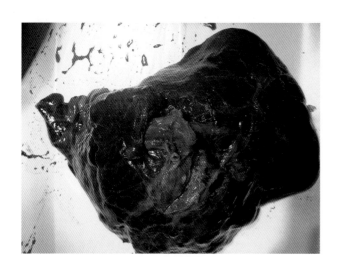

图5-17-8 左上肺癌手术标本

第18章 全胸腔镜下气管、支气管肿瘤的外科治疗

18.1 概述

随着胸腔镜外科技术水平的提高和胸腔镜器械的不断改良，部分经验丰富的胸腔镜外科医师开始挑战全胸腔镜下气管、支气管成形术等高难度手术，用于治疗更加复杂的中心型肺癌、气管肿瘤、支气管肿瘤。

但是在部分中心型肺癌和气管、支气管肿瘤，肿瘤生长部位常累及支气管甚至气管、隆凸，手术难度大，气管、支气管吻合时有"死角"存在，手工吻合技术是此类手术中最重要的技术瓶颈，直接影响整台手术的成败。如何改进传统外科技术，简化吻合操作，降低手术风险，一直以来都是临床医师关注的热点。

18.2 手术适应证

（1）对于中心型肺癌而言，肿瘤大小直径通常小于5cm，侵犯支气管范围可满足端端吻合。

（2）对于气管、支气管肿瘤而言，肿瘤无明显外侵、切除范围小于3cm，可满足气管、支气管成形者。

（3）肿瘤无远处转移，无喉返神经麻痹。

18.3 手术方法

18.3.1 胸段气管肿瘤切除与重建

手术步骤：

（1）气管肿瘤采用喉罩或单腔气管内插管全身麻醉。

（2）左侧卧位，患者取左侧卧位经右侧胸，胸腔镜切口根据术者的习惯可采用1~4孔。

（3）用超细纤维支气管定位肿瘤的上、下极并在气管肿瘤上、下极上缝牵引线。

（4）游离下肺韧带，必要时切开肺门处心包。

（5）游离气管肿瘤，在肿瘤的下极，用刀片经主操作孔切断气管。从手术台上行远端气管插管（带气囊的气管插管），连接麻醉机保持通气。

（6）切断肿瘤的上极，移除气管肿瘤标本。

（7）在气管吻合前，请台下帮助屈曲颈部，将缝于气管上下切端的牵引线交叉拉近，判断吻合口张力的大小。用3-0 prolene缝线（双头针）进行的气管端端吻合。一般自气管后壁的软骨环与膜部交界处开始，缝合一半时拉紧prolene缝线，全部吻合好后在气管前壁汇合打结。

（8）气管吻合完成后，向术野内倒入生理盐水，观察吻合口有无漏气，如无漏气剪除吻合缝线。

（9）用粗丝线将下颌与前胸皮肤缝吊，使颈部固定于前屈15°~30°位置，减少吻合口张力，保持14日。

全胸腔镜下胸段气管肿瘤切除重建。

女性，61岁，胸部增强CT横断面及冠状面显示胸段气管肿瘤。纤维支气管镜显示胸段气管内见结节样新生物。支气管镜活检病理报告：鳞癌。手术行经右侧胸，应用"四孔"胸腔镜切口，全胸腔镜下完成胸段气管肿瘤切除重建。术后病理报告：气管鳞癌。

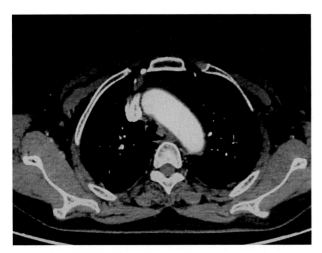

图5-18-1　胸部增强CT横断面显示胸段气管肿瘤

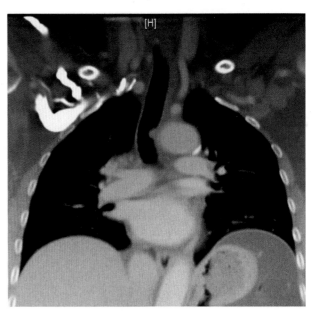

图5-18-2　胸部增强CT冠状面显示胸段气管肿瘤

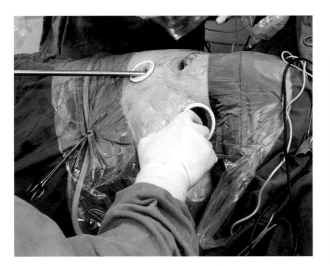

图5-18-3　经右侧胸"四孔"胸腔镜切口

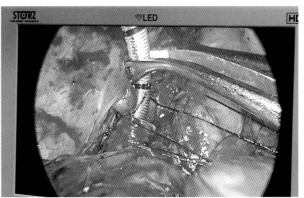

图5-18-4　切断气管肿瘤下极，从手术台上行远端气管插管（带气囊的气管插管），连接麻醉机保持通气

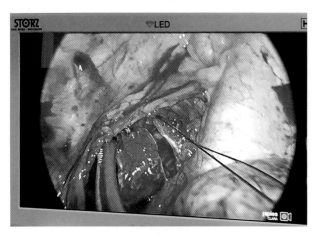

图5-18-5 切断气管肿瘤上极

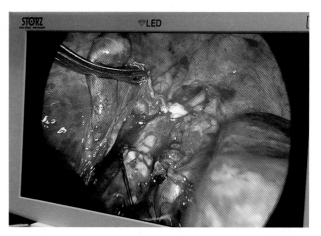

图5-18-6 用3-0 prolene缝线进行气管端端吻合

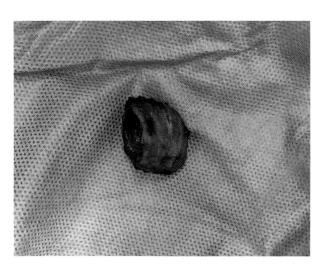

图5-18-7 气管肿瘤标本

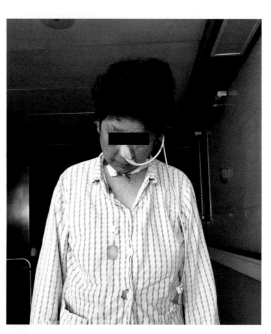

图5-18-8 胸段气管肿瘤患者术后7日

18.3.2 次级隆凸成形术（左或右主支气管肿瘤）

手术步骤：

（1）采用双腔气管内插管全身麻醉。

（2）患者取左或右侧卧位经右或左侧胸，应用"三孔"胸腔镜切口。

（3）术中在左或右主支气管上缝牵引线，显露左或右主支气管、左上叶支气管和下叶支气管或右上叶支气管和中间干支气管。

（4）用刀片经主操作孔切断主支气管下段、左上叶支气管和下叶支气管或右上叶支气管和中间干支气管，取出支气管肿瘤标本。

（5）用长30cm的持针器经主操作孔进入，以3-0 Vircyl可吸收线先将左上、下叶支气管或右上叶支气管和中间干支气管侧壁间断缝合在一起形成新的次级隆凸，然后以3-0 prolene线（双头针）从新的次级隆凸的侧壁开始与左主支气管下段做连续缝合，重建次级隆凸。吻合完毕后常规行系统淋巴结清扫。

典型病例2　（图5-18-9～图5-18-18）

全胸腔镜下左侧次级隆凸成形术。

男性，61岁，胸部增强CT横断面显示左主支气管下端肿瘤侵犯左上叶支气管及下叶支气管开口。纤维支气管镜显示左主支气管下端内见结节样新生物阻塞气道。支气管镜活检病理报告：鳞癌。手术行经左侧胸，应用"三孔"胸腔镜切口，全胸腔镜下行左主支气管、左上叶支气管、左下叶支气管品字形吻合，完成左侧次级隆凸成形术。术后病理报告：左主支气管鳞癌。

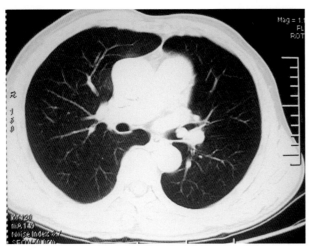

图5-18-9　胸部增强CT横断面显示左主支气管下端肿瘤侵犯左上叶支气管及下叶支气管开口（1）

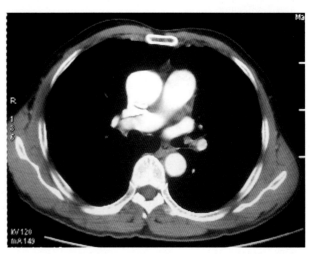

图5-18-10　胸部增强CT横断面显示左主支气管下端肿瘤侵犯左上叶支气管及下叶支气管开口（2）

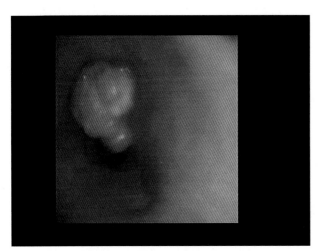

图5-18-11　纤维支气管镜显示肿瘤位于左主支气管下端，阻塞气道（1）

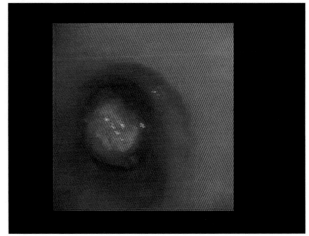

图5-18-12　纤维支气管镜显示见肿瘤位于左主支气管下端，阻塞气道（2）

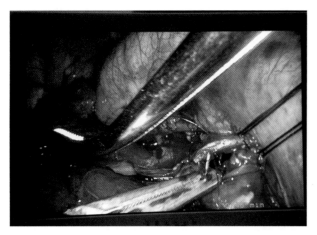

图5-18-13　术中行左主支气管，左上、下叶支气管品字形吻合

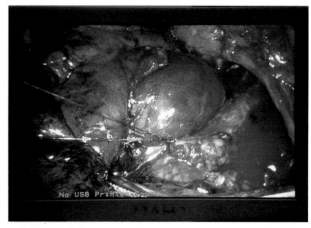

图5-18-14　左主支气管，左上、下叶支气管品字形吻合术中

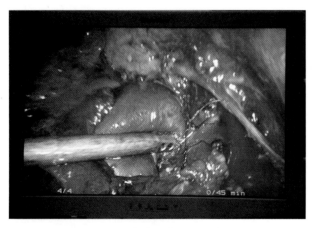

图5-18-15　全胸腔镜次级隆凸成形术完毕

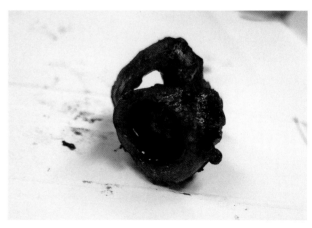

图5-18-16　次级隆凸肿瘤标本

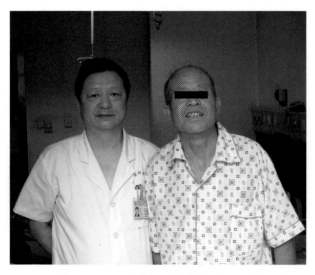

图5-18-17　左次级隆凸成形术后第9日

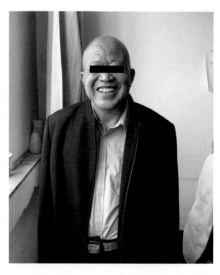

图5-18-18　左次级隆凸成形术后8年半

典型病例3　（图5-18-19～图5-18-27）

全胸腔镜下右侧次级隆凸成形术。

女性，55岁，胸部增强CT冠状面显示胸部增强CT冠状面显示右主支气管下端肿瘤侵犯右上叶支气管及中间干支气管开口。纤维支气管镜显示右主支气管下端内见结节样新生物。支气管镜活检病理报告：类癌。手术行经左侧胸，应用"三孔"胸腔镜切口，全胸腔镜下行右主支气管、右上叶支气管、右中间干支气管品字形吻合，完成右侧次级隆凸成形术。术后病理报告：右主支气管类癌。

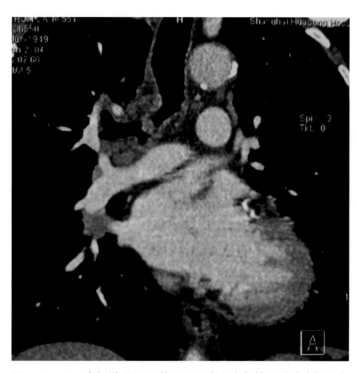

图5-18-19　胸部增强CT冠状面显示右主支气管下端肿瘤侵犯右上叶支气管及中间干支气管开口

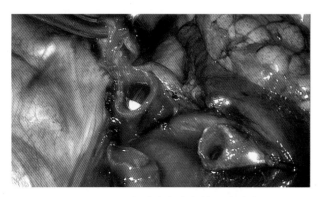

图5-18-20　切除右主支气管下端肿瘤

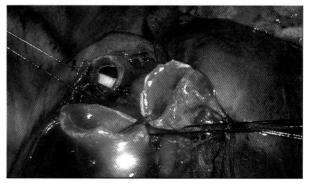

图5-18-21　术中行右主支气管、右上叶支气管、中间干支气管"品"字形吻合

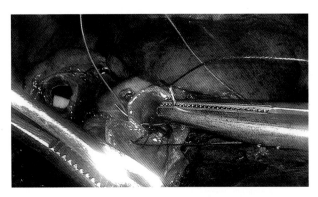

图5-18-22 应用"弯针直缝法"进行右上叶支气管与中间干支气管吻合

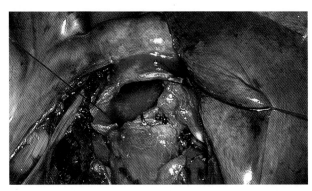

图5-18-23 右主支气管、右上叶支气管、中间干支气管"品"字形主吻合术中

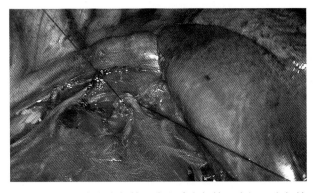

图5-18-24 右主支气管、右上叶支气管、中间干支气管"品"字形主吻合完毕

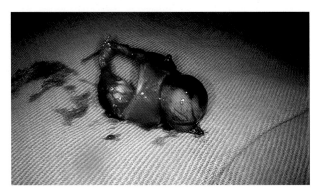

图5-18-25 右次级隆凸肿瘤标本

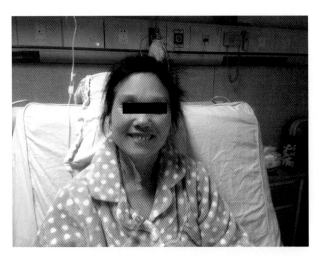

图5-18-26 右次级隆凸成形术后3日

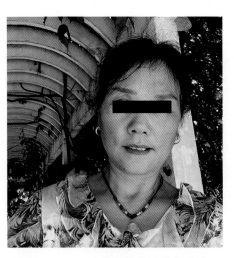

图5-18-27 右次级隆凸成形术后8年

18.3.3　支气管袖状切除

手术步骤：

（1）中心型肺癌或支气管肿瘤均采用双腔气管内插管全身麻醉。术中健侧单肺通气，健侧卧位加腰桥增宽肋间隙。

（2）患者取左或右侧卧位经右或左侧胸，胸腔镜切口根据术者的习惯可采用1～3孔。

（3）入路均不使用肋骨撑开器，不切断肋骨。手术切口按照常规胸腔镜肺叶切除切口：选择腋中线第7肋间做镜孔（约1.2cm），肩胛下角线第7肋间做副操作孔（约1.2cm），腋前线与锁骨中线间第4肋间做主操作孔（3～4cm）。近年来，仅采用腋前线与锁骨中线间第4肋间单孔（3～4cm）进行支气管袖状切除。

（4）用电钩或超声刀切断下肺韧带并于膈神经后方打开肺门周围纵隔胸膜，显露下肺静脉后壁及主支气管后壁，摘除部分隆凸下淋巴结以显露支气管，对肺裂发育完全者可直接使用电钩依次解剖肺静脉、叶间肺动脉、支气管；对肺裂部分未发育者，可用隧道式叶间裂分离技术分离相应的肺裂，用切割缝合器切开未发育完全的肺裂；对肺裂完全未发育者，可以根据具体情况改变操作顺序，沿肺门平面自下向上、自前向后先处理血管和支气管，最后用内镜切割缝合器处理叶间裂。肺叶三大结构切除的顺序是肺静脉、肺动脉和支气管，但并无固定模式，一切以手术安全和术者方便为准。如遇动脉分支繁多处理复杂时，先切断支气管，然后处理动脉分支。标本袋从主操作切口取出，进行术中冰冻切片，结果为恶性者，按常规进行淋巴结清扫，其中，右肺肿瘤肺叶切除均行第2、3、4、7、8、9、10、11、12组淋巴结清扫，左侧则行第4、5、6、7、8、9、10、11、12组淋巴结清扫。

18.4　手术要点

手工吻合是全胸腔镜下气管、支气管成形技术的主要难点，是重建成形类手术中最重要的一项技术瓶颈，其吻合质量的高低直接影响整台手术的成败。由于操作孔狭小，吻合口与操作孔的空间位置多变，传统缝合方法仅能进行正针右挑、反针左钩两个方向的缝合操作（图5-18-28A），存在着"缝合死角"。为了解决这个难题，我们采用了一种新的缝合方法——"弯针直缝技术"，用持针器平行夹住弯针的尾部（图5-18-28B）进行弯针直缝。术中根据缝合角度，医师通过手腕的旋转或上挑控制进针的角度，不仅能左钩右挑，还能直戳反钩，与传统的缝合方法相结合，能完成各种角度缝合（图5-18-28B、图5-18-28C），很好地解决了胸腔镜支气管成形手术中的"缝合死角"难题。

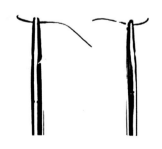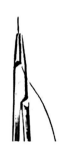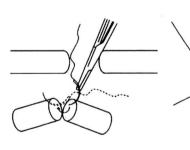

A　传统持针方法　　　　　　B　"弯针直缝"法正视观　　　　　C　"弯针直缝"法侧视观

图5-18-28　不同持针方法与缝合技术

18.5　术后并发症

　　气管、支气管肿瘤袖状切除术后近期并发症包括肺炎及肺不张，严重者甚至并发呼吸衰竭。由于气管肿瘤在曲颈体位下咳痰困难，通常在术后数日内需要进行纤维支气管镜吸痰，严重者可能需要气管切开和呼吸机辅助通气。心律失常、循环不稳定等心血管系统并发症通常与手术创伤有关，积极对症治疗能改善。吻合口瘘是术后最严重的并发症，通常与吻合张力大、气管断端的血液供应差有关。术中应尽可能减少吻合口张力，注意保护吻合口的血液供应防止发生气管、支气管吻合口瘘。

18.6　治疗效果

　　应用全胸腔镜下气管、支气管袖状切除术治疗气管、支气管肿瘤和部分中心型肺癌，患者手术创伤小，术后恢复快，并发症少，取得较好的远近期疗效，受到广大患者和胸外科医师欢迎。创新的"弯针直缝技术"在气管、支气管吻合中很好地解决了胸腔镜支气管成形手术中的"缝合死角"难题，得到同行的认同。

第六篇

食管癌的外科治疗

第19章 食管癌的快速康复

19.1 概念

快速康复外科（fast track surgery，FTS）最早由丹麦外科医师Kehlet在2001年率先提出，也称为"术后快速康复"（Enhanced Recovery After Surgery）。FTS作为一种理念，其核心是指在围手术期联合应用各种具有循证医学证据的多学科优化技术，减少手术患者的生理及心理的应激反应及术后并发症，加速患者术后康复，降低患者的手术相关死亡率，缩短住院时间，降低住院治疗总费用，提高患者的生活质量。经过十多年的快速发展，FTS的理念逐渐被人们所接受，快速康复外科治疗被广泛应用于外科各类手术中。

食管癌是世界上第6位常见的恶性肿瘤，也是我国常见的恶性肿瘤。我国是世界上食管癌发病率和病死率最高的国家，每年全世界新增加的30万食管癌患者中，约有一半发生在我国，且高发区多分布在经济相对落后地区，这些地区的医疗资源相对紧张，引入食管癌快速康复理念可以使得患者住院时间明显缩短，加速患者术后康复，明显提高食管癌患者的术后生活质量，同时减轻了患者及其家属的经济负担，也使得相对紧缺的医疗资源得以充分发挥作用。

目前，临床上促进患者术后康复的措施有许多种，如围手术期营养支持、围手术期呼吸道管理、重视供氧、不常规应用鼻胃管减压、早期肠内营养、早期进食、应用生长激素、微创手术等。但是，目前还没有证据表明单独的运用某一种或某几种措施可以很好地促进患者术后快速康复，而快速康复外科的中心思想是综合运用所能采取的多种治疗措施或手段，以循证为原则，尽快地促进患者术后康复。它需要多学科协作，不仅包括外科医师、麻醉师、营养师、康复治疗师、护士等医护人员的努力，也包括患者及其家属的积极参与配合。

快速康复外科一般包括以下几个重要内容：①术前详尽的患者教育及术前预处理，包括术前的营养支持及呼吸道管理；②优化的麻醉、镇痛方式及外科技术以减少手术应激反应、术后疼痛及不适反应；③强化术后康复治疗，包括早期下床活动及早期肠内营养等。

19.2 快速康复外科的重要组成内容

19.2.1 术前宣教及术前预处理

患者术前的教育极为重要，能让患者了解自身在快速康复中的作用，充分取得患者的配合，能尽可能地发挥快速康复外科的优势。术前应向患者介绍围手术期治疗的相关知识，包括：①告知围手术期的相关注意事项；②促进术后快速康复的各种建议；③让患者及家属了解快速康复理念中与传统观念不同的地方，如鼓励早期口服进食及下床活动。

食管癌患者术前教育中比较重要的是呼吸道管理的宣教。主要内容包括：①吸烟可导致支气管分泌物增多，上皮纤毛活动能力减弱，排痰能力下降，继而影响肺功能，食管癌患者术前戒烟4～8周可使呼吸道分泌物减少、降低呼吸道反应性，并使支气管纤毛的活力恢复。②食管癌术后恢复重要的一关是术后的咳嗽、排痰，术后排痰不佳会引起肺炎、肺不张，严重的甚至会导致呼吸衰竭等一系列术后并发症而影响患者的术后快速恢复。但是，手术创伤、鼻咽部的损伤及切口疼痛等原因又使得患者术后不愿咳嗽或害怕咳嗽。因此，在术前宣教时就应该详细交代术后咳嗽、排痰的必要性及重要性，并在术前就督促患者开始锻炼咳嗽，这样可以让患者在术后自然过渡到最佳配合状态。③术前有效的呼吸功能锻炼能够提高患者呼吸肌强度，提高对手术的耐受能力，促进术后肺功能快速恢复，其中比较简单而有效的方法有登楼试验和吹气球，患者能够轻松登上六楼者，术后一般都能够快速康复。④对于术前检查即有肺部炎症的患者，必须要使用合适的抗生素控制炎症。

食管癌患者由于进食的限制及疾病自身增加能量消耗，入院时普遍表现为不同程度的营养不良。患者营养不良多表现为体质虚弱、体重减轻、免疫力低下，进而会导致患者切口愈合延迟，增加肺部感染、吻合口瘘等术后多种并发症。因而，根据患者的实际情况，在术前就要给予个体化的营养支持干预，尽量使患者在术前就调整到最佳营养状态，以利于术后的快速康复。

术前禁食、禁饮时间的改变是快速康复外科的一项重要内容。传统的食管癌围手术期处理中，患者术前需要禁食12h、禁饮4h，然而长时间的禁食、禁饮会使患者产生诸如口渴、饥饿、脱水、烦躁、低血糖及血容量降低等不利影响，增加机体的应激反应。快速康复理念认为，缩短术前禁饮时间及术前2h进水或碳水化合物有利于患者的恢复，可以使患者更舒适，减少低血糖等不良反应的发生率，有利于抑制术后的胰岛素抵抗及分解代谢。美国麻醉医师协会（The American Society of Anesthesiologists，ASA）于1999年重新修订了术前禁食指南，要求缩短禁食、禁饮时间，特别是缩短限制摄入透明液体的时间，避免低血糖、脱水等，让患者在舒适而又不增加误吸的环境下接受手术。指南规定，任何年龄患者术前2h可以进食不含酒精、含有少许糖的透明液体，如清水、茶、咖啡、果汁等。

快速康复外科理念不主张常规进行术前肠道准备。术前的机械性灌肠、口服大量液体或泻药会引起患者的脱水及电解质失衡，增强患者围手术期的应激反应。快速康复外科还提倡术后早期肠内营养、早期经口进食、早期下床活动，以及出院时间的提前等，这些理念均改变了患者及其家属对手术的传统看法，须详细向患者及家属介绍并取得其配合。通过详尽的术前教育可以减轻患者的心理负担，减少患者术后的焦虑及疼痛等不适，通过术前的预处理可调整患者机体到最佳状态，有助于术后快速康复。

19.2.2 优化麻醉方法

麻醉的作用在快速康复外科中不可或缺，快速康复外科对麻醉也提出了更高的要求。术后不仅要求要加快麻醉苏醒恢复，减少不良反应和并发症，减少应激反应，更要求术后充分镇痛，促进全身器官功能的恢复。

传统方法中术前为了减少麻醉诱导和管理过程中产生的分泌物和缓解患者的紧张、焦虑、恐惧等精神压力，常规使用抗胆碱能药物如阿托品、东莨菪碱等和苯巴比妥、咪达唑仑等镇静药物，但用药后患者常有口干舌燥等不适反应，甚至因个体差异出现过度镇静导致呼吸抑制。快速康复的理念要求麻醉的个体化处理，将传统的术前用药在患者送至手术室后麻醉诱导前使用，更加便于麻醉医师的合理用药和监护，提高患者安全性。快速康复外科的麻醉更注重患者的舒适感和满意度，既有利于增强麻醉效果和减少麻醉药用量，又有利于患者早期苏醒，稳定围手术期血流动力学，减轻术后疼痛程度和镇痛药用量，减少术后并发症，加快患者恢复，因此，麻醉方法的优化也是快速康复的组成部分。

应用全身麻醉加硬膜外麻醉是目前食管癌快速康复较常见的麻醉方式。在全身麻醉的基础上复合应用中轴神经阻滞麻醉，不仅可以减少全身麻醉用药量和不良反应，还有利于术后完善镇痛，促进胃肠功能恢复，减轻应激反应，减少呼吸系统、泌尿系统及切口的感染和手术并发症，促进伤口愈合，让患者感觉舒适。术中全身麻醉时，使用起效快、作用时间短的麻醉剂，如地氟烷、七氟醚，以及短效的阿片类药如瑞芬太尼等，从而保证患者在麻醉后能快速清醒拔管，有利于术后早期活动。应用外周神经阻滞、脊神经阻滞或硬膜外镇痛等方法不仅可以镇痛，而且还有利于肺功能的恢复，有利于维持呼吸循环功能稳定，保护免疫功能，减少心血管的负担，减少术后肠麻痹的发生，能促进患者的早期康复。神经阻滞是术后最有效的镇痛方法，同时它可以减少由于手术引起的神经及内分泌代谢应激反应。术后持续使用24～72h的硬膜外镇痛，可以有效地减少阿片类药物的使用和术后的应激反应，从而减少术后并发症。因此，优化麻醉方法能够充分促进快速康复。

19.2.3 控制液体输入量

麻醉中肌松药的使用或硬膜外麻醉时均可引起外周容量血管扩张，从而导致有效循环血液容量相对不足，出现低血压、心率加快，严重的会导致心脏停搏。为了防止术中低血压的发生，传统的处理措施一般是在手术当日输入 3 000~5 000ml 液体，增加液体量，防止血容量的相对不足。然而传统的处理方式很容易导致术中输液过多，术后液体潴留，渗透至血管外组织间隙，从而导致组织水肿，影响术后多脏器功能，不利于食管和胃肠道吻合口及手术切口的愈合，并且导致心肺负荷加大，增加手术风险。合理的处理方法是适当使用血管收缩药而不是大量输液，如无特殊情况，建议术中补液量尽量控制在 2000ml 以内。有研究表明，术中、术后适当控制液体输入量将有利于减少术后并发症（如肺水肿或吻合口瘘等）的发生，可有效地缩短住院时间。因此，在维持患者生命体征平稳、有效循环血容量正常的情况下，手术过程中适当限制患者术中的液体输入量也是快速康复外科的要求。

19.2.4 微创手术的应用

传统的食管癌根治手术有左胸一切口（Sweet 手术）、右胸上腹二切口（Ivor-Lewis 手术）及颈胸腹三切口（McKeon 手术）等方式，但不管哪一种手术方式都会破坏胸廓的整体性，对机体的创伤大，还会严重影响到患者的肺功能，影响患者术后的快速康复。食管癌微创技术的发展与运用，使得食管癌的快速康复得到更加有效地实现。食管癌的微创技术主要包括胸腔镜联合腹腔镜或开腹技术，其核心技术是运用胸腔镜游离食管及清扫纵隔淋巴结。胸腔镜手术切口小，对胸背部肌肉损伤小，不需要使用肋骨撑开器，可避免肋骨断裂，对胸廓的整体性几乎没有影响，减轻了对呼吸肌的损伤；减少了操作过程中对肺脏的反复牵拉、挤压，减轻了手术对患者肺功能的影响；术中创面小，失血量少，减少了组织血液灌注不足及炎症反应。

根据一项 Meta 分析的结果显示，微创食管癌手术（胸腔镜联合腹腔镜、胸腔镜或腹腔镜）与开胸手术的患者相比 30 日死亡比例相似，但是微创手术组的出血量更少、ICU 住院天数更短、住院时间更短、总体并发症更少。微创食管癌手术对患者的创伤更小，术后的疼痛明显减轻，更加有利于患者的术后快速康复，可明显提高患者术后的生活质量，还提高了患者对食管癌手术的满意度，有利于增强患者进一步抗肿瘤治疗的信心。所以在食管癌外科治疗中，应用胸腔镜等微创手术方式更符合 FTS 的要求。

19.2.5 减少手术应激反应

手术后因创伤引起的神经内分泌系统及炎性应激反应被激活，增加对全身器官功能的要求。局部麻醉、微创手术及药物治疗（如糖皮质激素、β 受体阻滞剂或促合成药物）是目前减少手术应激反应的措施。

神经内分泌代谢反应及分解代谢通过局部麻醉进行神经阻滞可以抑制其激活，减少对器官功能的损害，然而局部麻醉对炎性反应的抑制作用不大。微创手术技术（采用胸腹腔镜手术、小切口开胸手术、右胸上腹部二切口、颈部食管胃机械吻合，等等）可以减少疼痛及减轻炎性反应，但对控制神经内分泌代谢反应及分解代谢的优势较小。

应用糖皮质激素和 β 受体阻滞剂。糖皮质激素的应用可以减轻恶心、呕吐和疼痛，减轻炎性反应；围手术期使用 β 受体阻滞剂，可以减少交感神经兴奋，减轻心血管负担，从而减少心脏并发症。围手术期使用 β 受体阻滞剂可能成为食管癌快速康复治疗中的一个重要的组成部分。

术后胰岛素抵抗是导致分解代谢增加的一个重要原因，根据研究表明术前口服或静脉使用碳水化合物可以降低术后胰岛素抵抗的发生率。这一方法产生的临床益处仍有待于进一步地证实及阐明机制。

19.2.6 避免低温

手术过程中，手术室温度较低，麻醉药的使用引起周围血管扩张，机体散热加快，术中用液体冲洗胸腔或术野，术中术后大量输注低温的液体或血浆，术中失血等均可导致机体温度降低。持续的术中低体温可以引起手术患者的认知障碍并加重术后的应激反应，抑制血小板功能，导致患者凝血功能的异常，还可引起患者免疫功能降低、麻醉苏醒期寒战及苏醒时间延长。因此，避免患者术中及术后低体温，对维持人体正常代谢、生理功能及内环境稳定等有重要意义。术中及术后早期采取保温措施，如血浆、静脉输液及胸腹腔冲洗液等适当加温后才使用，手术床加温，保持适宜的室温，可减少术中出血、减少术后感染、心脏并发症以及降低分解代谢，促进快速康复。

19.2.7 提前拔除引流管

胸外科手术术后常放置胸腔引流胸管，引流管切口及引流管的摩擦经常会引起患者疼痛，增加患者心理负担，带管患者往往行动不便，给早期活动带来影响。快速康复的观点认为根据引流液的量和性质的改变而尽早给予拔除引流管，避免放置时间过长引起相关的并发症或不适反应。目前胸外科引流管拔除的指征是胸腔引流量少于或等于200ml/d，并且没有漏气。但也有研究表明胸腔引流量少于或等于450ml/d拔除胸管是安全的。在临床实际工作中，应该根据患者的体质、营养状况以及手术创伤大小等情况，尽早拔除胸腔引流管。

19.2.8 控制肠麻痹

术后肠麻痹可导致患者腹胀、腹痛等不适，影响患者早期肠内营养，早期经口进食及早期下床活动，是延迟术后快速康复的一个重要因素。预防术后肠麻痹的方法有选择微创手术、减少阿片类药物的使用及早期下床活动等。在许多处理肠麻痹的方法中，持续硬膜外止痛是最有效的措施，它可以阻滞交感神经的传导而减少术后肠麻痹的发生，减少术后恶心、呕吐，同时可以提供很好的术后镇痛效果，有利于患者早期下床活动。有研究提示，对术后患者选择性使用持续硬膜外镇痛、使用非阿片类止痛药代替阿片类止痛药等多模式镇痛方法，可明显减少疼痛、恶心呕吐及腹胀等不适反应，促进患者术后快速康复。

19.2.9 术后充分地镇痛治疗

食管癌手术创伤大，术后胸痛是食管癌最常见的症状。术后的剧烈疼痛严重影响患者术后有效咳嗽、排痰，影响患者的早期下床活动。切口疼痛所产生的一系列病理生理变化会延缓患者的快速康复，给患者带来不必要的心理负担，充分镇痛是快速康复计划中一个重要环节，同时也能有利于早期下床活动及早期口服营养。良好的镇痛可以减轻患者的心理压力，保证患者早期活动和早期进食，减少心、肺等多器官系统并发症的发生。

目前，镇痛管理的理念在不断更新。以往认为镇痛措施在手术结束以后才开始实施，但是经研究发现，在手术开始时致痛物质前列腺素就已经开始释放，因此，在切皮前就使用羟考酮及芬太尼等进行超前镇痛的理念逐渐被接受。镇痛的方式除了静脉注射和肌内注射镇痛药物之外，自控式麻醉镇痛泵（patient controlled analgesia，PCA）的使用也大大增加了镇痛效果。另外，术中对患者进行肋间神经阻滞也会取得比较理想的术后镇痛效果。

传统的术后镇痛药物多采用吗啡、哌替啶（杜冷丁）和曲马多等阿片类药物，反复使用阿片类物质将引起机体药物依赖，出现痛觉增敏，以及恶心、呕吐、腹泻等胃肠道反应。快速康复的理念提倡运用多模式镇痛。多模式镇痛是将多种不同作用机制的镇痛药物联合使用，在不同靶点和时间点阻断疼痛发生，减少中枢和外周敏感化而发挥最佳镇痛效果。在多模式镇痛中，明显变化的是术后合理应用甾体类镇痛药同样可以达到阿片类药的镇痛效果，从而大大减少了吗啡等阿片类药物的使用，可以显著降低恶心、呕吐等胃肠道反应，加速患者术后快速康复。

19.2.10 尽早拔除鼻胃管和导尿管

各类导管不仅会发生感染等并发症，而且还能明显地影响患者术后的早期下床活动，增加患者术后康复的心理障碍。因此，应尽早地合理拔除各类导管。若无特殊情况，一般建议术后第1日即可拔除导尿管。鼻胃管的长期放置会导致患者咽部不适，甚至造成咽部黏膜损伤。有研究表明，胃肠减压并没有减少腹部手术的并发症，反而给患者带来不适。尽早拔除胃肠减压管符合快速康复的理念。但是食管癌患者术后能否尽早拔除鼻胃管仍存在争议，缺乏循证医学证据的有力支持。目前合理的建议是对于非老年患者、术中吻合满意、术中失血少及不伴有糖尿病等合并症的患者，在术后严密监测的情况下，可以考虑术后早期拔除鼻胃管。

19.2.11 加强呼吸道护理，促进咳嗽排痰

食管癌患者术后常会出现痰液潴留，呼吸不畅，出现肺炎、肺不张等情况，其可能的机制有以下几点：①食管癌手术时间较长，患者长时间体位固定容易造成痰液潴留；②手术时间长就相应的导致麻醉时间长，因而可造成气管纤毛活动减少，清除呼吸道分泌物的能力降低，从而导致痰多淤积不易咳出；③食管的切除和隆凸下及上纵隔淋巴结的清扫导致气管支气管的迷走神经分支受损，减弱了咳嗽反射，降低支气管的排痰能力；④开胸手术后切口疼痛剧烈，患者术后咳嗽、排痰的依从性不佳，畏疼不敢活动，不利于痰液的引流和术后肺功能恢复。再加上食管癌患者常为中老年患者，心肺功能本来就较差，多种原因导致呼吸道分泌物增多黏稠、咳嗽排痰能力降低，导致术后易并发肺部感染，加重机体缺血、缺氧，进而限制活动，影响切口的愈合和机体的快速康复。

呼吸道护理的有效措施主要有以下几方面：①指导患者有效咳嗽、排痰，如有必要，可使用食指和中指按压胸骨上凹处气管，咳嗽瞬间松手，可有效刺激气管，有利于患者将痰液排出。②给患者定时翻身拍背，每次拍背前应充分镇痛，拍击后嘱

咐患者配合主动将痰液排出。③机械排痰，临床上一般应用较少。④雾化吸入，加温加湿的雾化吸入能湿化气道、稀释痰液、解除呼吸道痉挛和保护呼吸道功能。目前临床上雾化吸入中所加药物使用最多的是氨溴索或氨溴索联合特布他林等，效果比较确切。⑤在患者出现咳痰无力，并伴有呼吸窘迫、血氧饱和度下降时，则应立即给予鼻导管深部吸痰，必要时，术后早期床边纤维支气管镜主动吸痰也是术后快速康复的一项重要措施。

术后有效的呼吸道护理，可大大减少术后肺炎、肺不张等呼吸道并发症，同时也明显减轻患者的不适和疼痛感，促进患者术后的快速康复。

19.2.12 早期肠内营养和早期进食

食管癌患者长期处于应激状态，能量需求增加，但是能量利用率降低，大多表现为营养不良，由于手术创伤又增加机体应激，分解代谢增加，更加重营养不良，进一步导致免疫功能低下。大量研究表明，肠内营养不仅是一种简单、有效、安全和经济的营养支持治疗，并且能促进恢复胃肠蠕动功能，保护肠黏膜屏障，减少肠源性感染的发生率，还能迅速纠正患者的免疫功能异常，减少术后并发症的发生率，加速患者康复。

食管癌手术患者的肠内营养管留置的方法主要有以下两种：经鼻空肠置管和术中空肠造口置管。经鼻空肠置管一般是在术中由麻醉医师主导、术者经胸或经腹配合引导将营养管置入上段空肠，该法相对简单，应用也比较普遍。但在特殊情况下，也有在术后经DSA引导下放置空肠营养管的。术中空肠造口置管，运用一次性的穿刺套管技术并不增加放置的难度和手术的时间，但是，其本身是一项有创技术，术后难免会发生肠粘连、肠梗阻等情况。因此，一般情况下以经鼻放置空肠营养管为首选。术后开始肠内营养的时间，目前认同的观点是术后24h开始，但也有学者认为肠内营养开始得越早患者恢复情况越好。

肠内营养的实施方法有持续泵入和间断滴注，可根据营养液性质、营养管大小和类型等决定。临床上运用较为广泛的是采用输液泵匀速持续泵入，保证每日有6~8h的肠道休息时间，有助于维护消化道酸碱状态及正常菌群。营养液的泵入遵循从少到多、由慢到快的原则，能使消化道逐渐适应。首次输注速度推荐从30ml/h开始逐渐增加。温度保持在37~39℃，可以使用输液加温器保持恒温，温度过低可造成肠黏膜微血管收缩，肠蠕动增

强，引起腹泻、腹痛；温度过高可使肠黏膜烫伤，甚至引起肠黏膜溃疡、穿孔。肠内营养使用的制剂有纽迪希亚公司生产的低渣整蛋白型营养配方如能全素等，也可吩咐患者家属自制米汤、肉汤、鱼汤、果汁等。

食管癌术后早期禁食是传统的术后管理措施之一，一般需进行5~7日的胃肠减压并在一周内禁止经口进食。过去认为食管癌术后早期进食会导致术后早期胃排空延迟，从而增加呼吸系统并发症的发生率，同时会增加吻合口瘘的风险，然而，这些顾虑并没有可靠的循证医学的证据支持。据2008年挪威的一项大型前瞻性临床研究显示，453例行上消化道手术的患者早期经口进食不会增加术后并发症发生率，且可加速患者术后胃肠功能的恢复。鼻胃管及经鼻空肠营养置管因导管局部压迫可导致鼻咽部黏膜糜烂、溃疡、坏死等，引发患者鼻咽部疼痛不适、口干、吞咽困难、甚至声音嘶哑等并发症。因此，河南郑州大学附属肿瘤医院李印教授提出了"免管、免禁"的食管癌快速康复理念，其核心就是术中不放置鼻胃管和营养管，术后第1日就开始经口进食，经过李印教授及其团队的不懈努力，目前取得了一定成效，但是这种理念与传统观念相左，要在临床上全面推广，还有待前瞻性大样本的随机对照试验的结果证实。总之，给予食管癌术后的患者早期进食，能够促进患者消化道功能恢复，利于患者快速康复。

19.2.13 早期下床活动

术后早期下床活动也是FTS的一个重要理念。术后患者长期卧床休息，易降低肌肉强度、导致肌肉丢失增加、损害肺功能及组织氧化能力、增加了肺部感染概率，加重静脉淤滞及血栓形成。术后早期下床活动可减少肌肉消耗，增强心肺功能，降低坠积性肺炎发生率促进胃肠道功能的恢复以及预防下肢深静脉血栓的形成。FTS建议手术当日患者清醒后即可在床上活动，活动四肢，尤其是下肢，如主动伸腿、屈腿、勾脚背等，术后第1日可适当增加床上活动量，术后第2日生命体征平稳者，可开始协助其下床，开始床边活动，并逐日增加活动次数。

食管癌术后患者快速康复出院的标准：①生命体征正常（连续2日体温低于37.2℃）；②口服镇痛药能够镇痛；③可进食固体饮食；④无须静脉补液；⑤可自由活动；⑥伤口无渗出、感染或裂开；⑦家庭或所在社区有一定的护理条件。此外，

FTS的评价标准还应该包括患者的自我照顾能力、生活质量、疼痛评分、是否有延续的康复指导、对健康知识的知晓率与掌握情况等。

19.3　快速康复的疗效

　　FTS是一种新的外科理念，强调外科、麻醉科、营养科和护理等多学科的共同协作，是经典的多学科协作诊治模式（multidisciplinary treatment，MDT），并非外科学的独立分支，而是对传统外科的重要补充和完善。快速康复外科早期仅应用于胃肠外科，随着其内容的不断丰富和完善，从提出到现在已在外科许多疾病中成功应用，其中结直肠切除手术的FTS治疗方案是较为成功的典范之一，使得快速康复成为外科治疗的一个重要环节。

　　FTS概念的提出主要是为了控制围手术期的病理生理反应，促进患者康复，通过减少并发症、提供更好的预后来改善外科手术治疗，提高患者术后生活质量。而不是仅仅是为了早期出院。食管癌快速康复计划研究结果肯定了FTS的效果，如可以缩短住院日、减少并发症、降低再住院率，而不影响安全性。与传统方法相比，快速康复计划对器官功能有保护及促进作用，其优点有早期下床活动，更好地维护术后肌肉功能；术后早期经口营养摄入，减少术后肺功能的损害，早期恢复胃肠蠕动功能，增加活动能力，增强心血管功能。快速康复计划还增加了患者的满意度。FTS的不仅可以减少了治疗费用，更重要的是提供了更好且更有效的医疗服务，节省了医疗资源。

　　目前FTS仍处于不断完善及改进过程中，还没有一个统一的标准或模式。FTS带给我们的不仅是希望，更多的是挑战。首先，FTS提倡的术中不留置鼻胃管、营养管及腹部引流管等理念完全颠覆了传统外科的观念，不可避免地会引起是否会增加术后吻合口瘘、术后出血等并发症的争论，需要有更多的循证医学证据来支持这种理念。其次，FTS提倡的各种措施并不适用于所有患者，比如对于老年患者，伴有贫血、低蛋白血症患者，合并高血压、糖尿病的患者以及有手术野渗血较多、术中失血量大、吻合口血液供应差张力大等术后吻合口瘘高危因素时，就很有必要放置鼻胃管及引流管，所以在围手术期保证安全的前提下，FTS的应用应该提倡个体化治疗的原则。另外，FTS的治疗措施是促进患者术后生理、心理及社会适应能力等全面综合的快速康复，而非时间上的单纯"快速"，盲目追求缩短住院时间不仅与快速康复的宗旨背道而驰，更会导致较高的再入院率和较差的远期生存率。

　　总而言之，快速康复计划的基本概念是通过多模式控制围手术期的病理生理变化，更好地促进患者术后快速康复，改善手术患者的预后。FTS理念的提出与发展是医学发展的必然结果，外科医师应该以围手术期安全为前提、以患者利益最大化为原则、运用个体化治疗的模式，积极推行快速康复的理念。食管癌微创技术的运用及快速发展，使得快速康复理念应用于食管癌外科治疗成为必然，然而由于食管癌诊治及术后恢复过程的复杂性，食管癌的FTS仍处于起步阶段，许多措施有待进一步改进和完善，以整体提高食管癌的外科治疗水平。

第20章　三野清扫

20.1　食管癌三野淋巴结清扫术的现状

20.1.1　食管癌三野清扫术概念及理论依据

淋巴结转移是食管癌的主要转移方式，根治食管癌的方法仍主要依靠彻底手术切除加淋巴清扫。1994年，第五届国际食管疾病会议根据食管癌切除清扫范围将术式统一分为4类：标准淋巴清扫、扩大淋巴清扫、全淋巴清扫和三野淋巴清扫。标准清扫即下纵隔、上腹部淋巴清扫，扩大清扫在前者基础上增加右上纵隔淋巴清扫；全清扫在扩大清扫基础上增加左上纵隔淋巴清扫；三野淋巴清扫在全清扫基础上增加双侧颈部淋巴清扫。20世纪80年代，日本外科医师发现近40%的可切除的食管鳞癌病例伴有孤立性的颈部淋巴结转移，从而首先开展并极力倡导包括颈、胸、腹3个术野的三野淋巴结清扫（图6-20-1、图6-20-2、图6-20-3）。Akiyama等报道717例患者中，393例行二野清扫术，324例行三野清扫。淋巴结阴性患者的5年生存率分别为三野84%、二野55%（$p=0.004$）；淋巴结阳性患者的5年生存率分别为三野43%、二野28%（$p=0.008$）。Nishimaki等报道的食管癌三野清扫术的5年生存率更是高达68%。Isono等回顾分析了日本2800例食管癌二野清扫术和1800例食管癌三野清扫术的临床资料，结果发现近1/3的患者存在隐性颈部淋巴结转移，同时进一步证实食管癌三野清扫术较二野清扫术在生存上具有优势。从此，三野清扫逐渐成为日本食管癌手术的标准术式。

众所周知，欧美国家的食管癌的病理类型主要为腺癌，因此东西方在食管癌的治疗理念上存在巨大的分歧，自20世纪90年代起有欧美多家著名的临床医疗中心先后加入了三野淋巴结清扫的研究行列，并取得了与日本相似的结果。Lerut等分析了174例R_0切除的食管癌三野清扫病例，5年生存率达41.9%，5年无瘤生存率（DFS）为46.3%，局部复发率为5.2%。其中包括了远端食管和食管贲门交界处肿瘤的96例腺癌病例。Altorki等报道了80例食管癌三野清扫术，其中包括了48例食管腺癌的病例，结果发现其中的29例患者存在颈胸淋巴结转移，3例存在腹腔干动脉周围淋巴结转移。Ⅲ期食管癌的5年生存率更是达到了54%。

表6-20-1　食管癌淋巴结组群对照表

区域		JEQG		UICC	
		淋巴结组群	编号	淋巴结组群	编号
腹部		腹腔动脉旁	9	腹腔动脉旁	20
		脾动脉	10	脾动脉	19
		肝总动脉	8	肝总动脉	18
		胃左动脉旁	7	胃左动脉	17
		胃小弯上部	3	/	/
		贲门左	2	贲门	16
		贲门右	1		
胸部	中下纵隔	膈肌旁	111	膈肌旁	15
		左总支气管旁	109L	左气管支气管	10L
		右总支气管旁	109R	右气管支气管	10R
		下段食管旁	110,112	下肺韧带内	9
		/	/	下段食管旁	8L
		中段食管旁	108	中段食管旁	8M
		隆凸下	107	隆凸下	7
	上纵隔	/	/	前纵隔	6
		主动脉弓下	106 Botalo	主动脉弓下	5
		气管左侧	106tbL	左下气管旁	4L
		上段食管旁	105	右下气管旁	4R
		/	/	后纵隔	3P
		左侧喉返神经旁	106recL	左上气管旁	2L
		右侧喉返神经旁	106recR	右上气管旁	2R
颈部		左侧颈段食管旁	101L	锁骨上	1
		右侧颈段食管旁	101R	/	/
		左锁骨上	104L	/	/
		右锁骨上	104R	/	/

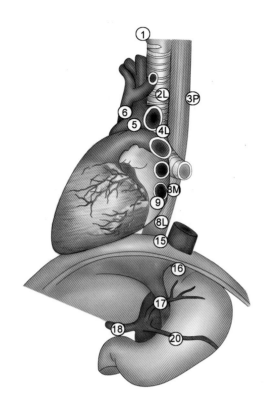

图6-20-1 食管淋巴结（右侧观）

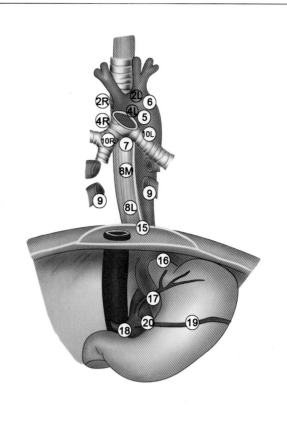

图6-20-2 食管淋巴结（前面观）

从理论上分析，食管癌三野清扫术有其合理性，这主要是由食管癌独特的淋巴结转移规律所决定的。与结直肠癌的区域淋巴转移大相径庭的是食管癌一旦突破到了黏膜下层就容易发生淋巴转移，而且更倾向于沿着食管纵轴方向的淋巴转移。这样就造成了临床上观察到的胸段食管手术后区域淋巴结未见转移但是发生颈部淋巴结转移或者腹腔淋巴结转移的现象，称之为跳跃式转移。Hosch等报道在86例食管癌手术标本中发现多达34%的病例存在着1组或者多组淋巴结的跳跃式转移。另外食管癌存在较高的隐性颈部淋巴结转移率，这种隐性的颈部淋巴结转移建立在严格的术前排查基础上。Isono等回顾调查研究发现，1/3的食管癌三野清扫病例存在隐性颈部淋巴结转移。Akiyama研究发现，经过三野清扫术后，上、中、下段食管癌的颈部淋巴结转移率分别为46.3%、29.2%、27.2%。

颈胸淋巴结恰恰也是食管癌常见的转移部位和复发部位（图6-20-3）。尤其是两侧喉返神经旁淋巴结链，不能人为地分为颈部和胸部，而应视为一个整体。有学者认为，右侧喉返神经旁淋巴结

可以作为食管癌颈部淋巴结转移的前哨淋巴结。但是，右喉返神经旁淋巴结转移并不能作为患者行颈部清扫获益的预测指标。究其原因，食管癌的颈部淋巴结转移主要在双颈内侧（颈部的左、右喉返神经旁），双颈外侧的淋巴结转移率并不高。三野清扫术术后能提供更加详尽的信息，有利于准确分期。食管癌的区域淋巴结转移情况是食管癌分期和诊疗的重要依据。特别值得一提的是，Altorki等和Lerut等的研究中都包括了多例远端食管腺癌，同样发现其有较高的颈部淋巴结转移率。这些发现有助于我们重新审视食管癌三野清扫术的价值。食管癌三野清扫术后有更高的5年生存率，更低的局部复发率。目前文献报道的食管癌三野清扫术后的5年生存率在40%~50%，而传统的二野清扫术或者经膈肌裂孔的食管癌切除术很少能超过30%。

食管癌三野清扫术另外一个显而易见的好处是清扫了更多的区域淋巴结，理论上具有降低术后局部复发率的机会。清扫的淋巴结总数、转移淋巴结数目随着清扫范围的扩大而增加。回顾性研究发

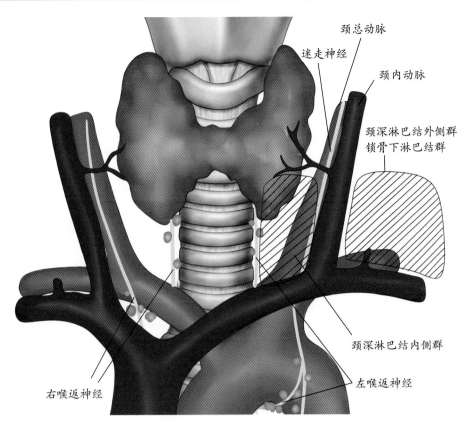

颈总动脉

迷走神经

颈内动脉

颈深淋巴结外侧群
锁骨下淋巴结群

颈深淋巴结内侧群

右喉返神经

左喉返神经

图6-20-3　颈部淋巴结图示

现，无淋巴结转移患者的淋巴结总数明显少于有淋巴结转移者，这说明随着淋巴结清扫范围的扩大，切除淋巴结的数目亦随之增加，表明淋巴结清扫数目增加将导致N分期的迁移。按照UICC第6版食管癌N分期（N_0/N_1）要求，仅需清扫6枚淋巴结就能满足正确的N分期，而按照第7版食管癌N分期（$N_0/N_1/N_2/N_3$）则必须清扫至少12枚淋巴结才能使N分期敏感度达到90%以上。Kato等报道，不管颈部和上纵隔的淋巴结是否发生转移，食管癌术后的远处转移发生率相似（16%vs.17%）。然而，食管癌三野清扫术后的局部复发率相比常规手术显著下降（17%vs.38%）。

20.1.2　三野清扫存在的问题和争议

即便如此，仍有一部分学者认为食管癌三野清扫长期效果并不一定满意，可能只对部分食管癌有提高生存率的优势。Tabira等研究发现三野淋巴结清扫只对于转移淋巴结在1~4个的病例以及有喉返神经链淋巴结转移的病例有意义。Orringer等提出食管癌一旦发生淋巴系统转移就意味着等同于全身性疾病，淋巴结清扫术不改变食管癌患者的生存情况。Ellis等研究表明三野清扫术后至少有30%的病例发生了分期上的偏移，这种偏移主要表现为从原来的Ⅲ期到Ⅳ期。也有部分病例直接从Ⅰ、Ⅱ期直接分到了Ⅳ期。这种分期上的偏移造成了三野清扫术后的分期生存率比二野清扫术更高。例如，Altorki等报道的食管癌二野清扫术后Ⅲ期患者5年生存率为34%，而三野清扫术后的Ⅲ期患者5年生存率为54%，这种生存率上的优势很大程度上是因为分期的偏移造成的，因为后者的Ⅲ期病例代表了一组"纯度"更高的病例，而前者还包括了一些生存率更低的Ⅳ期病例。正如Akiyama等发现的那样，三野清扫术后发现的隐性的颈部淋巴结转移率高达30%，这在某种程度上解释了三野清扫术后分期5年生存率要高于二野清扫术的原因。Yekebas等的研究也提示了更大范围的淋巴结清扫术仅在N_0的病例中体现出生存上的优势，而非全组病例。虽然我们在Akiyama、Lerut等多项研究中看到了食管癌三野清扫术的优势，但是至今我们依然缺乏大规模的、前瞻性的、严格设计的随机双盲临床试验以证明食管癌三野清扫术在生存率上的优势。

食管癌三野清扫术后的并发症发生率高，而且后果严重，这也是它一直以来饱受诟病的原因之一。三野清扫术很重要的一点是要清扫上纵隔和颈部淋巴结，而该部位的手术非常容易造成喉返神经损伤，主要也跟该部位的解剖结构难以很好地显露有关，需要外科医师熟悉该部位的解剖，并具有较高的手术技巧。总的来说，三野清扫术后的喉返神经麻痹发生率还是明显高于二野清扫术。根据绝大多数的文献报道，三野清扫术后主要的并发症是肺部并发症、喉返神经损伤导致的声带麻痹、心律失常及吻合口瘘发生率增高等。Akiyama等报道的肺部并发症发生率为31.1%，术后30日内病死率为2.2%。Lerut L报道的肺部并发症发生率为32.8%，心律失常发生率为10.9%，其次为吻合口瘘的发生率为4.2%，持续性的喉返神经损伤发生率为2.6%。Altorki等报道肺部并发症发生率为26%，心脏并发症发生率为15%，吻合口瘘的发生率为2%，喉返神经麻痹发生率为8.75%。外科手术范围的扩大，提高了肿瘤的局部控制情况，也带来更多的手术风险。尤其是与外科术式明显相关的并发症，比如喉返神经麻痹和吻合瘘发生率的增高一直饱受争议。

20.1.3　选择性三野清扫术

近年来有学者提出对于胸段食管癌而言淋巴结清扫应限于胸腹二野、无须将颈部纳入扫除范围；亦有提出按照原发肿瘤所在部位或者引入"前哨淋巴结"的概念进行选择性的颈部淋巴结清扫以降低手术风险。考虑到食管癌三野清扫术可能带来的严重并发症，较好的策略是筛选出可能从三野清扫术中获益较大的患者，寻找能从三野清扫术中获益的亚组人群对治疗的决策非常重要，选择性三野清扫是近年来在保证手术根治性的同时降低手术风险、使治疗更为合理而出现的新趋势。食管肿瘤的位置和累及的食管壁层次对治疗的决策非常重要。Hulscher等认为胸下段食管癌颈淋巴结转移率低，考虑到颈部清扫所致的喉返神经损伤等合并症，认为只需对中、上段食管癌行三野淋巴清扫，而下段食管癌则无须进行。而对局限在黏膜固有层的早期食管癌可以采取内镜治疗，也就不存在三野清扫的问题。但在进展期食管癌，三野清扫术的可能获益的亚组人群上存在诸多的争议。Akiyama等认为Ⅲ期、部分Ⅳ期的食管癌病例均能够从三野清扫术中获益。Johansson等报道的T，N病例（入组的条件是淋巴结清扫个数在20个以上），en-bloc切除的5年生存率为32%，而经食管裂孔切除为9%。

虽然两者在淋巴结清扫数量上存在明显差距（52枚vs.29枚），但两者在受累的淋巴结个数上是相似的。这在某种程度上解释了更加扩大的淋巴结清扫术能带来生存上的优势，并非仅仅和分期偏移相关。这种生存上的获益在受累淋巴结超过9个的病例组中消失。这提示我们随着受累淋巴结个数的增多，远处转移率增加，更大范围的区域淋巴结清扫术不能提高这组患者的5年生存率。

国内方文涛等提出术前颈部彩超检查以筛选出三野清扫术的候选病例，其中超声检查阴性的病例放弃三野清扫术，随访发现2年生存率与二野淋巴结清扫2年生存率无明显区别，认为术前使用颈部B超检查选择性清扫颈部淋巴结有助于保证手术彻底性的同时可减少不必要的手术合并症。另一方面，随着微创食管切除术的推广应用，颈部-右胸-上腹三切口径路（即McKeown术式）术式正在成为当今食管癌手术的主流术式，而这一手术方式可以很好地完成现代三野淋巴结清扫。

20.2　食管癌三野淋巴结清扫术式

20.2.1　三野清扫手术入路选择

在技术上，行颈胸腹三野清扫，颈胸淋巴结是食管癌常见的转移和复发部位，该部位的解剖位置特殊，无论单从胸腔还是颈部入路，其显露都存在很大的困难，常规的Ivor-Lewis手术不能很好地清扫该处淋巴结，左胸食管癌根治术更不能很好地处理该处淋巴结，宜选择颈部-右胸-上腹三切口径路（即McKeown术式），第一步右侧剖胸探查，一般自第5肋间后外侧进胸，进胸后首先探查确认肿瘤能够根治性切除。笔者习惯由胸中下段开始游离食管，此处共清扫6组淋巴结，即膈肌旁、下段食管旁、中段食管旁、隆凸下及左右总支气管旁淋巴结。中下段食管系膜分为主动脉-食管和心包-食管两层，分开操作更有利于减少出血。先沿右肺门隆凸下方右侧迷走神经前打开纵隔胸膜，沿右总支气管、心包、下肺静脉及下腔静脉后缘将纵隔脂肪及其间的淋巴结向食管侧游离，此间无粗大血管分布，操作可用电刀或剪刀锐性剥离以缩短手术时间；随后打开食管后方与脊柱之间的纵隔胸膜，直至膈肌裂孔水平，将食管提起沿膈食管裂孔清扫上方膈肌旁脂肪组织和淋巴直至露出腹膜脂肪为止。此时可于裂孔上方离断食管，肿瘤位于胸下段近贲门处者可于肿块上缘离断，远端缝闭后送入腹腔以方便腹部操作，近端缝闭后保留缝线以利牵引。将近端食管提起，紧贴降主动脉前壁逐支结扎切断食管固有动脉，将胸中下段食管旁脂肪及淋巴结与食管一并做整块切除；同时注意食管左侧游离时应尽可能紧靠对侧纵隔胸膜，以彻底扫除含有淋巴组织的纵隔脂肪，即便不慎误入左侧胸膜腔亦不会造成不利影响。胃游离后经胸骨后隧道或后纵隔食管床上提至颈部切口与食管吻合。继而翻身平卧，正中上腹部切开，行上腹部和后纵隔淋巴结清扫，清扫范围包括：腹腔干动脉旁、脾动脉旁、肝总动脉旁、胃左动脉旁、沿胃小弯和膈肌脚旁淋巴结。颈部可经低位弧形切口行双侧淋巴结清扫，或依术者习惯经左侧、右侧胸锁乳突肌前缘斜切口，继续清扫颈部双侧喉返神经旁淋巴结，同时清扫颈血管鞘后方和外侧淋巴结，在特殊的病例可以辅以部分胸骨正中劈开，更好地显露两侧的喉返神经与周围脏器的关系，可更好地清扫该处淋巴结，但通常是不必要的。Lerut等报道在困难病例中采用了劈开部分上段胸骨以显露两侧的喉返神经。

亦有采取同步右侧三切口径路（即Nanson术式），则患者体位为右侧抬高30°，右上肢外展，胸部采取右第4肋间前外侧切口，胸腹操作由两组医师同步进行，食管切除、胃游离完成后经食管裂孔、后纵隔上提至胸顶或颈部进行重建，但右胸前外切口对后纵隔食管床暴露欠佳，且两组医师同时操作易互相妨碍，故此径路仅适用于少数对解剖极其熟悉且团队配合较好的单位。近年来胸腔镜下食管癌切除等微创手术发展较快，清扫所采用的途径也是基于右胸途径。

20.2.2　胸部淋巴结清扫方法

清扫隆凸及双侧肺门部淋巴结前需先行离断奇静脉弓，右侧支气管动脉后支自肋间动脉根部发出后与奇静脉伴行至右肺门，予分别结扎处理；左、右迷走神经干于隆凸下方发出肺支，除非受肿瘤侵犯，原则上应予以保留，以减少术后呼吸道并发症风险，或可于其发出肺支后的远端切断。继续将食管向头端牵引，沿右主支气管内侧壁游离右主支气管旁淋巴结至隆凸下，然后沿左主支气管内侧壁分离直至左肺门，将隆凸下及左右主支气管旁淋巴结与心包分离后附于食管上一并去除。隆凸下淋巴结有来自气管前方的右侧支气管动脉前支供应，故此处操作宜采用结扎、缝扎或使用超声刀等能量装置离断，避免为求速度而一味锐性剥离，该分支一旦损伤回缩至隆凸前上方则止血相当困难。胸导

管在左总支气管水平起逐渐向食管靠拢，行淋巴结清扫手术时容易损伤，应行解剖性显露确认，即使不慎误伤亦便于结扎；若肿瘤向右后方侵犯胸导管则宜一并切除，以保证手术根治性。

上纵隔系统性清扫应扫除4组淋巴结，即左、右喉返神经旁、上段食管旁和主动脉弓下淋巴结。清扫上纵隔时先沿右迷走神经干后方纵行切开纵隔胸膜至右锁骨下动脉下缘，自气管右侧将右前纵隔的脂肪组织及上段食管旁淋巴结一起向食管方向游离，直至暴露左侧气管环膜交界部为止，操作时注意防止误伤气管膜部。右迷走神经于右锁骨下动脉水平发出右侧喉返神经，向下绕过该血管后转向上行至颈部，其间向后发出2~3支食管支，近旁淋巴结在食管癌中转移发生率很高，清扫时又容易误伤，故建议显露该神经后予以保护，操作时宜使用尖端较细的无损伤神经镊提夹组织，并避免使用电刀、超声刀等能量装置；另外此段食管有来自甲状腺下动脉的细小分支供应，出血时不宜盲目钳夹结扎，可采用纱布压迫止血。气管前方为肺淋巴引流区域，除右喉返神经旁淋巴结外一般没有必要过度清扫。

沿脊柱前缘打开上段食管后方的纵隔胸膜，继续向头端牵拉食管，结扎切断发自主动脉弓的营养血管，至弓上水平起食管与脊柱之间无血管联系而较疏松，以剪刀或电刀快速游离至胸顶部，但应避免伤及由主动脉弓右侧跨越脊柱前方至左上纵隔的胸导管；另外右侧锁骨下动脉常发生变异自食管后方穿越，术前CT常可显示，如术中清扫右喉返神经旁淋巴结时找不到右无名动脉应引起警惕，游离食管后壁时避免误伤导致大出血。左上纵隔淋巴结转移主要集中于左喉返神经侧旁，该神经绕过主动脉弓下方后逶迤向上，与气管左侧缘平行但并不紧贴气管，向右侧牵拉上段食管时可随纵隔脂肪组织被一并带起而致误伤，故应首先贴近食管肌层游离直至颈部水平，再将气管牵向右侧清扫左上纵隔内淋巴结，此处同样最好先紧贴气管左侧缘分离，找到左侧喉返神经后予以保护，由主动脉弓处起扫除气管左侧的脂肪组织及淋巴结至甲状腺下极水平。经右胸后外切口很容易清扫主动脉弓下主肺动脉窗淋巴结，直至显露出肺动脉干为止清扫方告完成。应尽量保留右侧支气管动脉前支和左侧支气管动脉上支，以减少对气道血液供应的影响，这对于行术前放化疗的患者尤其重要，可避免术后发生气管坏死。

20.2.3 上腹部淋巴结清扫方法

食管癌向下淋巴结转移多见于贲门两侧、胃小弯上部、胃左动脉及腹腔动脉近旁，故上腹部应扫除上述5组淋巴结。游离脾胃韧带后将胃牵向右侧，打开小网膜囊，尽可能于靠近肝脏处向上切开腹膜至食管裂孔腹膜返折处，将食管残端拉入腹腔后暴露左、右膈肌脚，离断膈下动脉胃底分支（亦即Belsey动脉），将膈脚前方的后腹膜脂肪及贲门左、右两侧淋巴结一并扫除，使胃底完全游离。然后将胃牵向左侧，于胰腺上缘打开胰包膜向腹腔动脉根部进行清扫，暴露脾动脉及肝总动脉起始部并摘除其周围脂肪组织，继而向左侧游离，依次分离冠状静脉和胃左动脉，于其根部分别结扎、切断，将胃左动脉旁淋巴结一并扫除，最后继续向上沿腹腔动脉前壁清扫腹腔干淋巴结，直至膈肌裂孔下缘腹主动脉处。至此所需清扫的淋巴结已全部附着于近端胃壁，如拟制作管状胃代替食管则于胃右动脉第3支分支远端离断小弯侧血管弓，用直线切割缝合器制成5cm胃管，同时去除贲门及上述扫除的淋巴结；若拟以全胃进行重建则在离断小弯血管弓后沿胃壁向贲门方向逐支结扎切断胃左动脉分支，将附着的淋巴结去除后再以残端闭合器切除食管远端及贲门部。

20.2.4 颈部淋巴结清扫方法

食管癌颈部淋巴结转移主要见于颈动脉鞘内侧气管食管沟内的颈段食管旁淋巴结，亦称颈段喉返神经旁淋巴结，以及颈动脉鞘外侧斜角肌前方的颈深淋巴结，亦称锁骨上淋巴结，左右共4组，加上颈前肌前方双侧胸锁乳突肌内侧脂肪内的颈前淋巴结则为5组，但此处转移甚少见。于胸骨上窝一横指沿颈部皮纹做弧形切口，两侧达胸锁乳突肌外侧缘，向上下游离颈阔肌皮瓣分别至环状软骨和胸骨、锁骨上缘。将胸锁乳突肌后缘游离后牵向内侧，清扫上至肩胛舌骨肌、下至锁骨下静脉、内至颈内血管鞘、外至颈外静脉范围内的脂肪组织及颈深淋巴结，向后方直至斜角肌前面，该区域内除偶有1~2支发自颈内静脉的细小分支外几乎无血管，大部分操作可用剪刀或电刀进行。但需注意向后方深部游离时勿伤及横卧于颈深筋膜浅面的颈横动脉，因其后方即有膈神经纵行通过，若操作始终保持在颈横动脉前方则一般不会误伤该神经。

左颈部清扫时还需注意在近静脉角附近宜多结扎，因此处有胸导管由后方汇入左锁骨下静脉。

扫除颈深淋巴结后于锁骨上缘处切断胸骨甲状肌和胸骨舌骨肌止点，清扫锁骨上方气管食管沟内的颈段食管旁淋巴结，以血管钳于气管和颈总动脉之间钝性分离直至与胸腔内沟通，确认喉返神经的位置后扫除其侧旁的脂肪及淋巴组织，注意左侧喉返神经在颈部紧贴于气管食管沟内垂直上行，而右侧喉返神经绕过锁骨下动脉后由右颈总动脉后方斜向内侧的甲状腺下极，熟悉其走向有利于避免误伤。颈部转移淋巴结87.1%集中在肩胛舌骨肌下方，其中转移概率最高的为右喉返神经旁淋巴结，原因可能是右喉返神经起始于右胸顶绕过右锁骨下动脉向上，该部位解剖上较狭窄，食管走向由右向左，同时引流脉管与神经伴行，淋巴引流不畅所致。颈部清扫有别于头颈外科的颈部清扫，为下颈部淋巴结清扫，其中重点集中在双侧喉返神经旁及双侧锁骨上。部分研究认为引起喉返神经损伤的主要原因是用电刀游离上段食管引起喉返神经热损伤所致。因此，笔者建议为预防喉返神经损伤，在游离上段食管时，喉返神经周围应减少或避免使用电刀。去除喉返神经旁、颈段食管旁淋巴结后颈部清扫即告完成，在左喉返神经外侧将食管残端拉至颈部，与上提的胃管进行吻合重建。

20.3 未来展望

食管癌三野淋巴结清扫不仅操作复杂、并发症率发生高，围手术期管理也是一个难题。提高手术技术和围手术期管理，减少并发症的发生是我们需要努力的一个方向。目前临床上比以前有了更好的肠内外营养制剂以及监护措施，在部分患者，尤其是发生喉返神经麻痹的患者中，能够更好地防止误吸等并发症的发生。

总之，食管癌三野清扫术作为一种重要的外科术式，有它存在的合理性。未来估计会有针对食管癌三野清扫术的大规模的前瞻性研究。随着近年来食管癌腔镜技术的发展和普及，把腔镜技术和三野清扫术的理念结合，是未来的一个重要方向。腔镜用于食管癌的三野清扫术还处于初级阶段，有待进一步大规模的临床研究验证。虽然食管癌三野清扫术存在手术技术上的诸多困难，但只要合理选择病例，相信食管癌三野清扫术可以得到更多的认可。

第21章　结肠代食管术

21.1　概述

食管切除术后患者的食管重建一般选用胃、空肠和结肠等器官作为替代。胃或结肠代食管各具其特点：胃代食管的优点是术中易游离，只有一个吻合口，大多数病例中胃的长度足以提至颈部作吻合；主要缺点是术后食管胃反流、误吸或Barrett食管。从1911年Kelling与Vulliet分别报告用结肠移植代食管手术（esophageal replacement with colon，ERC）以来，结肠代食管手术近年已被临床广泛采用，积累了较多的经验。结肠代食管手术的特点是结肠有足够的长度，游离移植结肠段可长达50~60cm，可以移植至任何高度与食管或咽部作吻合，且结肠本身系膜较长，系膜血管弓发育恒定，有许多动脉支相互连接，吻合成网状。边缘血管弓的伸展性较好，可提供结肠良好的血运（图6-21-1）。它的解剖分布表明，单独保留中结肠血管，常可提供自盲肠至降结肠的全部血运；单独保留左结肠血管，可以提供左半结肠顺蠕动移植至任何高度代替食管。结肠黏膜相容性好，耐酸能力强，能耐受胃酸的消化性刺激，不容易发生消化性结肠炎。该手术保留了胃的解剖和生理功能，术后消化紊乱症状较少，同时由于结肠多不经胸内途径提到颈部，故对心肺功能影响较小。缺点是操作复杂繁琐，需进行结肠与食管、结肠与胃、结肠与结肠三个吻合，加之结肠本身疾病及肠道细菌污染较重，术后并发症及死亡率均比胃代食管高，故需严格掌握结肠代食管手术的适应证，才能取得良好的疗效。

21.2　手术适应证与禁忌证

21.2.1　结肠代食管术的适应证

（1）下咽部癌、颈段食管癌和胸中、上段食管癌已行胃大部切除或胃有其他严重疾病（如严重的腐蚀性损伤、广泛胃息肉等）者。

（2）用胃或空肠代食管手术失败者。

（3）发生吻合口瘘或吻合口复发，需再次手术者。

（4）要求保留自体胃，享受正常生活质量者。

（5）梗阻的晚期食管癌或食管良性疾病，为解决进食问题，行结肠-食管分流术者。

其次的适应证为：

（1）食管、胃多发双源癌。

（2）恶性食管-气管瘘。

（3）Ⅲ型巨食管或合并癌变。

（4）多次食管抗反流术失败合并上消化道出血。

（5）婴幼儿先天性食管畸形。

21.2.2　结肠代食管术的禁忌证

（1）结肠肿瘤，多发性溃疡、息肉、憩室或血管变异。

（2）重度动脉硬化，有反复发生血管栓塞史者。

（3）结肠增殖型血吸虫病。

（4）血液系统出血性疾病。

（5）免疫功能严重低下者。

（6）机体已存在重症感染灶。

（7）难以控制的糖尿病。

（8）结肠功能紊乱或长期便秘者。

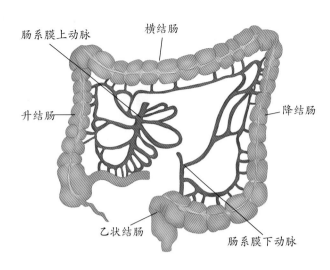

图6-21-1 结肠血液供应

图中标注：肠系膜上动脉、横结肠、升结肠、降结肠、乙状结肠、肠系膜下动脉

21.3 手术方法

21.3.1 结肠移植术的术前准备

结肠准备是否充分以及结肠的清洁程度是关系手术成败的重要因素，对需要进行结肠移植代食管的患者，术前应做如下准备：

1. 术前病例选择 术前充分了解患者有无结肠疾病的病史（如腹泻、便血、黏液便等），行钡灌肠造影、内镜、血管造影等检查排除结肠病变，观察结肠供血管有无硬化、栓塞、变异。

2. 术前肠道准备 术前2日起进高蛋白无渣流质，输液、补钾。实施方法：①清除口腔内病灶、烟垢、牙垢，用口腔消毒液漱口，每8h一次。②口服或经胃、空肠造瘘管注入肠道抗菌剂新霉素0.5g/次，或庆大霉素4万～6万U，4次/日。③每晚以30～40℃生理盐水500ml灌肠，术日晨一次。④术前22h口服番泻叶汁500ml（6g加600ml沸水冲泡后冷却）。⑤肌内注射维生素K_1每日20mg，连续3日（含术日）。

术前肠道准备方法众多，临床上应遵循以下原则为理想的肠道准备方法：达到肠内容物完全排空，条件致病菌最少，肠道黏膜无水肿，所采取的措施患者易接受。

21.3.2 移植肠段和血管的选择

在准备进行结肠代食管术时，移植结肠段的选择主要根据结肠系膜血管的正常解剖、供血状态和手术所需肠段的长度而定。此外，也取决于术者的习惯和临床经验。在做结肠食管吻合术时，尽可能采用结肠肠袢顺蠕动的方向。目前在临床上可供选择的移植结肠段有3种：

（1）以结肠中动脉供血，切断结肠右动脉，取用横结肠右半部加部分或全部升结肠甚至部分回肠末端作移植肠段，行顺蠕动方向吻合（图6-21-2）。这一术式的优点是结肠长度充分，食管与回肠吻合口径接近，回盲瓣可能有助于防止反流。但结肠中动脉不够恒定，变异较多，而结肠右动脉到达升结肠往往要经过2～3级血管弓，血管分布范围小，其起始部主干分支变异大，血运不畅。

（2）以结肠中动脉供血，切断结肠左动脉，取用横结肠，可以包括部分升结肠或部分降结肠，进行吻合（图6-21-3）。这一术式中，横结肠的游离比较方便，其口径也比升结肠小。但由于结肠中动脉部分常偏于右侧，因此逆蠕动移植比较方便，顺蠕动移植较困难，术后常有反逆和呃臭气现象，进食时吞咽功能欠佳。

（3）以结肠左动脉供血，切断结肠中动脉，取用横结肠，可以包括部分升结肠或部分降结肠，顺蠕动移植。这是目前临床应用最多的术式。结肠左动脉为肠系膜下动脉的第1分支，血流量大，可以满足移植结肠段的血液供给。其分出的升支粗大，与结肠中动脉主干的口径相近。横结肠系膜长，边缘血管弓发育较好，单一、恒定，紧贴肠段，不呈网状结构，脾曲处边缘血管紧挨结肠，有利于肠段伸展。手术操作比较方便，特别是左胸或左胸腹联合切口入路。无论平卧位采用正中切口还是右侧卧位采用左侧胸腹联合切口，手术操作均较方便，肠段多做顺蠕动移植，吻合口张力较逆蠕动者低，有利于吻合口愈合，符合生理要求，无反逆和呃臭气现象。

总之，结肠代食管术成功的关键在于术中正确选择移植结肠段以及保证其具有良好的血液循环。就移植结肠段的选择而言，任何一段结肠都可以利用，主要取决于结肠动脉血管分支的走行及其边缘血管的分布情况，既要保证移植结肠段有良好的血液供应，又要保证具有足够的长度。有些学者倾向于选择左半结肠替代食管，认为左半结肠的口径与食管的口径大小相差不太悬殊，肠壁也比较厚，因而容易进行食管结肠吻合术。左半结肠比较直，系膜动脉血管弓发育较好，用其进行从胃至咽部的食管切除后的重建时跨度比较大。另一部分学者认为选择右半结肠按顺蠕动方式替代食管较好，回盲瓣可以起到抗反流的作用；但是右半结肠的血液供应变异较大，系膜血管蒂较短，肠腔口径又大，因而目前用右半结肠代食管的手术例数并不是很多。笔者主张用横结肠移植替代食管，因为从腹腔内游离横结肠比较容易，结肠左动脉的解剖学变异较少，肠管的边缘动脉较短，与结肠中动脉的交通支比较粗大，血液循环丰富，还可以根据所需移植结肠段的长度，向升结肠或降结肠延长其长度。

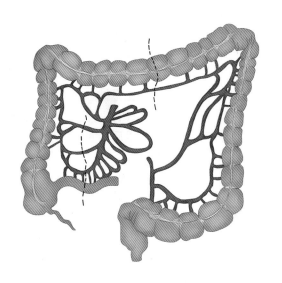

图6-21-2 以结肠中动脉供血，切断结肠右动脉，取用横结肠右半部加部分或全部升结肠甚至部分回肠末端做移植肠段，行顺蠕动方向吻合

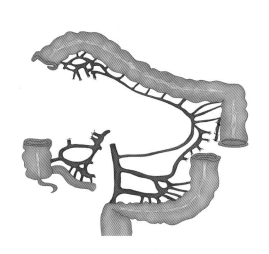

图6-21-3 以结肠中动脉供血，切断结肠左动脉，取用横结肠，可以包括部分升结肠或部分降结肠，进行吻合

21.3.3 移植结肠段通过的途径

所选择的移植结肠段在经过游离后，可以通过以下3种途径到达胸内或颈部（图6-21-4）。

1.胸骨前皮下途径 目前已少用，但仍作为备用方式（图6-21-5）。适用于高龄、体弱、食管恶性病变晚期、心肺功能不全、免疫功能低下、糖尿病或结肠准备不够理想者。该手术操作简便，涉及层次浅，不影响呼吸和循环功能，术后便于局部观察。一旦发生坏死或感染，在处理上也比较容易，但外观上有碍美观，对青少年病例不宜。手术采用锐性加钝性分离胸骨前皮下组织，掌握深浅适度，过浅易致术后发生皮肤缺血、坏死，过深易损伤胸穿通支血管。皮下隧道宽度以7~8cm为宜，并确认通道中无纤维索阻碍。将结肠段经胃后穿过小网膜腔戳孔，沿肝前上提进入皮下隧道。同时用电刀切除腹直肌前后鞘3.5cm，避免术后该区夹嵌致狭窄、梗阻。然后于第2、3肋间沿胸骨中线旁2cm处做2个2cm小切口，既可协助分段游离胸骨前隧道和止血，又可留置引流片防止隧道内积血。这种径路要求肠段的长度最长，且术后5~7日内不能遭受外来压迫，护理工作量大。

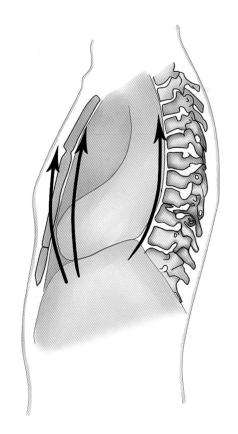

图6-21-4 移植结肠段可以通过3种途径到达胸内或颈部

2. 胸骨后（前纵隔）途径（图6-21-6）　此路径是最常用的手术方式，适用于各年龄段的食管良、恶性疾病者，特别是术后生存期长，需保持符合生理的替代食管通道和良好胃功能者。根据体形的胖瘦、剑肋角的宽窄，剑突的大小和胸廓上口的宽度，可评估制作胸骨后径路的难易度。术中常规切除剑突，胸骨体后方为疏松结缔组织，易于钝性分离，但操作时勿撕破纵隔胸膜以免造成气胸。如纵隔胸膜一旦受损破裂，应安装胸腔闭式引流管。难度最大处是游离胸骨柄后、胸廓上口区，应在直视下切断胸骨-心包韧带及毗邻的致密结缔组织。若患者曾患过纵隔炎或接受过气管造口术，必要时可将胸骨正中劈开，在直视下建立通道，避免损伤无名静脉及保证纵隔胸膜的完整性和结肠血运。对个别胸廓上口狭窄、胸骨柄或胸锁关节肥大者，需咬除部分阻碍通道通畅的骨组织，严密止血，并保持骨断面光滑。此径路适用于患食管广泛瘢痕狭窄或食管旷置食管改道术者，术后生活质量良好。长期随访结果显示：该通道结肠代食管术后消化功能优于经胸骨前或经原食管床者；对恶性食管病变，无论病变是否被切除，术后后纵隔区都可接受有效剂量的放疗，延长生存期；即使后纵隔肿瘤复发，也不影响患者的进食。因此，胸骨后径路被医学界认为是较理想的径路。

3. 食管床（后纵隔）途径　结肠段经原食管床路径，符合生理要求，路程最短，适用于食管病变切除而不能以胃重建食管的病例。尤其对采用左胸腹联合切口、移植横结肠及左结肠动脉供血的病例，手术操作较为方便。为了防止结肠坏死或感染，应多采用食管、结肠颈部吻合。此径路不利于术后需进行放疗者。此外，若遇食管病变位于颈段或颈胸交界处者，可行不开胸颈腹径路，经裂孔食管内翻拔脱ERC术。妥善保护了双侧迷走神经干，避免了剖胸术后可能发生的食管反流、误吸、呼吸道并发症及再发Barrett病，并可维持良好的肝功能。与胸骨后通道相比，此通道不存在上下口成角，结肠与食管通道成一直线，有利于食物推进排空。

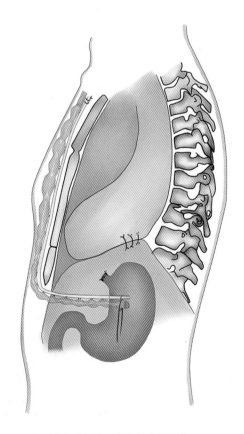

图6-21-5　胸骨前皮下途径

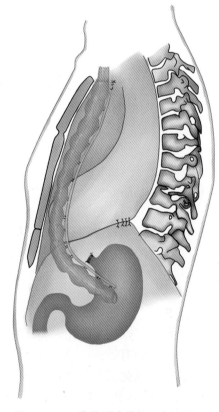

图6-21-6　胸骨后（前纵隔）途径

结肠移植代食管，根据移植途径的不同，在手术操作方法上可分为以下两种：

21.3.4 胸骨后（胸骨前）结肠移植食管重建术

此法适用于下咽癌、食管颈段、胸中上段癌、梗阻的晚期食管癌。对于食管良性病变，为了解决进食问题，也可行结肠、食管分流术。

仰卧位手术时，经颈、胸、腹或颈、腹切口，手术人员分为颈胸和腹部两组，分工进行操作。颈胸组右开胸游离食管后切断，结肠送到颈部后做食管、结肠吻合；腹部组主要是在腹部操作，包括结肠、胃吻合和结肠、结肠吻合。全部手术步骤如下：

1. 腹部操作 腹部组先开腹，取上腹正中切口，上自剑突上2cm处，下至脐，必要时切除剑突。进腹后，纱垫保护切口四周，将结肠拉到切口外展开，充分显露结肠系膜，判断结肠中动脉与结肠左动脉的吻合支是否满意，其次仔细检查结肠肠管本身有无病变并确定其是否适于行结肠代食管术，选定结肠袢后，应用小型无创"哈巴狗"夹（bulldog clamp）阻断该肠袢的血管侧支，并在肠袢两端肠钳夹闭，判断肠管活力，如肠管无缺血、坏死，即可开始游离肠袢。

经过多年临床观察和实践，国内大多数学者都采用横结肠作为移植肠段，以左结肠动脉升支作为供血，行顺蠕动方向吻合，移植肠段置于胸骨后，这是最佳术式。

根据临床观察，横结肠的平均长度为42.5cm，身高150～175cm的人，自环状软骨经胸前体表至剑突与脐连线中点的长度为30～37cm，故横结肠有足够的长度。

决定移植的肠段后，即可游离横结肠，先顺横结肠边缘切断并结扎胃结肠韧带，同时游离肝曲及脾曲的横结肠。结肠肝曲的侧腹膜较长，易于切开。结肠脾曲的侧腹膜较短，该处结肠多弯向上方，位置较深，如游离较困难，可顺结肠先切开后腹膜，然后牵引结肠，切开侧腹膜。顺结肠边缘弓切开结肠系膜，切线距边缘必须有1～2cm，以防止损伤边缘血管弓，各血管分支必须妥为结扎，防止局部血肿形成。结肠中动脉切断平面应尽可能靠近起始的根部，以保护结肠边缘的叉状分支网。移植的横结肠段必须有足够的长度，这样可使移植的边缘血管保持在松弛状态，有利于血液供应。移植的结肠长度，可测量自环状软骨经胸前体表至剑突与脐连线中点的长度，一般为30～37cm，这

为移植结肠实际需要的长度，再用尺按此长度沿横结肠系膜边缘量取结肠。在肠管上量取结肠长度时，不要将结肠过分拉直，应以肠系膜长度为准。临床观察发现，肠段截下后的自然回缩率为10%～12%，因此在截取肠段时要注意比预测所需长度长3～5cm。若要增加移植肠段的长度，主要取决于右侧肝曲处的截取点。

2. 胸部操作 患者取仰卧位，右胸部垫高30°～35°，颈胸组手术人员行右胸部前外侧切口，经第3或第4肋间进胸，游离食管［和/（或）残胃］。于贲门上方1.5cm处切断食管下段，其远侧断端先用7号丝线结扎一道，再用细丝间断缝合法缝合包埋后将其经食管裂孔推入腹腔，之后缝合关闭食管裂孔；食管近侧断端用7号丝线结扎并用橡皮套包裹，准备经左颈部斜切口将其引出。右胸腔安装胸腔闭式引流管一根，逐层关胸。同时，颈胸组沿左胸锁乳突肌内侧缘做颈部切口，其下端达胸锁关节处，逐层进入，暴露食管，以手指钝性分离，提出食管，并绕纱布条向外牵拉备用。

3. 胸骨后隧道的建立 颈胸组和腹部组手术人员相互配合，分别从胸骨上、下两个方向分离胸骨后间隙的结缔组织而使其上、下贯通。上端分离附着在胸骨柄上缘的颈深筋膜结缔组织，手指顺胸骨中线紧贴胸骨后向下及两侧分离。下端切断附着在剑突上的膈肌疏松组织，于腹膜外顺剑突处插入胸骨后，钝性分离胸骨后向上进入前纵隔，紧贴胸骨后循中线向左右轻轻推开两侧纵隔胸膜，并用胸骨后隧道扩开器紧贴胸骨后缓慢向上推进，也可用卵圆钳钳夹纱布块慢慢分离。前纵隔隧道左右宽度必须达5cm，隧道的上、下口更不宜少于此宽度，以防移植的结肠受压。另外，主动脉弓上缘水平处有条索状带或较紧结缔组织，有碍隧道扩大时，可用卵圆钳或扩开器轻轻分撑，大多数能顺利分开。在颈部前纵隔入口处，除了注意左、右的宽度外，还要使前后径充分松弛。必要时可切除部分胸骨柄及胸锁关节，以防止过度压迫结肠。在游离胸骨后隧道时，应避免损伤两侧胸膜，造成气胸。腹部组用两把肠钳分别钳夹在拟移植结肠的两端，然后分别予以切断。上提至颈部的近端用细丝线做松松的连续缝合关闭断端，两侧用2根丝线作为牵引线，这样上提结肠时可辨别左、右侧方向，不至于发生扭转。胸骨后隧道完成之后，在肝胃韧带（小网膜）的中央做一长约5cm的纵行切口，将移植结肠从胃后经小网膜切口，通过牵拉牵引线将结肠经胸

骨后隧道上提到颈部。向上拉结肠时，边牵拉边推送，并注意结肠的方向不要扭曲。采用左结肠动脉供血者，注意系膜蒂使之位于左侧；采用中结肠动脉供血者，注意系膜蒂使之位于右侧。不要让血管弓承受过大的张力，以保证移植肠段的血运，到达颈部后要仔细观察肠段断端的颜色及小动脉有无搏动，如发现血运不好，要将肠管退回，待肠管摆顺后再上提。

若采用胸骨前皮下隧道，应先用普鲁卡因、肾上腺素注入，锐性解剖。通道宽4横指，约7cm，上、下口宜再宽少许。隧道内用纱布填入，以帮助止血，约10min后可将结肠置入。皮下隧道内的肠管进入腹腔时成角较大，要注意胸骨剑突切除的位置，观察它对肠管及系膜有无压迫。

颈部操作颈胸组手术人员继续游离颈段食管，为保证无瘤，尽可能使颈段食管切缘远离肿瘤。切除肿瘤，行食管-结肠吻合术。将移植结肠提到颈部后，若确认供血良好，即可进行食管、结肠端端吻合。一般都采用一层间断内翻缝合法，但由于结肠口径远大于食管口径，可封闭部分横结肠残端，使其与食管端口径相近后再吻合。根据横结肠管腔大、壁薄的特点，可将食管残端套入结肠内2cm，以确保吻合口周围的密封。近年来，国内对结肠与食管吻合也采用端侧吻合法，即将横结肠断端封闭，在其下方2cm的结肠带处做与食管等宽的横切口与食管吻合，使肠管的血运不受阻碍。也可以用端侧器械吻合。采用这种方法时，要注意不让结肠的肠壁或系膜遮盖气管前方，以预防可能在术后必须进行气管切开时对它造成损伤。颈部食管与结肠吻合完后，术野彻底止血，用甲硝唑液冲洗后置橡皮片于吻合口附近，一层缝合颈部皮肤切口。

腹部组在颈胸组吻合的同时，首先开始结肠、胃的吻合，结肠由小网膜上切口提出，吻合于胃前壁近小弯侧中点处为好，不要靠近幽门。这样不致造成移植肠段下段的屈曲，以免有碍于食物的通过。Belsey主张结肠、胃的吻合在胃后壁接近大弯上1/3处进行，以免胃小弯压迫移植结肠段的血管蒂，而且有长8~10cm的移植结肠段在腹腔内，有利于预防术后反流性结肠炎或结肠溃疡的发生。如果患者既往接受过胃大部切除术、全胃切除术或因胃有腐蚀性损伤而无条件进行结肠胃端侧吻合术，则应选择结肠十二指肠端侧吻合术或结肠空肠端侧吻合术。然后作结肠与结肠两断端的吻合，在切除移植结肠段之后的结肠两断端行间断全层内翻吻合术，并用间断浆肌层缝合法包埋吻合口，并较严密地缝合结肠系膜切口，以防术后发生腹内疝或结肠系膜疝。缝合时，注意不要伤及附近营养血管的根部。用甲硝唑液冲洗腹腔，缝合腹膜，结肠段出腹腔至前纵隔处，要留3横指宽的间隙，并将两侧的腹膜各固定2针于结肠上。腹部切口旁可放置1~2根引流管引流腹腔渗液，分层关闭腹腔。对纵隔胸膜已破裂的病例，应注意防止空气从这些引流口进入胸膜腔，必要时可附加胸腔闭式引流。

4. 造瘘术 在结肠代食管术中，将胃肠减压管经鼻腔及移植结肠段插至胃或空肠内常有困难，且会影响吻合口的质量。可在术中同时施行胃造瘘术用于胃肠减压，如术后患者因发生术后并发症而不能经口腔进食，则可利用胃造瘘管或十二指肠营养管置入维持患者的营养。

21.3.5 经左胸切口结肠移植食管重建术

手术人员为一组进行，采用右侧卧位，左侧胸腹联合切口，可从第6肋间进胸，切断第6后肋，再切断第6肋软骨弓，向腹部前下方延长切口约4cm，即可充分暴露脾区和横结肠。这种切口对于胃代食管失败发生吻合口瘘、吻合口复发需要再次手术者，胃部有病变或既往行胃大部分切除者，以及贲门癌行全胃切除移植结肠段代胃者均可采用。手术操作上，需要注意按常规方法游离、切除食管或贲门肿瘤。顺胃结肠韧带提出横结肠、降结肠，检查左结肠动脉的各支及边缘血管弓的发育吻合情况，尽可能利用左结肠动脉，移植横结肠作顺蠕动吻合。也可利用左半结肠，切断左结肠动脉，保留中结肠动脉作逆蠕动吻合。这种切口对游离横结肠、左半结肠及脾曲暴露的手术操作均较为方便。若保留左结肠动脉，可先切断结肠近端（即肝曲附近），用缝线松松缝合关闭，顺食管床上提至颈部或胸内与食管作吻合。吻合完毕后，根据结肠与胃或十二指肠吻合的距离，再作远端切断，这样不致使截取的结肠过短，吻合时产生张力。将结肠远端在腹腔与胃或十二指肠作吻合，吻合时尽量把结肠拉直，不要屈曲过长。最后做结肠与结肠的端端吻合，再闭合系膜缺口，在胸腔放置引流管后将膈肌与移植结肠固定，将结肠系膜血管弓放入食管床内加以保护，防止固定结肠时损伤系膜血管。在腹腔安放腹腔引流管。逐层关胸、关腹。

21.4　术后并发症

结肠移植代食管的手术操作较胃移植代食管要复杂得多，加之肠管细菌污染，术后并发症的发生率较高，处理也较困难，死亡率较高。手术并发症发生率的高低与疾病性质、术前肠道准备、手术操作技术水平有密切的关系。近年来由于外科整体治疗水平的提高及结肠代食管术式的改进，各类并发症的发生率也逐渐降低。以下介绍各种常见并发症的原因及其防治措施。

21.4.1　颈部吻合口瘘

是结肠移植代食管术后发生率最高的并发症，发生率为15.7%～43.7%。颈部吻合口瘘虽较常见，但仍为非致命性并发症，如果瘘与胸腔或纵隔相通，则临床症状较重，处理若不及时，预后较危险。

吻合口瘘发生的原因有全身性因素（衰竭或低蛋白血症），术野污染，肠段血液供应障碍，吻合技术不当或吻合远端消化道梗阻。

重点是血液供应，影响肠管血运状况的因素大致有以下几种：

（1）肠管痉挛。常与手术室的温度和骤然切断肠管及供应血管后所致的神经反射性改变有关。用温热的湿沙垫将肠段包被5～6min后痉挛即可解除，血运可以复原。

（2）供应血管蒂张力较大。常出现于肠管向颈部牵拉过高时。

（3）肠道通道不够宽畅。通道偏窄，使肠壁经受压力而影响血运。

（4）胸骨柄上缘正常解剖位置常向后方倾斜，形成一个角度压迫肠管，妨碍出口的通畅。

（5）术中和术后低血压。结肠末梢血管微细，其血液的灌注与血压有密切关系，术中及术后短暂的低血压，均可导致暂时性吻合口血运障碍。如低血压时间较长，可使末梢血管内形成栓塞，轻者影响吻合口的愈合，重者可致结肠坏死。

21.4.2　吻合操作不良，影响愈合

横结肠与左半结肠的口径与食管口径大小相似，吻合时将食管、结肠的吻合口对齐。如食管口径较小，可适当切开扩大；若结肠口径过大，只宜缝闭系膜对侧，结肠断面系膜侧多保留1.0cm，不要损伤肠脂垂。食管、结肠吻合的缝线应松紧适度，密度均匀，不穿破血管，不残留血肿。最后用结肠加盖吻合口，使食管套入结肠之中。行结肠、咽吻合时，结肠前壁与咽后壁黏膜宜采用单纯内翻缝合。

21.4.3　术中结肠内容物污染术野

结肠手术中术野污染机会较多，术中要特别注意防止结肠内容物污染手术野，用纱垫将有菌术野与无菌术野分开，将移植结肠上提，肠腔内放置链霉素2.0g。吻合术毕，术者冲洗手套，更换手术器械，以减少感染机会。术后，颈部切口冲洗后放置引流条引流。术后有效胃肠减压，减少剧烈咳嗽，以减少胃、结肠内高压气流反冲击吻合口机会，并采用支持疗法，合理使用抗生素，均有利于吻合口愈合。

另外，文献报道颈部吻合口瘘的发生与病变的性质有关，恶性病变者吻合口瘘的发生率要高于良性病变者，可能与恶性病变者年龄大，手术范围广，机体负担较重，容易发生吻合口瘘。

吻合口瘘的防治措施可归纳为以下几点：①术前做好充分肠道准备，术中尽可能减少术野污染；②有足够长度的肠段和系膜血管蒂，保持松弛无张力；③结肠段通道要宽畅，避免肠管血管弓受压；④食管-结肠一次全层吻合，缝线松紧适度，密度均匀，不穿破血管，不残留血肿；⑤术中平均动脉压保持不低于60mmHg；⑥术后吸痰勿刺激吻合口，不过分鼓励患者频繁剧烈咳嗽，减少胃-结肠内高压气流反复冲击吻合口机会；⑦结肠段顺蠕动向移植；⑧下咽-结肠吻合时注意：切断食管起始部时勿损伤环状软骨膜；游离颈段食管中防止损伤喉上神经及喉返神经；结肠前壁与环状软骨膜缝合，两侧壁与梨状窝，后壁与咽后壁黏膜缝合，均采用单层内翻缝合；下咽腔周围组织疏松，淋巴组织丰富，术中止血严密，术后引流通畅。

对颈部吻合口瘘的治疗，要敞开颈部切口，充分引流，并观察结肠有无局部坏死，防止瘘入胸腔或纵隔。对瘘入胸腔者行闭式引流和空肠造瘘术，以维持营养。对瘘入纵隔者，经拍片诊断明确后，可拆开颈部切口，探入纵隔脓腔，放入细胶皮管引流、冲洗，并持续负压吸引，加快愈合。

食管、结肠胸内吻合的吻合口瘘发生率较低，文献报道为3.6%。主要是因为食管、结肠对端吻合，口径相似；结肠上提少，张力小，保证营养血管供血；结肠位于后纵隔，不易受挤压，一旦发生吻合口瘘，诊断与处理同食管、胃吻合口相似，但要考虑是否有移植肠管坏死，主要表现为胸腔引流出有恶臭气味的渗液。必要时可开胸探查，

切断坏死部分，保留结肠造口或胃造口，颈部做食管外置，待二期手术修复。

21.4.4   肠道梗阻

结肠移植代食管术后并发肠梗阻占全部并发症的9.9%，居第二位。肠梗阻发生的原因大多数与手术操作有关，具体原因较为复杂，常需再次手术探查寻找原因并矫治。文献报道的原因有：胸骨前或胸骨后移植结肠段从腹进胸的入口被腹直肌鞘或膈肌嵌闭；腹内结肠段冗长成角；结肠、胃吻合口狭窄；结肠与结肠吻合口不是位于肠系膜根背侧，而致小肠梗阻；小肠钻入结肠、结肠吻合口处系膜裂孔，形成嵌顿疝；结肠段经胃前上提，结肠系膜压迫胃体致葫芦胃；系膜裂口关闭不严，致腹内疝，肠管狭窄，或腹内污染较重，肠道浆膜或腹膜损伤致术后形成粘连。

21.4.5   结肠段坏死

这是结肠移植代食管术后致命性的并发症，死亡率较高。结肠坏死的早期诊断及处理十分重要。大段或全部结肠坏死多发生在术后24～48h以内，可出现严重中毒症状，甚至休克。如果坏死肠段波及腹腔，或坏死性分泌物顺移植肠管的隧道流至腹腔，则早期有腹痛及腹肌紧张。若结肠移植采用颈部吻合，必须立即拆除颈部缝线进行检查，如可疑结肠坏死，要开腹作营养动脉支根部探查，若肠系膜根部血管搏动差，确定肠管已坏死时要立即处理。防治措施有：①保证结肠段供血血管粗大、通畅，血液供应充分，边缘血管弓完整，有足够的长度，系膜蒂绝对无张力，不受压，不扭曲。②并行的静脉引流通畅，无解剖变异或栓塞。③结肠段通过的通道通畅无阻，若遇巨大肝左叶，结肠段系膜蒂应经左、右肝裂间上行，为防止颈段受压，常规切除部分胸骨柄和两侧胸锁关节或彻底切断胸廓出口胸骨柄后致密结缔组织。④避免术中、术后长时间低血压，术中术后4日平均动脉压不低于60mmHg。⑤防止全身性因素所致肠段血管栓塞（动脉硬化斑块、血液高凝状态等）。

21.4.6   胸结肠综合征

本征类似胸胃综合征，长结肠段替代食管术后远期发生肠段过度扩张，呈巨结肠样变。若结肠段位于皮下者可见膨大、胀气、蠕动时咕噜作响的肠段。若为经胸骨后前纵隔或食管床上提结肠段，表现为进食后平卧时出现胸闷、气急、心悸或刺激性咳嗽症状，待大量嗳气或呕吐后症状缓解。钡餐造影显示胸结肠高度扩张，肠壁边缘不清，黏膜呈指纹状或斑点状。发生的原因为结肠、胃吻合口口径过大，吻合口接近幽门，腹段结肠冗长成角，或幽门肥厚、狭窄，排空不畅。预防措施有：①置结肠胃吻合口靠近贲门。②吻合口径小于3cm。③加抗反流术式。④皮下隧道的入口应够宽大。⑤切除剑突及3.0cm直径的圆形腹直肌前后鞘。⑥结肠段按顺蠕动方向移植。

21.4.7   食管盲囊综合征

这主要是由于旷置于后纵隔的食管腔内黏液潴积成巨大黏液囊，引起胸骨后、背部持续胀痛、低热，严重者可压迫纵隔邻近脏器。X线片及B超检查显示后纵隔巨大囊肿。本综合征多发生于颈部食管结肠端侧吻合术或胸段旷置食管远端狭窄闭塞者。防治措施有：①尽量避免作结肠-食管端侧吻合。②争取一期切除病变食管。③若必须作食管旷置术，在缝闭食管断端前吸尽食管腔内容物，冲洗干净后以化学腐蚀剂烧灼食管残腔内黏膜，促进瘢痕化闭合；或于食管盲端内留置细塑料管，术后分次注入硬化剂促使其闭合。④创造条件尽早切除食管和盲囊。

21.4.8   喉返神经损伤

术中喉返神经受牵拉、压扎，术后出现声嘶或咳嗽无力，多为暂时性。若神经干被结扎或切断必致持久性损伤。

预防措施：①喉返神经入喉的分支数目不定，分叉部位高低不一，术中若能游离显露主干，保护之；若食管游离顺利，不必强求分离该神经。②神经干沿气管食管沟上行，紧贴气管。术中宜保留食管外膜，尽量远离气管游离食管，并保留气管附近之条索状组织，切忌大块组织结扎，邻近气管食管沟忌用电刀切割或电灼止血。③勿过分牵拉食管，以免损伤环状软骨水平的神经分支。

21.4.9   颈部吻合口狭窄

本并发症大多是因发生吻合口瘘，局部感染愈合后遗留瘢痕狭窄，缝线过密，套入过多，或因食管腐蚀伤后瘢痕组织尚不稳定时即行手术，这些均可继发吻合口狭窄。治疗上，早期可采用扩张疗法，对严重狭窄病例，可于局部麻醉或全身麻醉下切开吻合口。或作成形术，即在靠近吻合口处纵行切开结肠，在结肠腔内切除隔膜或宫颈样狭窄，然后缝合结肠切口。必要时，可将狭窄的吻合口全切除后重新吻合。

21.5 治疗效果

结肠代食管，手术操作复杂，吻合口多，术后并发症及死亡率较胃代食管要高，仅应用于胃长度不够或胃已被切除或有病变病例。近年来，随着临床实践经验的积累，以及手术技术的改进，此术的并发症和病死率已降至较为理想范围。2003年高尚志报道通过采取顺蠕动方向吻合术、首选结肠左动脉升支作为供血管、经胸骨后径路、颈部食管-结肠一层吻合术等方式及妥善防止并发症（喉返神经损伤、胸结肠综合征和食管盲囊综合征）使并发症发生率降至15.69%、病死率降至1.82%。但由于胃代食管操作简便，仅一个吻合口，所以至今选胃代食管的病例仍远远多于结肠代食管。但许多学者认为，代食管器官的选择不仅仅是从手术操作角度出发，而应更多地考虑手术给患者带来的长远好处。临床长期随访表明，结肠代食管术后胃食管反流率远较胃代食管者低，长期生活质量好。Ure和Kunano提出对评价生活质量时采用8项指标：食欲，进食量，吞咽情况，进食后有无胸闷不适，有无腹泻或进食后反流情况，体质情况和体重。通过两组比较，胃代食管组术后患者进食量减少，进食后胸闷不适及术后明显体重下降3项指标均明显高于结肠代食管组。食管癌远期疗效除受临床病理分期影响外，还主要取决于手术切除食管长度及淋巴结清扫范围。有研究表明，无论采用胃或结肠代食管，相同TNM分期术后5年生存率和病死率相仿。因此，仅从术后生活质量考虑，可以认为结肠代食管优于胃代食管。故近年来手术适应证有所放宽，结肠代食管术的病例数逐步增加，国外有文献报道占同期代食管病例数的10%~18.5%。尽管结肠代食管的优势已被众多学者肯定，但根据循证医学要求，目前尚缺乏大宗病例对结肠代食管术后生活质量的前瞻性随机对比试验。相信随着社会经济进步，人们越来越重视术后生活质量，具有循证医学证据支持的最好效果的结肠代食管ERC将越来越受到认可并广泛用于临床。

第22章　食管多原发癌的外科治疗

22.1　概述

　　食管多原发癌是指在食管的不同部位同时或先后发生的2个或2个以上的癌瘤。据国内文献报道，多原发癌的发生率占确诊恶性肿瘤患者总数的0.4%~10.7%，低于国外2.0%~13.5%的发生率。多原发癌最多见于皮肤、乳房、女性生殖系及直肠等部位。其中多原发性食管癌病灶同时位于食管，在时间上可同时或先后发生，而食管贲门双原发癌病灶则分别位于食管和贲门。以食管鳞状上皮细胞癌（ESCC）与贲门腺癌（GCA）或食管鳞状上皮细胞癌与胃腺癌（GNCA）同时或异时存在于同一个体最为常见，分别称食管贲门双源癌和食管胃双源癌。由于食管多原发癌在治疗上与转移癌、复发癌有原则性的区别，所以分析食管多原发癌与其内在联系能更好指导对其的治疗。

　　食管多原发癌国外文献报道不多，国内食管多原发癌占食管癌发病率的0.22%~2.18%，国外报道食管鳞状细胞癌多原发癌的发生率为8%~31%。一组报道显示，所有食管癌患者均行内镜检查，同时性食管多原发癌的发生率为6.5%。食管多原发癌多以男性为主，发病高峰年龄为40~60岁。食管多原发癌发生地主要集中在中国北方，以河南、河北、山西和江苏苏北等地高发。由于在以往的食管癌手术当中，多做胸内吻合，满足于切除食管病灶的上下各5cm即可，因此发现多原发癌的概率变小，特别对位于胸上段和颈段的第二个原发癌，更难以发现。而且在纤维内镜或食管X线钡餐检查中，由于发生在食管近侧端癌的梗阻和诊断，也经常影响到对第二原发癌的诊断，造成漏诊。还有由于以上报道的食管多原发癌病例中，绝大多数是同时发生的，而有许多第一原发癌经手术或放射治疗后，又重新出现第二食管原发癌的患者，往往被误诊为复发癌或转移癌，所以报告发病率比实际发病率要偏低。据相关文献统计，多原发性双食管癌在食管双原发癌中占最大比重，其次是胃和贲门。食管多原发癌常见于食管中段、下段（图6-22-1）。

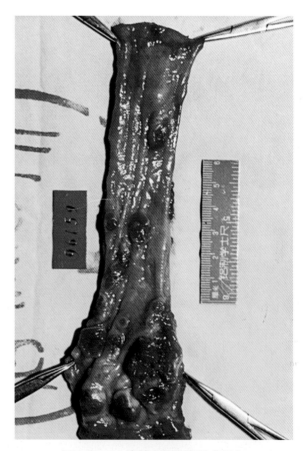

图6-22-1　食管多原发癌手术标本

目前食管多原发癌的病因尚不清楚，一般认为患者自身易感性、环境因素、医源性因素等强烈的致癌因素反复刺激食管黏膜。另有相关研究指出食管多原发癌是由于原发癌降低了宿主对癌症的抵抗力，而后续的抗肿瘤治疗导致人体免疫能力进一步丧失，从而更易引起新的癌症发生。食管多原发癌可能为多点起源，在临床组织病理或内镜下活检发现在一片黏膜上呈现连续或间断分布有慢性炎性病灶、异型增生病灶及原位癌病灶等，这种表现与同时或异时发生多个原发病灶相一致。食管癌多点起源可能是"区域癌化"的结果，食管存在有缺陷的细胞分布在不同的部位，且处于肿瘤化的不同阶段，当多种致病因素不断累积到一定程度时，不同部位的食管会先后出现一个或多个癌灶。其他因素如环境、吸烟、饮酒、吃腌制霉变的食品、进食过快过烫、人类寿命的延长等也可能起到重要作用。

22.2 诊断

22.2.1 临床表现

1. 食管多原发癌早期症状　不典型，与单发食管早期癌症状相同，容易漏诊、误诊，主要表现为以下几个方面：①吞咽食物哽噎感这一症状早期病例最多，占43.8%。患者常能讲述第一次发生的时间和引起的原因，一般多因大口吞咽干硬食物，突然出现噎一下，接着又能正常饮食，但患者总觉得食物通过食管某一点时有阻挡不顺，多数自述发生部位在咽喉或在食管上段，与实际病变位置多不一致。食管具有较强的弹性，扩张度良好，当病变仅限于食管黏膜层内时，仅偶有哽噎感觉，并不影响正常进食。此症状的发生不是由于食管机械性阻塞，而是癌变部位的食管黏膜破溃、炎症、水肿或发生痉挛所致，这个症状有时自然消失，间隔一定时间复现。②吞咽时食管疼痛约占40%，患者常叙述吞咽稍硬食物似乎刺激食管内某一痛点，很像反流性食管炎的症状。主要是钝疼或烧灼样痛，有时如针刺样疼痛，吃冷、热食物都有同样感觉。如进温度适中、柔软食物或小口进食，症状即减轻，此种吞咽疼痛症状也是时轻时重，并非进行性加重，主要系稍硬食物触及糜烂的食管黏膜所致。③胸骨后闷胀不适，患者自觉胸骨后似痛非痛的闷胀感觉，似有衣带束紧胸部不能松开一样，呼吸也觉不畅，此种症状约占30%。④吞咽时食管内异物遗留感这种情况约占15%，患者常说吃饭时总觉食物

未咽干净，似有一部分食物在食管内滞留，咽不下去，也吐不出来的感觉。异物遗留感的部位，多与食管病变部位一致。其原因可能是食管病变刺激深层神经丛所致。⑤咽喉干燥、紧缩感约有30%的患者有此症状。患者诉说咽喉干燥、发紧，或形容颈部发紧不适。此症状可能与患有慢性咽炎有关，或与食管病变反射到咽部有关。

2. 中晚期食管多原发癌症状　肿瘤超过食管周径2/3以上，可以引起一系列临床症状。症状出现的时间、程度与食管周径受累范围成正比，与肿瘤的组织学类型无明显关系。①进行性吞咽困难是食管癌特征性症状。80%~90%的食管癌患者出现吞咽困难，其中约2/3的患者以此为首发症状。所谓进行性吞咽困难是指吞咽困难症状发作次数越来越多，程度越来越严重。应当强调的是，吞咽困难最初发生的时间不等于发病时间，因为此时癌肿已经存在并生长数月乃至数年之久。一般咀嚼较充分的固体食物可以顺利通过口径0.5cm的食管腔。吞咽困难症状一旦出现，说明食管腔的管径已经很细，大多数小于0.5cm。吞咽困难的严重程度与肿瘤的大体病理形态有一定关系，髓质型和缩窄型患者出现吞咽困难较早且重，溃疡型症状出现较晚。一般而论，中晚期食管癌患者出现典型的吞咽困难症状后，其自然生存期为9个月左右。②吞咽疼痛多由于食管梗阻或固体食物嵌塞在僵硬狭窄的食管腔内引起，也可因饮用刺激性饮料，或过热食物刺激肿瘤表面黏膜糜烂或溃疡处所致。③胸背痛系食管肿瘤溃疡或肿瘤侵犯食管外组织，特别是脊柱受累，提示预后不良。④吐黏液大多出现在有明显吞咽困难时，原因为食管癌引起病理性唾液和食管分泌物增多，黏液满留在狭窄段上部，刺激食管逆蠕动而吐出。⑤体重下降是中晚期食管癌常见症状，仅次于吞咽困难，原因是吞咽困难所致摄入量减少，肿瘤伴发的消耗增加。体重变化是评估预后的重要指标，体重减轻超过原体重的25%，术后并发症发生率明显增加，预后较差。

3. 食管癌终末期症状和并发症　①呕吐由于长期食管严重梗阻导致近端扩张及食管潴留，加重黏液分泌，最终发生呕吐，夜间或平卧时加重。②误吸多发生在高位食管癌，或严重梗阻食管内有大量潴留时，常见症状为咳嗽、反复发作支气管肺部感染，甚至发生肺脓肿。③上消化道出血食管癌患者不常出现，即使出血，其出血量也较少。2%~3%的患者晚期可发生食管癌穿破主动脉，出

现致命性呕血。④恶病质又称恶液质，因长期营养不良和肿瘤消耗所致，表现为极度消瘦、贫血、低蛋白、电解质紊乱、完全卧床，最终致全身衰竭，是晚期食管癌致死的主要原因之一。⑤肿瘤局部压迫和浸润引起的症状。晚期食管癌可向外压迫邻近器官，如向前可压迫、侵犯气管，引起咳嗽、呼吸困难甚至窒息死亡。侵及胸膜可引起胸腔积液；向后侵及脊椎，可产生剧烈胸背疼痛，累及喉返神经或膈神经则产生相应的声音嘶哑或膈运动障碍等。

4. 肿瘤转移引起的症状　①淋巴转移：主要表现为淋巴结肿大，最容易扪及的是颈部肿大淋巴结。隆凸下淋巴结肿大可产生咳嗽；上纵隔淋巴结转移侵犯喉返神经出现声音嘶哑和饮水呛咳；侵犯颈交感神经链星状神经节可出现霍纳综合征（表现为同侧瞳孔缩小、眼睑下垂和同侧面部及上肢无汗症）；压迫上腔静脉可出现上腔静脉梗阻综合征（表现为头面部及上肢肿胀、颈静脉充盈增粗等）。腹腔淋巴结转移是食管癌常见的远处转移类型，患者可出现腹胀、腹痛和腹水等。②血行转移：肺、肝、肾上腺、脑及皮下是晚期食管癌常见的血行转移部位，转移后可出现相应的临床表现。③并发症引起的症状由于食管外层为纤维膜无浆膜覆盖，因此肿瘤晚期，尤其是溃疡型食管癌，很容易侵犯穿透纤维膜从而形成纵隔脓肿，穿破支气管、胸膜甚至主动脉，形成食管支气管瘘、脓胸、或食管主动脉瘘。

22.2.2　辅助检查

1. 食管X线钡餐　吞钡造影仍是至关重要的检查，理想的吞钡造影应包括用双重对比法食管完全充钡条件下，在荧光屏上观察食管黏膜轮廓，分析食管的边缘情况，理论上这种检查有助于发现局限于黏膜的早期病变。但是在实际工作中多达30%的早期远段病变未能获得清晰的影像，近侧食管病变能获得清晰影像者更少。当钡剂通过病变处采用电影摄像技术可以发现极小的病变和恶性狭窄。强调在影像学研究中应观察整个食管，包括胃底。除了发现肿瘤外，吞钡检查还可帮助确定肿瘤长度以及判断肿瘤可切除性。Yamada认为病变长度小于6cm可以切除，长度超过6cm的病变中，一半肿瘤已侵犯邻近组织，多不能手术切除。然而，其他作者提出肿瘤的长度对于可切除性的判断不起决定作用，但吞钡检查对于设计放疗野的部位、范围确实有重要价值。

2. 内镜检查　目前，硬质单纯食管镜临床上很少应用，纤维胃内镜可完成上消化道所有部位的检查。随着内镜性能的日臻完善，内镜检查的适应证越来越广，而禁忌证越来越少。临床工作中有时会遇到食管癌术前活检结果与术后标本病理诊断不一致的情况。其中一个重要原因是食管癌是多点起源，术前活检标本常以点取材，无法代表整个病灶全面情况。为了减少这种偏差，建议对可疑病灶活检应尽可能多点取材，这在食管多原发癌中尤其重要。

3. 食管超声内镜检查　超声内镜检查将超声与内镜相结合，对食管癌的术前TNM分期、食管黏膜下肿瘤的诊断、鉴别诊断及食管周围脏器病变的诊断均有极其重要的临床价值。超声内镜的发生系统通过充水囊而工作。正常情况下回声发生的第一层是黏膜层，第二层暗区是黏膜肌层，第三层回声是黏膜下层，第四层暗区为肌层，第五层回声是纤维膜层。超声内镜检查的优点是可以精确测定病变在食管壁内浸润深度，准确率可达90%；可以测出食管壁外异常肿大的淋巴结，显示率达70%；可以准确鉴别病变位于食管壁内还是食管壁外。但是超声内镜检查也有其局限性：当病变狭窄严重，探头不能通过，其下方食管旁淋巴结则无法探测到；超声内镜探测的范围也有限制，仅能达到仪器主杆中心4cm远的范围。

4. CT检查　长期以来CT一直用来研究食管癌，CT在食管癌术前分期中的作用随着原发肿瘤的部位而不同。CT对研究纵隔内食管癌的分期有重要价值，对于颈段食管癌和胃食管交界处的肿瘤分期，它的作用相对较小。研究食管癌分期和可切除性时，应同时进行胸部CT以及包括肝脏在内的上腹部CT检查。患者处于恶病质，纵隔结构和腹腔内脏器缺乏正常的脂肪层，这样给评估肿瘤向外侵犯周围组织和脏器带来一定的困难。患者经过食管手术，因术后瘢痕和正常组织层次消失，组织层面也很难鉴别。同样，组织层面也可因以前放疗作用而改变。食管与纵隔其他结构之间脂肪层，变得模糊或扭曲是CT下食管癌的指征。CT检查显示正常食管壁的厚度一般不超过5mm。实践中常可用CT测定整个食管壁厚度，但是却无法测定食管壁每一层的厚度。T_1和T_2期的食管癌其食管壁的厚度在5～15mm，T_3期食管癌食管壁肿瘤的厚度超过15mm，T_4期食管癌在CT下可见病变已向外侵犯周围邻近结构。上、中1/3段食管癌侵犯了气管、支气管，提示预后极差，可表现为气管、主支气管移位或气管、主支气管后壁弯弓形，有这种征象者经证实90%～100%的患者食管癌有外侵。由于CT不能清晰地勾画出气管或主支气管的膜部，即使气管或支气管后壁弯成弓形，CT也不能确切地区分是外在性压迫还是肿瘤直接侵犯所致。在CT影像上通过测定食管与主动脉之间的接触程度，来判断食管癌是否侵犯了主动脉，但临床上有时很难确定主动脉受侵，因为正常人食管与胸主动脉之间的脂肪层也可能消失。Picus等的研究表明，只有当这两个结构之间的脂肪层大于90°的弧度消失时，才能诊断降主动脉受侵。CT能够测定局部病变的范围，但不能确切地进行淋巴结分期，在鉴别正常小淋巴结与肿瘤转移的小淋巴结上有着明显的限度，有时原发肿瘤体积很小，却可能发生早期淋巴结转移。同样它也不能鉴别增生性淋巴结和肿瘤性淋巴结。CT诊断淋巴结转移的敏感性为100%，而特异性仅为43%，因为许多转移性的淋巴结都在正常大小范围以内。注射造影剂进行增强CT扫描，能准确地查出食管癌的肝转移（阳性率达94%～100%）。早期报告提倡应用CT进行食管癌术前分期，近年来新的研究发现，应用CT进行分期存在某些程度的限制。

5. MRI检查　最近的研究显示，MRI对于中枢神经系统疾病的诊断有较大的帮助，近来几个研究报告想证明MRI这种影像学检查对于食管癌分期也有作用。Mass等人表明，配有心电图控制的MRI能够探测出大多数食管癌，但是膈肌运动和心脏跳动可产生模糊的人为干扰图像。肿瘤侵犯周围结构，像胸主动脉、气管、支气管和纵隔受侵，MRI与CT一样，表现为食管脂肪层消失或肿瘤侵犯了脂肪层。T_1加权像能清楚地勾画出肿瘤，T_2加权像的影像较差，因为T_2加权像时肿瘤信号增强，信噪比减弱，因而肿瘤与周围组织脂肪的对比度减少（脂肪也是亮的）。MRI的一项进步是能够准确地测定肿瘤的长度，通过冠状面和矢状面的图像测得肿瘤长度（不同于CT，CT显示肿瘤长度需增加薄层扫描间接测量）。此外，软组织有更容易对比的特点，有材料证明在确定肿瘤浸润周围结构方面，像食管癌侵犯胸主动脉和气管、支气管，MRI较CT有更多的优点。

6. 核素显像　肝脏的放射性核素扫描仅限于食管癌患者的术前估计。比较放射性核素扫描与CT两种检查方法确定肝、脾和骨有无肿瘤转移时，CT预测手术可切除的价值为83%，核素扫描对预测淋巴结受累无明显作用。核素扫描仅用于预测有无骨转移，在这方面CT作用相对很小。

7. 正电子断层扫描（PET）　用这种新的检查方法进行胸部恶性肿瘤分期，仍处于发展阶段。代谢性影像学主要取决于肿瘤细胞的代谢活性增加，PET利用肿瘤细胞与正常细胞对葡萄糖的类似物氟脱氧葡萄糖（FDG）代谢不同的特点进行诊断。最近的研究表明，PET可用于确定肺部恶性结节和非小细胞肺癌纵隔淋巴结分期。其缺点是某些炎症也含有巨噬细胞，这些巨噬细胞也可有很高的FDG摄取率。至今尚未见到应用PET进行食管癌术前分期的报告，只有一个初步材料报告有关PET结合胸腔镜或腹腔镜确定淋巴结转移来进行食管癌分期。但是由于这些方法对于单一肿瘤一般能明确，但对于食管多原发癌较为容易漏诊。

1932年，Warren和Gates提出多原发癌的诊断标准：①每个肿瘤必须是恶性的；②每个肿瘤有其独特的病理形态；③必须排除该瘤为他瘤的转移；④为了说明各肿瘤之间呈非从属关系，在发现的时间上又分为同时性和非同时性两种，一般认为在6个月以内发生的病变为同时性，超过6个月者为异时性。

国内刘复生教授等也提出了多原发性恶性肿瘤的诊断标准：①各个肿瘤均为恶性；②肿瘤发生在不同部位，两者不相连续；②有独特的形态学特点；④每个肿瘤一般有其特有的转移途径。在各肿瘤发现时间上分为同时性及非同时性（异时）两种。两个以上肿瘤在6个月内发生的为同时发生，超过6个月发生的为异时发生。对于多原发性食管癌必须行系列病理切片检查，各癌灶间不连续，彼此孤立，方可确诊。

对多原癌的发生认识不足往往导致漏诊的发生。可能由于食管上部的肿瘤引起狭窄，使内镜不能通过或钡剂通过不畅，造成对食管下部的肿瘤漏诊，可采取以下方法：对食管肿瘤造成管腔缩窄而使食管纤维镜无法通过的患者，可采用稀钡造影，延长观察时间；对食管明显狭窄的患者，可换细径食管镜或经内镜下扩张治疗后再检查肿瘤以下食管、贲门及胃底有无可疑病灶存在；对好发部位进行多方位、多角度观察，遇有可疑病灶应仔细检查并在短期复查内，熟练应用黏膜染色技术，努力查找第1、第2癌灶，尤其是早期癌灶；食管癌切除术中常规探查胃底贲门部。

22.3　手术适应证与禁忌证

对病变的大小和部位、病理类型，以及患者的周身情况进行全面分析之后，方可决定手术适应证。在下列情况时，可以考虑外科手术治疗。早期食管癌患者一般情况允许，应积极争取手术治疗，争取全部切除。如果二者都有外科指征，患者心肺功能耐受手术，可采取以根治性切除为主的多学科综合治疗。手术禁忌证：①有肺、肝、脑、骨转移或肿瘤已累及喉返神经，出现声音嘶哑，或有霍纳综合征。②肿瘤已经累及周围组织器官（T₄）。③全身情况差，不能耐受手术，或有严重心、肺功能不全。④肿瘤已累及气管膜部，或已形成食管支气管瘘。⑤有严重全身性疾病，如糖尿病、高血压控制不满意，或在3个月内有过心肌梗死病史。

22.4　手术方法

食管多原发癌的治疗首选外科治疗，主要采用的式式介绍如下。

22.4.1　结肠代食管术

代食管结肠段的选择根据结肠系膜血管的解剖分布及其长度来判断，选择代食管的结肠袢。原则是首先保证游离的结肠袢有充分血运；此外，如有顺蠕动结肠袢就不采用逆蠕动结肠袢。一般多取横结肠为主加部分降结肠代食管，以结肠左动脉或中动脉血液供应移植段结肠，通过颈、胸、腹部三切口将移植结肠段经胸骨后隧道顺蠕或逆蠕动向上提至颈部，在颈部行食管结肠全层端端吻合。在结肠代食管的操作中应特别注意保护移植肠段的血管，防止因为血管蒂的损伤，或者压迫、扭曲导致移植肠段的血液供应不畅，引起移植肠段的坏死，吻合口难以愈合导致吻合口瘘。具体手术步骤：手术人员分两组进行，可采用平卧位，腹部组经上腹部正中切口进腹，开腹后先将结肠拉到切口外并展开，观察肠管有无疾病及血管分布情况，决定结肠的移植方式，若结肠条件不佳则放弃该手术方式。若结肠脾曲血管弓发育完整即利用左半结肠。先沿横结肠边缘分断胃结肠韧带、脾结肠韧带及剪开降结肠的后腹膜，将结肠充分游离至肠系膜根部，注意勿损伤血管弓。测量所需肠管的长度，用一条线绳从肠系膜根部经胸骨后穿到颈部吻合处，以此长度测定拟切断结肠的部位，一般原则是宁长勿短。颈部组在颈部取左胸锁乳突肌前缘切口，游离离断

食管，清扫颈部淋巴结，食管近端放置吻合器蘑菇头。两组人员分别从上、下两端做胸骨后隧道，上端切开附着在胸骨柄上缘颈深筋膜，用手指紧贴胸骨后方向下及两侧分离，下端切断附着在剑突上的膈肌，用手指紧贴胸骨后方向上及两侧分离，推开左、右胸膜，其宽度约为5cm。若上、下两手指不能相接触，可用卵圆钳夹纱布球做钝性分离，分离时注意勿撕破左、右胸膜导致气胸。前纵隔为疏松结缔组织间隙，比较宽阔，结肠不会受压，但在胸腔入口处，胸锁关节与食管之间空隙窄小，可用手指向两侧钝性分离，通过结肠一般无顾虑。胸锁关节肥大者，需做部分胸锁关节切除，扩大胸腔入口，以避免压迫结肠发生坏死。胸骨后隧道完成后，移植结肠从胃后经小网膜切口通过，提拉牵引线将结肠经胸骨后隧道上提到颈。牵拉结肠时，边牵拉边推送，注意结肠方向勿扭曲，勿使血管弓承受过大的张力，从而保证移植肠段血运，到达颈部后仔细观察肠段断端颜色及小动脉有无搏动，如发现血运不好，要将肠管退回，肠管摆顺后再上提。食管结肠用一次性吻合器端侧吻合，吻合口间断缝合加强。移植肠管过长容易存留食物，常引起食后呕吐。为此，颈部吻合后，腹组要向下拉展肠管，再切断结肠，并在胃小弯处做结肠胃吻合。强调移植肠管伸展呈自然状态，血管蒂越松弛，供血越好。一般需要切除移植肠管多余部分约10cm，以便于做结肠胃吻合。此外，切除移植结肠段后，结肠两断端也需细心吻合，并严密缝合肠系膜以防发生术后内疝。吻合完成后，经口放置胃管、十二指肠营养管。后患者改左侧卧位，切除食管肿瘤及完成胸部淋巴结清扫。移植的结肠经胸骨后或胸骨前皮下均可。后者更为安全，一旦发生结肠坏死常不至危及生命。但胸骨前移植的肠管在皮下隆起，外观不雅，一般多采用前者。本术式切除的食管段长，吻合口位置较高对切除食管多源癌具有优势，尤其适用于食管肿瘤位于食管中上段合并胃或者贲门肿瘤，或者既往有胃大部切除病史患者。

22.4.2　空肠代食管术（图6-22-2）

由于空肠较长，任何一段都可以利用，血管比较丰富，空肠本身也很少有基础疾病，口径与食管相似，肠腔污染机会较少，这些特点均是替代食管的有利因素。但是，它也存在一定缺点，耐酸性差，术后容易发生吻合口溃疡，血管弓细小及距肠管边缘较远，不能随肠管相应伸长，血管蒂张力较大，加之血管弓主支较细，高位移植常常引起末端

肠管坏死，移植失败机会较多，因此空肠不如结肠，临床较少应用。

空肠代食管的手术步骤与结肠代食管大致相似。移植肠段可经胸骨前，胸骨后及食管床等通路。经腹正中切口进入腹腔，将空肠上段拉到切口外，观察肠管的血管弓。空肠与结肠不同，从肠系膜分出的血管主支分段供给肠管，这些血管支距肠管3～4cm处分支，互相吻合构成肠管第一层血管弓。从此弓再分支，各支再互相吻合形成第二层弓，最后从此弓分出的小血管进入肠管。近端空肠与远端空肠血管弓不一样，近端长而稀，远端密而短。所以移植较长一段高位空肠，至少要离断3～4个血管弓的供血支，而只能保留一条血管弓的供血支。因此，供给全肠段血管支较细，供血量常常不够充足。有学者主张移植空肠先埋在颈部皮下，暂不做食管空肠吻合，等1周后拆开切口观察，若空肠血运好，即做食管空肠吻合，若发生坏死即改用其他手术方法。空肠肠襻迂曲，上提的长度受限，且空肠末端血运较结肠差，还需在颈部加小血管吻合，一旦吻合失败，即造成吻合口瘘，故空肠代食管不常使用。

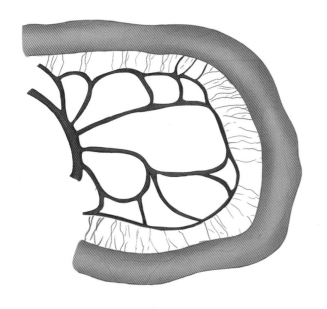

图6-22-2 空肠代食管术

22.4.3 胃代食管术

适用于食管双源癌，采用经胸行颈部或胸顶食管-胃手工或机械吻合，病变食管切除足够长度，能够达到根治目的，且食管胃吻合更符合生理条件。食管残胃胸内吻合术，手术操作简便，但手术要求高，需较早发现癌肿，特别是要求贲门癌无外侵，癌肿直径小于3cm者。术中应仔细检查多源病灶，尽可能切除足够长度。但也有部分学者认为食管癌病变长度不再是手术禁忌和预后指标，而肿瘤的病理形态、浸润深度、分化程度及淋巴结转移与否是影响食管切缘癌阳性的重要因素。

22.4.4 食管内翻拔脱术

食管内翻拔脱术的手术适应证：①不宜开胸手术的较小颈段食管癌或腹段食管癌。②浅表型胸段食管癌及贲门癌，无淋巴结转移。此种手术不符合肿瘤外科治疗原则，不能处理肿瘤已经外侵的部分，也不能彻底清除附近淋巴结，故此术式为姑息性手术。由于拔脱挤压会增加肿瘤扩散的风险，具有发生损伤喉返神经，食管床出血及损伤气管支气管等并发症的可能，故应权衡利弊，严格掌握此种手术适应证。

22.4.5 内镜治疗

内镜黏膜切除术（endoscopic mucosal resection，EMR）即在内镜下将病变黏膜剥离，并用高频电流完整切除，在早期食管癌的微创治疗中运用越来越广泛。EMR是在息肉电切术、黏膜下注射术以及钛夹止血术等内镜技术的基础上逐步发展起来的针对浅表型黏膜病变的一种新型治疗手段。EMR的主要原理是通过黏膜下注射等渗盐水使黏膜病变抬高，然后用高频电圈套法切除病变黏膜以达到根除黏膜层早期癌或癌前病变的目的，但要严格掌握适应证。通常认为EMR治疗早期食管癌的适应证：①黏膜内癌和原位癌；②病灶最大直径应小于3cm；③病灶侵及食管周径小于1/2，1/2~3/4可作为相对适应证；④同期可切除1～4个病灶，最佳部位是中下段的后侧壁。内镜下可切除黏膜内的癌性病灶，黏膜切除术的切除深度是黏膜下层，加之黏膜下癌的淋巴转移率高达15%～40%，故黏膜下癌是黏膜切除术的禁忌证。若行EMR手术后发现肿瘤已经浸润黏膜下层，则需要再次行根治性手术。EMR术后并发症包括出血、穿孔、狭窄。食管多原发癌发现往往处于晚期，很少能有行此种微创治疗机会。

22.4.6 胸腹腔镜联合手术

胸腹腔镜食管次全切除术避免了传统开放手术的大切口、肋骨撑开、胸腹壁完整性被破坏等缺点，可以减轻手术创伤，降低并发症发生率，最近腔镜手术发展迅猛，已经成为常规开胸手术之外一个重要的手术方式（图6-22-3）。

具体手术步骤：胸腹腔镜手术前准备与常规开胸手术相同。采用复合全身麻醉，单腔气管插管双肺通气。术中依据实际情况减少潮气量至能保证正常肺通气。

（1）胸腔镜下游离胸腔段食管和淋巴结清扫：左侧卧位，腹侧倾斜30°左右。必要时摇动手术床调整倾斜角度以利于食管床的显露。应用CO_2气体吹散电钩和超声刀分离产生的烟雾。胸部采用4个切口，位于腋中线第7肋间的5~10mm的观察孔以放置胸腔镜；位于腋中线与腋前线之间的第4肋间5mm的第1操作孔以放置电钩和超声刀进行食管游离；位于肩胛下角5mm第2操作孔置入腔镜抓钳；另于肩胛下角线第9肋间行5~10mm的切口置入五爪拉钩用以牵拉显露食管床。

术者站立患者的左侧进行主要的手术操作。经过探查确定食管肿瘤可以完整地切除后在正常食管处纵向切开后纵隔胸膜并沿食管床进行游离（图6-22-4）。以Hem-o-lok夹闭并离断奇静脉，应用电钩或超声刀沿食管外科平面游离胸腔段食管并以食管套袋牵引。前至气管膜部及心包后壁，后至椎体前缘，上达食管颈部，下达膈肌裂孔处，将胸段食管及食管肿瘤、食管旁淋巴结、食管床脂肪组织及隆凸下淋巴结整块游离切除，清扫喉返神经旁淋巴结。于观察孔切口处放置28号胸腔闭式引流管1根，于放置五爪拉钩切口处沿食管床放置纵隔引流管1根达胸顶处，缝合其他切口关胸。

（2）颈部食管的游离：胸腔食管游离完成后转成仰卧位，头正中位，沿颈部胸锁乳突肌前缘斜切口，游离颈段食管，将胸段食管经颈部切口拉出。于颈部离断食管并系牵引延长线。胸腔镜下腹腔部分操作：仰卧位，采用5个切口在胸腔镜下游离胃：在脐上2cm水平左、右旁开1~2cm处各作一约5mm切口。右侧为观察孔放置胸腔镜，左侧为操作孔放置超声刀以游离胃；腹正中线剑突下2~3cm作一5~10mm切口置入五抓拉钩阻挡肝脏；在右侧锁骨中线肋弓下1~2cm作一约5mm切口放置抓钳。在左髂前上棘与脐连线中线平脐上3~4cm处作一长约5mm的切口放置另一抓钳进行组织牵拉，调整体位为头高位。首先打开小网膜囊沿小弯侧处理，游离并结扎处理胃左动脉，调整体位为左侧前倾15°~20°，沿大网膜游离胃，注意保护胃右和胃网膜右动脉弓，清扫胃周、贲门、胃左血管旁淋巴结；制作管状胃（强生直线切割闭合器）（图6-22-5）。于贲门下离断胃底行食管次全切除（图6-22-6）。于胃底处缝线牵引，扩大膈肌食管裂孔。

(3)颈部食管胃吻合：调整体位为仰卧位。将管状胃经食管床牵引至颈部，用一次性吻合器行器械吻合，后间断缝合加强（图6-22-7）。吻合完毕后常规留置胃肠减压管和营养管。

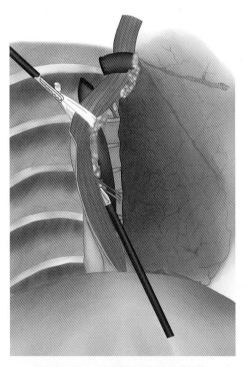

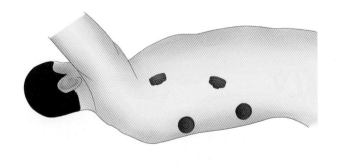

图6-22-3　胸腔镜切口

图6-22-4　胸腔镜下的游离食管

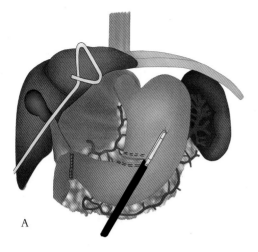 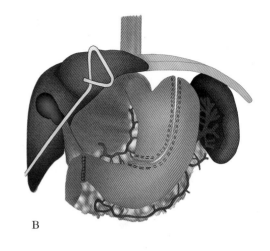

图6-22-5　管状胃的制作

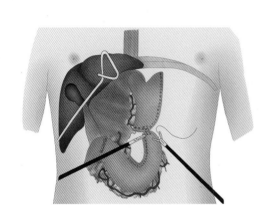

图6-22-6　管状胃制作完毕

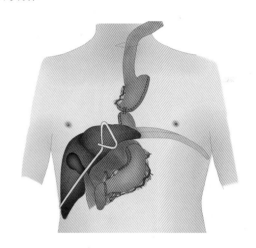

图6-22-7　将管状胃经胸内牵引至颈部

22.5　术后并发症

食管多原发癌的并发症与食管单发癌基本相同，主要有：①手术损伤，包括术中脏器、血管、神经损伤以及胸导管损伤。②吻合口并发症，包括吻合口瘘、反流、狭窄。为了降低吻合口瘘的发生，若在术中发现食管多源癌，应尽量游离足够长度，行胸顶吻合或颈部吻合。③食管切除后重建脏器并发症，包括胃和结肠的机械性和功能性障碍以及坏死、穿孔等。④肺部并发症，包括肺部感染、肺不张等。⑤其他并发症，包括单纯脓胸、术后肠道功能紊乱、心律失常等。笔者总结认为：术中应仔细检查多源病灶，尽可能切除足够长度；食管癌病变长度不再是手术禁忌和预后指标，而发现肿瘤的病理形态、浸润深度、分化程度及淋巴结转移与否是影响食管切缘癌阳性的重要因素。

22.6　治疗效果

食管多原发癌由于侵犯范围广，5年生存率和预后均较食管单发癌差。肿瘤长度、病理分期是影响食管同时性多原发癌患者预后的独立因素。治疗方式对预后也存在明显的影响。王德智报告44例食管多原发癌和上消化道重复癌，其中32例手术，切除26例，切除率为81.3%。另外12例及单纯探查的6例均做了化疗，其中2例加用了放疗，结果手术切除的26例都生存1年以上，6例生存期大于3年，2例生存期大于5年。而采用化疗的18例中随访12例，均在1年内死亡。上述资料表明，对食管多原发癌的治疗应当采用以手术切除为主的综合治疗方法，手术切除组的效果明显地优于单纯化疗或放疗组。

第23章 残胃原发性食管癌、贲门癌的外科治疗

23.1 概述

残胃原发性食管癌或贲门癌是指胃、十二指肠因良性病变而行胃大部切除术或因早期胃癌行胃癌根治术后5年以上并排除转移因素，在残胃的食管或贲门部发生的原发性恶性肿瘤。残胃癌一般是指因胃或十二指肠溃疡等良性病变，而行胃大部切除、胃肠吻合术后5年以上，在残胃发生的原发性恶性肿瘤。

远端胃切除术后患食管癌的患者逐年增加，国内文献报告残胃原发性食管癌的发病率为0.86%~5.00%，国外报告为2.0%~9.3%，残胃贲门癌发生率为1.0%~5.0%，残胃癌的发生率为3.3%~8.9%。残胃原发性食管癌或贲门癌的发病机制，文献尚有争议。目前认为有以下几点：

（1）胃大部切除术后残胃腔长期呈低酸状态以及胃泌素分泌减少；胆汁、胰液经吻合口反流入残胃腔内，反流液中的二羟胆烷酸、脱脂酸卵磷脂以及被激活的胰酶等，溶解胃黏膜的脂质蛋白层从而破坏了胃黏膜的屏障功能；同时，残胃腔内pH升高，残胃动力不足，排空延迟甚至障碍，均有利于含硝酸盐还原酶的细菌繁殖，促进亚硝酸胺类合成强力的化学致癌物质二甲亚硝酸盐，该物质长期刺激残胃黏膜而致癌。

（2）幽门螺旋杆菌（HP）感染已于1994年正式被世界卫生组织国际癌症研究机构列位Ⅰ类致癌因子。流行病学资料支持HP感染与慢性萎缩性胃炎和肠上皮化生都有一定的病因学联系。此外，分子生物学方面的研究显示HP可以通过不同途径造成上皮细胞DNA复制异常或基因突变。HP感染的胃黏膜增殖细胞核抗原（PCNA）过度表达，提示细胞增殖速度加快，可使DNA复制过程中错误概率增高，也可使DNA对外界致突变物或致癌物的敏感性增强。由于术后胃肠重建造成胃内环境的改变，持续的碱性液体反流，HP感染可加重残胃炎症程度，促进溃疡形成或复发，使残胃黏膜严重萎缩、肠化，甚至导致癌变。

（3）大部酸分泌腺体被切除，加之胃肠吻合术后存在不同程度的十二指肠液反流，胃内pH较高。有研究表明当pH>4时，残胃内总菌数较正常人胃液的总菌数明显增高。残胃内细菌过度生长，特别是大便菌群的定植，可引发胃内一系列生物化学反应，使之癌变。首先是许多硝酸盐还原菌和某些非硝酸盐还原菌，如韦荣球菌和流感嗜血杆菌，能催化亚硝基反应，促进亚硝酸盐和N-亚硝基化合物的合成，而亚硝酸胺是目前公认的致癌物之一。其次是许多厌氧菌和大便菌群，能分解反流入胃的结合型初级胆酸，能生成既可损伤胃黏膜屏障又能致癌的游离型次级胆酸。

（4）胃泌素能够刺激胃泌酸部位黏膜和十二指肠黏膜的DNA、RNA和蛋白质的合成，从而对胃黏膜起到营养作用，增加胃黏膜血流量，促进损伤的胃黏膜愈合，增加胃酸分泌等作用来抑制胃癌的发生，胃大部切除术切除了胃窦以后，胃泌素分泌水平明显低下（减少50%~70%），这不仅引起胃黏膜的营养障碍，且有利于肿瘤细胞的增殖，胃黏膜和壁细胞就失去了胃泌素的营养作用，胃黏膜的抗损伤机制受到不同程度的削弱，使残胃易发生癌变。

（5）胃大部切除后，由于胆汁反流、缝线异物刺激、吻合技术、自然生理愈合的改变（瘢痕的形成）等，残胃吻合口部黏膜萎缩或炎症水肿的发生率及严重程度均高于残胃体部，在这些病变的基础上，吻合口常发生具有组织病理学特征的癌前期病变。由慢性萎缩性胃炎或吻合口溃疡发展为肠上皮化生和不典型增生，最终导致残胃癌的发生。

23.2　诊断

23.2.1　临床表现

原发性食管癌或贲门癌早期缺乏相应临床症状，进展期食管癌或贲门癌诊断不难，出现呕血、黑便或呕吐等症状时常已属进展期癌，临床表现有以下特征：

（1）溃疡复发症状。

（2）胃切除术后综合征。

（3）晚期胃癌症状。

（4）发病时间距首次手术10年以上。

（5）多发于Billroth Ⅱ式吻合术后。

（6）男性多于女性（消化性溃疡男性发病率高）。

（7）首次手术时年龄>45岁及原发病是胃溃疡者多见。

因此，早期诊断才是治疗成败的关键所在。早期发现：对胃切除术后患者定期随诊，尤其是胃的早期多发癌、微小癌，术后更应强调随诊，及时发现早期癌或微小癌。胃良性疾病行胃切除术5年后也应每年去医院常规检查1次。

23.2.2　辅助检查

1. X线检查　既往常用的钡餐检查，容易遗漏较小的病灶，不易发现残胃癌，确诊率低。因此对术后的残胃通常采用气钡双重对比造影，尤其是残胃癌的好发部位更应仔细观察，来提高早期残胃癌的诊断率。X线检查常表现为：

（1）黏膜改变：为最重要的和早期的改变。癌浸润时可出现形态上的改变，黏膜中断或消失。

（2）溃疡：常表现为吻合口处的边缘性溃疡龛影，X线检查多表现为恶性龛影。

（3）肿块：易导致吻合口狭窄，肉眼为不规则、菜花样或息肉样。X线表现为残胃侧端和贲门部的充盈缺损。

（4）残胃缩小是癌性浸润的表现：诊断残胃癌时须排除因胃扩张不全、吻合口较宽等原因使残胃内造影剂排出过畅造成的残胃假性缩小。

（5）残胃僵直：如果发生残胃收缩无力和僵硬，则提示残胃壁可能已经被肿瘤浸润，侵犯吻合口。

2. 纤维胃镜检查　胃镜是诊断残胃癌的首选检查，确诊率达90%以上。胃的良性病变行胃大部切除术后5年以上的患者，应定期进行胃镜检查。胃恶性肿瘤根治性胃切除术后1年的患者应进行1次

内镜检查及活检，活检时应多点取材，且保证足够的深度；对于一次活检阴性但临床仍有怀疑者，必要时短期内再次复查以免漏诊。

3. 螺旋CT与PET/CT检查　对于考虑残胃吻合口癌变的患者，若X线与胃镜均未确诊，行螺旋CT检查显示吻合口胃壁增厚、边缘不整，有助于诊断。PET/CT是近年新发展起来的胃癌诊断方法，目前已有研究用于残胃复发癌的诊断，敏感性、特异性及准确率均达到80%以上。

23.3　手术适应证

（1）一般情况较好，心、肺、肝、肾等重要脏器的功能基本正常，能耐受手术者。

（2）X线消化道钡餐造影显示贲门部无膈肌增厚和钡剂分流征象，胃小弯距离未见明显缩短，内窥镜证实为残胃食管癌或贲门癌，且病灶能手术切除者。

（3）无明显远处转移征象者。

部分作者认为有时虽病变较广泛，但患者的身体状况能耐受外科手术，而且肿瘤切除的可能性较大者，应争取时间尽早进行手术探查，尽可能施行根治性切除。即使是姑息切除，也能减轻患者肿瘤负荷，改善生活质量，并为后继治疗奠定基础。

23.4　手术方法

23.4.1　手术切口的选择

残胃原发性食管癌一般采取左胸腹联合切口。残胃原发性贲门癌可采取腹部切口或者左胸腹联合切口。残胃贲门癌累及食管较长者，单纯开腹游离对食管病变暴露不够，左胸腹联合切口暴露良好，切除食管时操作方便，便于淋巴结清扫。

23.4.2　消化道重建术式的选择

适用于残胃原发性食管癌或贲门癌的消化道的重建一般有食管-余胃吻合术，食管-空肠吻合术，食管-结肠吻合术等术式。

1. 残胃原发性食管癌

在达到根治食管癌的前提下，合理规划切除范围，重建消化道是外科治疗的关键之一。

（1）残胃食管弓下或弓上吻合：从第6、7肋间进胸，进胸后首先探查食管病变程度，判断食管癌病灶的大小能否手术切除，如果可以则继续打开膈肌，切断脾脏周围固定的韧带，如脾结肠韧带、

脾肾韧带、脾膈韧带，游离脾脏，将脾连同胰尾向右前方翻起，沿胰腺后游离至胰体后。在残胃前壁右侧处理胃左血管，保留脾胃间的胃短血管及胃网膜左血管来供应残胃的血液供应。胃大部切除行Billroth Ⅱ 术式者，将残胃连同脾胰尾移入胸腔，然后切除食管下段病灶，将胃底与食管残端行弓下或弓上吻合。残胃连同脾胰尾移入胸腔后固定。随着残胃连同脾胰移入胸腔导致胃与空肠的吻合口上提，导致近端空肠内胆汁胰液的淤积，可能会影响吻合口的愈合，导致吻合口瘘的发生。为防止这种情况发生，可以采用空肠侧侧吻合，促进近端空肠内胆汁胰液的排空，降低吻合口张力，从而减少吻合口瘘的发生。同时还能减少胆汁胰液进入胃腔内，预防胆汁性胃炎，减少术后胃肠道并发症的发生。吻合前估计有张力者可采用闭合输入端，行Roux-Y吻合。Billroth Ⅰ 式术后需要游离十二指肠侧腹膜。笔者认为Billroth Ⅰ 式残胃移动度小，往往仅适用于食管下段癌。

远端胃大部切除术后残胃保留胃左血管、胃网膜左血管、胃短血管及胃后动脉等血管（图6-23-1）。清除胃左血管周围脂肪组织并游离胃左血管，游离残胃、脾胰体尾切断贲门后，残胃保留胃短血管、胃后动脉及胃大部切除术数年后残胃与空肠吻合之间的侧支循环等维持残胃血液供应。

且胃壁内血管吻合网十分丰富，所以残胃离断胃左血管后，仍能保持充分的血液供应满足吻合口的愈合。通过对残胃周围组织的充分游离，脾脏胰体层移入胸腔后胃底一般能上提20～25cm，从而减少了吻合口张力，保证吻合口愈合。

手术注意事项：在上提残胃后关闭膈肌时，既要注意保护上提器官的血液供应血管，防止受到压迫从而影响替代器官功能，导致手术失败，还要防止膈疝的发生。如果脾脏太大，不方便将脾脏经膈肌裂孔上提，可采用脾门内分次结扎血管、切除脾，游离胰尾，保留胃网膜左血管弓的完整。如将行Roux-Y吻合时，切断肠系膜血管弓，一般1～2支即可，同时观察肠管末端的色泽和小动脉搏动的情况，确保在血液供应良好的情况下进行吻合。在移入胸腔后，需固定残胃连同脾胰尾，避免运动造成对吻合口的牵拉以及移入脏器的移位或扭转。术前仍需要进行肠道准备，以备本手术失败或意外时改用结肠代食管。

晚期的胸上段食管癌，由于主动脉及左锁骨下动脉的遮挡，经左胸入路往往不如右开胸入路消除病变及纵隔淋巴结容易。因此我们认为在术前估计上段食管癌病变经左开胸切除困难，残胃较小不能满足替代病变食管，则仍需考虑采用结肠或空肠代食管的方法（图6-23-2）。

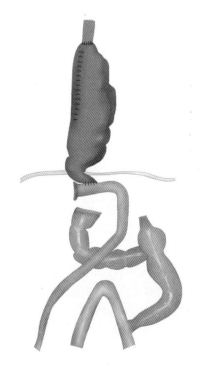

图6-23-1　残胃-食管端端吻合和残胃-空肠端侧吻合

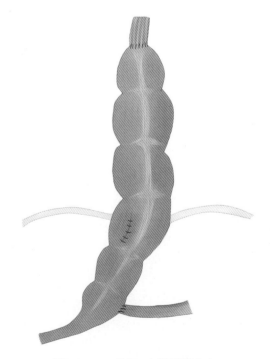

图6-23-2　结肠-食管端端吻合

（2）倒置胃管：对于残胃原发性食管癌位置偏下的，手术时也可采用倒置胃管重建消化道。手术时保留胃网膜左血管弓，于大弯侧做4～5cm宽的倒置胃管，于脾门处横断胃短血管分支，不需解剖胰尾，松解胃肠吻合处的大弯侧，胃左血管作为残胃的血液供应，可于弓上行倒置胃管-食管端端吻合。

（3）结肠代食管：近年来我们在熟练掌握右胸、上腹两切口术式治疗中下段食管癌的基础上，也将结肠代食管广泛地应用于残胃中段食管癌的治疗，方法是先右进胸切除大部分胸段食管，清扫纵隔淋巴结，然后截取一段结肠，将带血管蒂结肠经食管裂孔上提至右胸腔，于右胸顶行食管-结肠吻合，吻合口位置可达右胸顶颈根部，完全可以满足切除范围的需要（图6-23-3）。由于没有主动脉弓的遮挡，食管-结肠吻合甚为方便，也确切可靠，我们认为结肠代食管的优点是：有足够长度上提到颈部吻合，肠系膜血管恒定，耐酸能力强但要对移植结肠及其供血血管进行选择，常用的有以下几种：①以结肠中动脉为血液供应，右半结肠加回肠末端为移植肠段，优点是顺行蠕动，缺点是盲肠较大，易受压。②以结肠中动脉为血液供应，选择部分升结肠加全横结肠，优点是顺行蠕动，操作方便，缺点是有反流。③以结肠中动脉为血液供应，横结肠和部分降结肠为移植肠段，取材方便，顺逆蠕动均可，缺点是有反流。④以结肠左动脉为血液

供应，左半结肠为移植肠段，优点是长度足够，血管恒定，肠管与食管大小相仿；缺点是逆蠕动有反流。目前临床大多采用此种方法。⑤以结肠左动脉升支为血液供应，横结肠为移植肠段，优点是操作方便，长度足够及顺蠕动，缺点是有反流。采用结肠代食管的方式重建消化道，这一术式的优点是保留了残胃的正常位置和贲门的正常功能，术后不会发生胃食管反流，提高了生活质量。

2. 残胃原发性贲门癌

胃大部切除术后（图6-23-4），腹腔脏器粘连较厉害，各种器官解剖变异，再次手术较为困难。故手术治疗方案应根据大体类型、肿瘤位置、胃浆膜浸润程度、淋巴结转移情况来决定切除范围及选择手术方式。局限性胃癌的肿瘤巨大，但往往可获得根治，预后良好。笔者认为残胃贲门癌完善术前相关检查很有必要，残胃贲门癌的特点是残胃腔减小，肿瘤所占比例增大，术前可行钡餐造影、B超、CT及胃镜检查对切除率及切除范围进行评估。B超、CT检查主要了解胃与后方毗邻器官的关系，以及有无远处转移，有无淋巴结转移。如钡餐发现胃腔狭小，胃底空泡消失，低张造影下大剂量钡剂、多体位，胃腔仍充盈不佳，胃大弯僵硬，病灶侵及吻合口时切除率低。病变的厚度和切除率成反比。胃镜可确定黏膜破坏距原吻合口的距离，以判断是全胃切除或部分切除。常选用的手术术式如下：

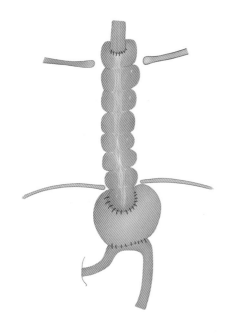

图6-23-3　食管-结肠端端吻合和结肠-空肠端侧吻合

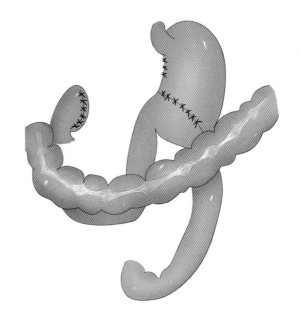

图6-23-4　胃大部切除术后

（1）残胃切除、食管空肠吻合重建消化道：根据患者病情选择合适的手术切口入路，一般可选择经左胸、经腹或胸腔联合切口手术入路，行食管空肠Roux-Y吻合，食管空肠吻合、空肠侧侧吻合（图6-23-5）。残胃全切除后可引起碱性反流性食管炎、倾倒综合征、刺激性厌食及无胃性营养不良等术后并发症，手术病死率高，达6.3%~19.5%。Orlando认为全胃切除基本上属于不够满意的姑息手术切除，主张对那些有治愈可能的患者尽量保留胃组织。

（2）残胃管重建消化道：胃大部切除术后，腹腔内胃周围的组织结构已经改变，且可能术后粘连严重，分离较为困难，为再次手术增加困难。采用残胃大弯侧胃管重建消化道较使用小肠重建简单得多。笔者认为最大限度减少创伤，在不影响完全切除瘤体的前提下，不必要过分强调扩大性根治，尽量做残胃大部分切除、食管-余胃吻合术。但需保证切缘阴性，必要时可行冰冻病理检查，防止边缘阳性影响根治术的效果。

一般残胃胃管重建消化道分三种类型：①Billroth Ⅰ式术后将贲门切除，食管-余胃侧侧吻合，属Ⅰ型。②Billroth Ⅱ式术后，如空肠系膜较短，无法上提胸腔，可将贲门、胃小弯侧及空肠输入襻吻合部切除，食管-余胃端侧吻合，Roux-Y型输入襻输出襻空肠端侧吻合，可预防反流性食管炎，属Ⅱ型。③Billroth Ⅱ式术后（结肠后），残胃或空肠与其他脏器广泛粘连，无法分离输入、输出空肠襻时，将贲门切除，直接食管-余胃端侧吻合，属Ⅲ型。

综上所述，残胃连同脾胰尾移入胸腔，胃底食管吻合，手术操作简单实用，一般一个切口和一个吻合口即可达到食管癌根治切除及消化道重建，且术后并发症少，基本保留了残胃的消化功能，又无结肠代食管后的特殊口腔气味。容易被术者掌握，患者易于接受，是治疗残胃原发性食管中下段癌手术治疗常选用的方法之一。残胃贲门癌的切除范围及消化道重建，应根据肿瘤具体情况来决定。采用残胃大弯侧胃管重建消化道较使用小肠重建消化道简单实用，保留了残胃的消化功能。在不影响完全切除瘤体的前提下，尽量做残胃部分切除，食管-余胃吻合术。由于第一次手术对胃周围组织的剥离，残胃原发性贲门癌易与其他脏器直接浸润，增加再次切除的难度。对无法根治的病例，可联合脏器切除，提高癌肿的切除率。

23.4.3　淋巴结清除范围

初发胃癌手术时已切除了胃的大部，胃部的血管已大部被结扎、切断，区域软组织及淋巴结已被清除，因此残胃的淋巴流向发生改变。如胃小弯侧的胃左动脉降支被切断、结扎后，沿胃左动脉的淋巴流向改向贲门右，再转向腹腔动脉区域。大弯侧的胃网膜右动脉及部分胃短动脉被结扎、切断，其淋巴流向达脾门及脾动脉干区。残胃胃壁内的淋巴流向可与其周围粘连的脏器沟通，如贲门胃底部淋巴流向与食管下段连通，Billroth Ⅰ式吻合的残胃淋巴流与十二指肠肠壁相沟通。Billroth Ⅱ式吻合的残胃淋巴流与吻合口处空肠相沟通，残胃癌细胞可沿着相沟通的淋巴流发生淋巴转移。因此，对于残胃食管癌、贲门癌行根治性残胃切除时，应清除第1、2、3、4组和7、8、9组淋巴结，原Billroth Ⅰ式吻合术还应清除第12、1组淋巴结，原Billroth Ⅱ式还应清除第14组淋巴结。

23.5　术前、术中、术后注意事项

1. 胃肠道清洁准备　清洁空瘪的胃肠道不仅减少术中胸腹腔污染和术后胸腹腔感染，而且有利于手术者手术操作。术前拟行结肠代食管者必须行结肠清洁准备，即使术前拟行残胃-食管吻合或空肠-食管吻合者也应行结肠清洁准备，以备原手术方式失败或意外时需要用结肠代食管。肠道清洁准备具体方法：

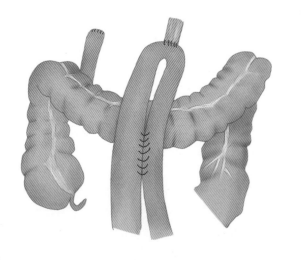

图6-23-5　食管-空肠端侧吻合

（1）手术前1~2日开始进食流质饮食。

（2）手术前一晚清洁灌肠，排空肠道，减少肠腔内细菌的数量，预防手术后感染。术前应口服肠道抗菌药物和泻剂，术前清理肠道。

（3）术前12h禁食，4h禁止饮水。

2. 精细、准确分离腹腔粘连 因既往做过胃大部切除术，患者腹腔均有不同程度粘连，有时粘连严重，脏器间正常解剖间隙消失，融为一体。对此，术者要有足够耐心，做到精细、准确分离粘连，手术过程中切忌过度牵拉，以防对邻近脾、胰组织造成损伤；遇到胃-空肠吻合的输入祥过短而影响残胃上移时，可切断输入端空肠祥，与输出端空肠祥吻合，进而完成食管-残胃的吻合。需对移入胸腔的脾、胰尾及胰加以固定。

3. 保护好消化道重建替代物的血液供应 术中一定要保护好消化道重建替代物的动脉供血和静脉回流。虽然有将残胃周围血管全部离断，仅利用原胃肠吻合口侧支循环供血，行残胃-食管吻合成功的报道，但在手术过程中要反复观察残胃色泽和蠕动情况，如残胃周围血管离断后因动脉血液供应或静脉回流障碍出现色泽变化，应立即切除残胃，改用空肠或结肠重建消化道。在利用空肠或结肠重建消化道时离断肠系膜血管时要远离血管弓，否则不仅影响空肠或结肠的伸展还影响动脉血液供应，还会影响静脉回流。上提重建替代物一定不能有张力，张力过大也会影响替代物的动脉供血和静脉回流，特别是静脉回流。此外，关闭肠系膜裂孔时缝合不宜太紧，否则也会影响移植肠管的血液供应。

4. 抗感染和营养支持要加强 胃大部切除术后残胃食管癌或贲门癌患者大多有不同程度营养障碍，除了术前要纠正贫血和低蛋白血症外，术后营养支持要加强，常规给予静脉高营养，患者肠道功能恢复后尽早给予肠内营养。由于手术复杂创伤大，手术时间长，术后抗感染治疗也要加强。

23.6 术后并发症

术后常见并发症有吻合口瘘、胆汁性胃炎、反流性食管炎等。为了降低吻合口瘘发生概率，笔者认为手术中应确保吻合可靠，术后胃肠减压通畅、积极治疗胃排空障碍等是必要的降低吻合口压力的措施。吻合口附近的血液供应良好，减少吻合口张力。术前正确评估患者病情，采用合适的手术方式，将有助于减少并发症产生。

保守治疗最主要的两个原则：充分引流及营养支持，前者包括通常的胃肠减压和胸腔、纵隔或颈部的充分引流，后者虽可静脉长期维持营养，但更多采用的是空肠造瘘。应用抗生素是主要的辅助治疗措施，引流物细菌培养及耐药试验可有效地选择抗生素。

手术治疗：一般有两种方式。按瘘到手术的时间可分为先期及后期手术，先期手术指在发现瘘的24小时之内完成手术；后期手术指保守治疗2个月左右，再完成手术。先期手术一般不采用瘘口修补术，多采用切除吻合口，重新进行胃-食管吻合。也可先期行空肠造瘘等术式，以维持营养，待患者全身状况恢复后，再行后期手术。

23.7 残胃原发性食管癌、贲门癌的预防

由于残胃原发性食管癌、贲门癌确诊时多已属中晚期，预后差，因此预防残胃原发性食管癌、贲门癌的发生及早期诊断并力争根治切除是改进疗效、改善预后的关键。通过病因分析，残胃食管癌、贲门癌高发于BillrothⅡ式术后合并胆汁反流及HP感染的患者，因此为预防食管癌、贲门癌的发生，应该：

（1）严格掌握胃切除适应证，对无并发症的溃疡病应以内科方法为主。

（2）有条件时应做选择性迷走神经切断术以保持胃的完整性，保留幽门功能，减少十二指肠液的反流。

（3）胃切除后胃肠吻合方式首选BillrothⅠ式或Roux-en-Y式，对有严重反流性胃炎者可考虑改Roux-en-Y式术或在输入与输出段间加做Braun吻合。

（4）根治HP感染。HP感染能促进残胃的pH正常化，起到保护胃黏膜的作用，减少癌变的可能，因此根治HP感染有望减少残胃癌的发生。

（5）早期诊断、早期治疗。胃大部分切除术后患者可出现上腹不适、腹胀、腹痛、嗳气、反酸等症状，随着时间推移这些症状可逐渐减轻或消失，若症状经一段时间后又逐渐加重或出现进食梗阻感则需警惕残胃食管癌、贲门癌的可能。对临床疑有残胃食管癌、贲门癌可能时应积极进行造影和纤维胃镜等检查，达到早诊断、早治疗。综上所述，远端胃大部切除术后胆汁反流、HP感染是发生残胃癌的高危因素。BillrothⅡ式手术不是发生残

胃食管癌、贲门癌的独立风险因子，但Billroth Ⅱ式手术易并发胆汁反流及HP感染导致残胃食管癌贲门癌的发生。控制胆汁反流、HP感染有望降低发生残胃食管癌、贲门癌的风险。

23.8　治疗效果

残胃贲门癌、食管癌的预后基本同一般贲门癌及食管癌。国内有人报道行7例根治性切除的患者，最长生存期超过8年，3例超过2年6个月。国外亦有人报道18例患者中，8例行根治性切除，除1例手术死亡外，最短生存2年5个月，最长达14年。笔者的体会也认为早发现、早诊断及早期手术治疗仍是影响残胃贲门癌和食管癌预后的最关键因素。只要能早发现并及时根治性治疗，预后往往较乐观。此外，对中晚期患者，预后不仅与肿瘤大小、外侵程度、转移情况及病理类型密切相关，而且与手术方式有一定关系。因此，选择适当的术式，在肿瘤尽可能彻底切除的基础上，最大限度地保留胃体，有利于改善患者生活质量，提高长期生存率。

第24章 食管胃吻合口瘘诊疗新技术

24.1 概述

食管胃吻合口瘘始终是困扰食管外科医师的棘手问题。食管癌术后一旦出现吻合口瘘，往往病情较重，住院时间长，治疗费用高，甚至出现死亡等不良后果。所以，食管癌术后吻合口愈合良好，患者恢复相对正常的饮食是食管癌手术成功的关键。

根据以往的文献报道食管癌手术后吻合口瘘的发生率为3%～25%，也有报道食管癌术后吻合口瘘发生率约为5.1%，但病死率大于50%。国内文献报道吻合口瘘的发生率为10%～30%，死亡率为31.6%～71%。

近年来，随着外科技术的不断改进，吻合器械的进步以及重视围术期营养支持为主的综合治疗的发展，国内自20世纪90年代以来吻合口瘘的总发生率已降为1%～3%，吻合口瘘病例的死亡率也降至10%以下。且术后早期出现的与吻合技术有关的较大的吻合口瘘已不多见。

目前，食管癌手术后吻合口瘘仍然是食管癌手术最严重的并发症，尤其是胸腔内吻合口瘘，一旦发生，消化液以及食物进入胸腔，常常导致严重的感染，甚至中毒性休克，急性呼吸衰竭，多脏器功能不全。同时吻合口瘘往往合并营养不良，全身衰竭。还有，长期慢性感染还可能导致瘘口周围大血管的破裂、出血，产生严重后果。相对于胸内吻合口瘘，颈部吻合口瘘由于一般引流较为充分，全身感染、中毒症状较轻，大多数患者经过颈部切口的开放引流后，瘘口愈合。

导致吻合口瘘的原因很多。多数学者认为吻合口瘘是多因素造成的。与吻合技术、吻合方式、吻合口张力、吻合口周围血运、患者年龄、全身营养状况、术后消化道梗阻、胸腔感染等因素有关。

笔者认为导致吻合口瘘的原因大致可分为手术技术因素和患者自身因素两大类。手术技术因素主要指吻合口对合不良、血运差、张力过高等与手术操作有关的因素，而患者自身因素则包括肿瘤分期较晚、病变范围长、外侵广泛、合并糖尿病、术后营养不良、缺氧、感染等。此外，还有术前放疗、化疗等因素。

如何减少吻合口瘘的发生以及有效地处理术后吻合口瘘，仍然是从事食管外科的胸外科医师面临的主要问题。

对于吻合口瘘的治疗，黄伟钊等提出应根据每例患者不同的临床特点进行个体化治疗。我们认为，应该在基本治疗的基础上针对不同患者的具体情况，采取有效的处理措施，促进吻合口瘘的早期愈合，这对于降低食管癌手术死亡率，提高食管癌外科治疗水平，改善患者生活质量有重要意义。

一般认为，吻合口瘘的基本治疗主要有以下几个方面：①充分有效的引流：正确放置胸腔引流管和胃管。胸管的位置选择，可根据胸部CT或胸腔B超定位，找到胸内包裹性积液的最佳引流部位。胃管最好放置在吻合口下方10cm左右，不宜过深。这样可以充分引流胃液，并减少对吻合口的侵蚀。②有效的抗感染治疗：选择敏感抗生素。③有效的营养支持治疗：根据患者的实际情况，选择肠内、肠外营养。由于吻合口瘘的愈合过程较长，因此尽可能选择肠内营养为主。每日营养液需足量，营养全面。术中如未行空肠造瘘及放置鼻肠管，最好行空肠造瘘术。④基础疾病的治疗：包括糖尿病、慢性阻塞性肺部疾病等。

有报道采用覆膜支架置入治疗术后吻合口瘘。我们认为，覆膜支架置入后，患者往往感到胸骨后疼痛感明显，生活质量差，胸内感染不易控制，存在支架再次取出问题且花费较高，应谨慎选择。

对于食管术后吻合口瘘，大多数医疗单位一般采用所谓"三管法"的治疗，即放置胃管、胸腔引流、空肠造瘘管或鼻肠管。为保证充分引流，需将引流管靠近吻合口，但是，对于胸内吻合口瘘，吻合口一般在纵隔内，并且感染灶多有分隔，往往需放置多个胸腔引流管，即使这样也难以靠近吻合口。术后如需行空肠造瘘，须在麻醉下开腹手术，是有创性操作，住院时间长，效果有时不令人满意。

相比传统的放置胃肠减压管、胸腔引流管的常规方法，笔者采用介入方法经鼻置入胃管、空肠营养管、瘘腔引流管，同时根据患者的具体情况保留、调整或拔出胸腔引流管的"新三管"法治疗食管癌术后胸内食管-胃吻合口瘘。"新三管"法具有创伤小，胸内引流管位置确实可靠，引流充分；胃管及营养管放置方便、位置确实等优点，在临床实践中取得了较为满意的疗效。

24.2 诊断

典型的胸内吻合口瘘的表现一般是在进食流质后突然出现的剧烈胸痛，高热（体温可达39℃以上且不易控制），胸闷、气短等症状。胸腔引流管可见异常引流物（胃内容物）或引流液变浑浊，有异味。患者出现全身中毒症状如乏力、心慌甚至休克。不典型的患者或者瘘口较小的患者表现为午后、夜晚发热，伤口感染等。

颈部吻合口瘘则多数表现为低热，颈部有气体（皮下气肿）、唾液或食物残渣从颈部伤口溢出。吻合口瘘可经消化道造影证实。

24.2.1 临床表现

（1）发热、心率增快：吻合口瘘的患者一般于术后数日之内出现持续发热。有时出现下午和晚间发热，体温可达39℃以上，且不易被控制。

（2）胸闷、呼吸急促：如合并肺部感染可伴有咳嗽、咳痰。

（3）胸痛：多表现为一侧胸腔持续疼痛。

（4）全身中毒症状如乏力、心慌或休克。

（5）胸腔引流管或纵隔引流管者可见异常引流物（胃内容物）或引流液变浑浊，有异味。

（6）伤口感染，有浑浊、脓性渗出物。

（7）患侧呼吸音明显降低或消失。

24.2.2 实验室检查

（1）血常规：可见白细胞和中性粒细胞比例明显升高，核左移。

（2）胸腔积液、痰液培养加药敏实验往往能够发现致病菌并找到敏感药物。

24.2.3 其他检查

（1）胸片：气胸或液气胸，吻合口旁可见多个液平。

（2）胸部CT表现为包裹性胸腔积液、胸壁或颈部有皮下气肿（图6-24-1）。部分患者行CT检查可见胸腔食管-胃吻合口与胸腔相通的确切证据。

（3）患者口服亚甲蓝后胸腔引流管内可见胸腔积液蓝染。

（4）口服泛影葡胺上消化道造影往往可以清楚地显示瘘口的位置、范围（图6-24-2）。

出现上述症状，结合特殊检查及实验室检查，可以明确吻合口瘘诊断。也有认为以上检查不能准确反映瘘口情况，而应直接内镜检查。笔者认为选择内镜检查应谨慎，尤其对于早期瘘患者，内镜检查有导致瘘口进一步撕裂、扩大的风险。瘘口小的患者症状较轻，可仅仅表现为持续低热，以上的诊断方法较难确诊。吻合口瘘有时需与胸胃瘘鉴别。

24.3 一般治疗方法

对于吻合口瘘的治疗，尚无统一标准。术后吻合口瘘的治疗大致分为手术治疗及保守治疗两类。

24.3.1 手术治疗

对于早期的吻合口瘘，有学者主张立即二次进胸手术。我们认为，对于瘘口较大的早期瘘患者，胸腔感染严重，引流不佳者可选择手术。大多数患者应首先选择保守治疗。一方面，吻合口瘘较大者，一般胸腔及全身感染严重，一般情况差，选择手术风险较大；另一方面，再次手术，由于组织水肿、血液供应差，再次出现吻合口瘘的概率较大。有报道吻合口瘘修复的手术成功率只有33.3%。

根据发现瘘距离手术的时间可分为早期手术及晚期手术两种。早期手术指不经保守治疗，在发现瘘的24h之内完成手术；晚期手术指保守治疗1~2个月瘘口未愈合，再完成手术。

早期手术多采用切除原来已裂开组织以及已坏死的吻合口，重新胃-食管吻合，如将首次的弓上吻合，改为颈部吻合。后期手术也多采用改变术式方法，如首次为胃代食管，改为结肠代食管。也可先期行空肠造瘘等术式，以维持营养，待患者全身状况恢复后，再行后期手术。

24.3.2 保守治疗

吻合口瘘的保守治疗主要有以下几个方面：

1. 充分有效的引流 包括吻合口周围包裹性积液的引流和胃液的引流。正确放置胸腔引流管是改善患者感染症状，促进吻合口愈合的重要条件。所有患者均应行胸部CT检查，必要时结合胸腔B超检查，选择放置胸腔引流管的最佳位置，尽量选择较粗的引流管，保证充分引流。如果引流较为有效，患者则表现为体温下降、一般情况改善。为保证胃液的充分引流，胃管最好调整放置在吻合口下方10cm左右，不宜过深。

2. 有效的抗感染治疗 所有患者均应行胸腔积液及痰液培养加药敏试验，必要时多次送检，根据结果选择敏感抗生素。

3. 有效的营养支持治疗 根据患者的实际情况，联合选择肠内、肠外营养，并逐步过渡到全肠内营养。由于吻合口瘘的愈合过程一般较长，因此尽可能选择肠内营养为主。每日营养液需足量、营养全面。术中如未行空肠造瘘及放置鼻肠管，最好时行空肠造瘘术。

4. 基础疾病的治疗 糖尿病和慢性阻塞性肺部疾病是老年食管癌患者常见的术前合并症。对于糖尿病患者，术后常规监测血糖水平，为平稳控制血糖，可考虑使用胰岛素泵。对于慢性阻塞性肺部疾病患者，围术期加强呼吸道护理，对于术后排痰困难患者，必要时术后给予纤支镜吸痰。

24.3.3 治疗方法的选择

在选择治疗方法时应考虑以下几个因素：

1. 吻合口瘘部位 对于颈部吻合口瘘，由于一般引流通畅，全身感染症状轻，瘘口更易愈合，故更多地采用保守治疗。术后应注意观察颈部切口情况，如发现红肿、渗出，应充分开放伤口，保证充分引流。

2. 瘘口的大小 目前，术后早期较大的瘘口（瘘口超过吻合口1/3～1/2）已较为少见，可考虑早期手术。我们术后常规采用泛影葡胺口服造影，检查时通过改变患者体位，可明确瘘口的大小及部位。对于晚期较小的瘘，以保守治疗为主。

3. 瘘口类型 有学者将吻合口瘘分为3类，即：盲端瘘、开放瘘和撕脱瘘。盲端瘘不与纵隔及胸膜腔相通，常无临床证据，可自愈，不能愈合者，因进食后感染加重，发展成开放瘘。而开放瘘虽与胸膜腔或纵隔相通，但经充分引流后，感染易于控制，保守治疗可在5～14日或更长时间后愈合。撕脱瘘的瘘口大，消化液大量溢入胸腔，感染严重，多需二次手术重新吻合，严重者可致死亡。

4. 距术日的时间 12h以内的瘘，可急诊二次手术，超过24h的瘘，由于感染严重，患者一般情况差，以及组织水肿等原因，多采用保守治疗。

24.4 介入方法经鼻置入空肠营养管、瘘腔引流管

24.4.1 操作方法

笔者尝试通过经鼻腔食管空肠营养管和瘘腔负压引流管置入技术的方法治疗吻合口瘘，这项技术的优点是：

（1）经鼻腔置入瘘腔负压引流管，由于引流管直接放置在瘘腔，可以保证瘘口周围引流确实，从而改善瘘口周围的炎症过程，促进瘘口的愈合。

（2）胃管放置位置确实，有利于胃液的充分引流。

（3）保留或调整胸腔引流管可以彻底的引出感染性胸腔积液，改善呼吸功能，减轻患者全身感染症状。如果胸腔内未见明显包裹性积液，胸腔引流管无引流作用，也可予以拔除。

（4）经鼻腔置入空肠营养管后，有效地解决了患者营养问题，提供了更加有效的营养支持。成功置入空肠营养管后即可开始肠内营养并逐渐减少静脉营养，使得营养支持更加安全有效。

经鼻腔食管空肠营养管和瘘腔负压引流管置入技术主要有如下几步：

（1）经鼻腔食管胃吻合口瘘腔负压引流管置入技术。

患者仰卧于DSA检查床上，透视下采用猎人头或其他适宜导管与亲水膜导丝相互配合，经一侧鼻腔插入食管。经食管胃吻合口瘘口进入胸腔或纵隔脓腔内。经导管抽取适量的脓腔液体送细菌培养及药敏试验。经导管适量加压注射对比剂以显示瘘腔全貌和部分，头端有2～3侧孔，导管置入瘘腔中，其头端放置于瘘腔下极及分隔的腔室。引入交换导丝，经引流管［10号Flocare鼻肠管，长130cm，管

径0.035英寸（0.889mm），抽吸腔内脓液，并以甲硝唑反复冲洗脓腔直至抽出液变得较为清亮。外固定引流管并接负压球以8～10mmHg的负压吸引。如负压太大，易将消化液吸入瘘腔内。返回病房后，每次用100～150ml生理盐水和20～40ml甲硝唑或庆大霉素的混合液反复缓慢冲洗回抽，直至回抽瘘腔液体不浑浊后接负压球，每日1～2次。每日观察引流液颜色、浑浊程度和总量，待引流液量逐步减少后，透视下后撤引流管。当引流液每日仅2～5ml时，此时其远端肺与胸壁已粘连封闭，脓腔造影呈柱状或线状时即可拔出引流管。

（2）经鼻腔食管空肠营养管置入技术。

经同侧鼻腔再次引入猎人头导管和亲水膜导丝，两者相互配合依次进入残留食管，过吻合口，进入胸内胃腔，越过幽门进入十二指肠和空肠上段，引入交换加强导丝，退出导管，沿导丝送入10号Flocare鼻肠管。将此细软管插至上段空肠后退出导丝，注射对比剂证实其头段位于空肠区后外固定，建立肠内营养通道。

经此通道灌注温度适中的营养液。如肉汤、鱼汤、鸡汤和各种果汁或能全素液等人体所需的各种营养物质，每次1～3h，每次50～200ml，每日2000～3000ml。每次灌注后用温水冲洗该管，以防堵塞。刚开始灌注时，量要少一些，灌注速度宜稍慢，以防腹泻。

（3）胸腔引流管放置食管贲门癌手术患者，术后常规放置胸腔引流管。造影时观察胸腔包裹性积液与胸腔引流管的空间位置，结合每日引流量判断引流管引流效果，决定是否调整引流管的位置，或者重新放置引流管。对造影证实为包裹分隔性脓腔，引流不畅或纵隔瘘腔患者可在建立经鼻瘘腔的引流后拔除该管。

24.4.2　适应证

食管癌术后明确有胸内吻合口瘘患者，在一般治疗的基础上，均适用介入方法经鼻置入胃管、空肠营养管、瘘腔引流管，即"新三管"法。

24.4.3　关键技术

发生吻合口瘘后，普通的胸腔引流瘘口与引流管之间距离长而迂曲，引流管管口无法被便捷准确地送到瘘腔或瘘的附近，难以实现持续通畅的引流，新技术能够很好达到瘘口，尽快引流出脓液，利于脓腔闭合。技术关键是在DSA机下找到瘘口位置，成功置入负压吸引管。关于空肠营养管的放置，需在X线监视下，将带有金属导丝的营养管自鼻腔经胃、十二指肠，置入空肠，拔出导丝，注入造影剂，确认营养管前端已进入Treitz韧带后30cm以远。

置管操作及使用过程中动作要轻柔、准确，避免出现心律失常、误插、吸入性肺炎、会厌功能紊乱、肠穿孔、消化道出血等并发症。

24.5　治疗效果

经鼻-瘘口的瘘腔引流主要在瘘口周围起作用，普通胸腔引流起到引流周边局部胸腔积液的作用，并对经鼻-瘘口的瘘腔引流作补充引流，可进一步加快瘘腔的迅速闭合。开始时，经鼻-瘘口的瘘腔引流与普通的胸腔引流区域往往是重叠的；随着治疗的进展，两者引流区域逐渐缩小，并发生分隔，普通胸腔引流管先出现引流液减少，并渐无引流，这时就可将其拔除。此时，"三管"变成"二管"，进一步减少患者的痛苦，提高了患者的生活质量。

笔者所在医院采用的胃管引流治疗食管胃吻合口瘘取得较好的疗效，与传统胸腔引流组治疗相比，胃吻合口瘘操作简单安全、治愈率高、死亡率低，值得进一步推广应用（表6-24-1）。

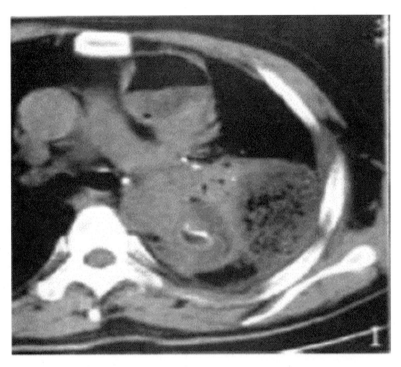

图6-24-1　胸部CT示胸内吻合口瘘，吻合口周围包裹性积液

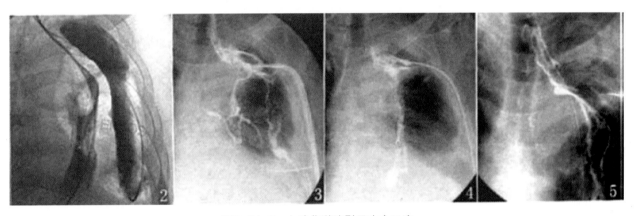

图6-24-2　上消化道造影示吻合口瘘

表6-24-1　两组治疗结果比较（范围 x±s）

分组	稳定时间（d）	治愈时间（d）	死亡（例）
鼻胃管经瘘口 引流组（14例）	1～30 13.92±11.24	7～105 38.46±23.47	1
传统胸腔 引流组（16例）	9～73 33.62±22.05*	27～187 77.54±47.00*	3

注：两组相比，*$p<0.05$

第25章　食管癌术中、术后并发症的诊治

在胸外科手术中，食管癌手术术后并发症较多，处理较为复杂。经过半个世纪的努力，随着麻醉技术的提高、手术条件（经验、技术、缝线、器械等）及围手术期诊疗（术前、术后、ICU等）的进步，术后并发症及死亡率逐年降低，食管术后并发症发生率已下降到10%，我国食管癌的手术死亡率降到2.8%，而国外死亡率约为4%。

最常见的食管癌术后致死并发症主要有两个，即呼吸系统并发症及吻合口并发症，要减少术后死亡率，必须注意预防及治疗这两种并发症。

25.1　吻合口并发症

吻合口可能发生一系列并发症，是食管癌术后的常见并发症，可分为早期及晚期两类，前者主要包括吻合口瘘、吻合口出血等；后者有吻合口狭窄、反流性食管炎、吻合口肿瘤复发等。

25.1.1　吻合口瘘

1. 概述

食管吻合口瘘是食管癌和贲门癌术后最常见和最严重的并发症。近十年来，文献报道国内食管癌手术后吻合口瘘的发生率为1.7%～5.5%，吻合口瘘病例的死亡率为18.5%～57.1%，随着吻合技术和方法的改进，吻合口瘘发生率在逐年下降。术后3日内易发生早期吻合口瘘，一般多发生在术后4～14日，最晚者可在术后第4周。一般认为，根治性切除术后吻合口瘘发生率较低（4%），而姑息性切除、转流手术后发生率较高（分别为7.6%和34.6%）。国内统计资料说明，颈部吻合口瘘较胸内吻合口瘘发生率高，食管-胃吻合口瘘发生率最低。

造成吻合口瘘的原因有很多，吻合技术不当仍是发生吻合口瘘的主要原因：食管黏膜回缩，吻合边缘对合不良，缝线结扎过紧引起组织坏死，结扎过松滑脱；食管缝线距切缘口太近，吻合口张力过大。此类原因造成了吻合口瘘常常出现在早期；吻合口食管或胃肠道水肿，缝线处吻合口的血液供应不足，导致组织坏死，或者患者全身条件差，严重的营养不良，贫血等造成吻合口长时间不愈合，继而引起吻合口瘘；患者进食后，食用过硬的食物或是吻合口周围组织感染以及其他原因导致吻合口机械性撕裂等均可使得吻合口破裂或瘘。

2. 诊断

吻合口瘘可按时间分为早期吻合口瘘、中期吻合口瘘和晚期吻合口瘘。早期吻合口瘘一般在术后3日出现，多由于手术吻合技术问题导致。术后4～14日为中期吻合口瘘，多与组织愈合能力下降有关。晚期吻合口瘘多发生于术后4周左右，由于慢性感染导致小脓肿形成，从而导致吻合口瘘，此种吻合口瘘一般都较小，难以发现。吻合口按吻合的部位可以分为颈部吻合口瘘、胸内吻合口瘘和腹腔吻合口瘘。

吻合口瘘一般表现为持续性高热，中毒症状明显，胸闷胸痛，呼吸困难，严重者可出现循环系统症状，如休克等。

辅助检查：早期的吻合口瘘在X线片上可见由吻合口瘘进入胸腔的气体和液体形成的气-液平面。晚期患者由于胸腔炎症包块粘连，气-液平不明显。胸膜腔穿刺可穿刺出臭味或者酸臭味的浑浊性液体及气体。另可行口服亚甲蓝或碘油检查以确定瘘孔的大小与方向。

3. 适应证

吻合口瘘手术治疗的适应证：①患者一般情况较好，能耐受手术者。②吻合口瘘发生时间短，胸内感染轻。③估计瘘口大，胸腔引流量多或可疑有胃壁坏死和穿孔可能性（碘油造影不在吻合口处

漏出），保守疗法难以愈合者。④食管、胃肠或结肠允许再次完成消化道重建。

4. 治疗方法

吻合口瘘的治疗原则为早期诊断、早期手术治疗。根据病情发展情况，吻合口瘘的部位，瘘孔的大小，应做及时适当的处理。处理方法分为保守治疗和手术治疗两类，在选择治疗方法时应考虑几个因素：①代食管脏器及吻合的部位；②瘘口的大小；③瘘口类型；④距手术日的时间。

保守治疗最主要的3个原则：

（1）充分引流及营养支持。前者包括通常的胃肠减压和胸腔、纵隔或颈部的充分引流，后者包括静脉内（输血、输血浆、输氨基酸）和静脉输液等营养支持，还有采用的是空肠造瘘，或尽早从口进食以维持较好的营养，有利于瘘口愈合。

（2）控制感染，充分引流。应用抗生素是主要的辅助治疗措施，引流物细菌培养及药敏试验可有效地选择抗生素。保持引流管通畅，要经常更换引流管。

（3）纠正水电解质平衡，防止其他并发症的发生。

手术治疗：近年来，部分学者认为对于早、中期发生的吻合口瘘，早期及时发现，胸腔感染不严重者可进行二次开胸探查，能修补就修补，不能修补就切除吻合口重新做食管-胃吻合。

从发现瘘到手术的时间可分为先期及后期手术两种，先期手术指不经保守治疗，在发现瘘的24h之内完成手术；后期手术指保守治疗2个月左右，再完成手术。先期手术的早期瘘口修补术不会成功，多采用切除吻合口，重新行胃-食管吻合。

吻合口瘘二次手术术式选择：

（1）瘘口修补术

这种术式适合于瘘口较小，患者感染症状较轻，吻合口两侧无明显感染和水肿，吻合口血液供应良好，吻合口张力适宜的患者。可将瘘口周围感染、肿胀的失活组织适当切除，将食管和胃吻合口充分对合。如果瘘口较大，可采用带蒂组织修补吻合口瘘的方法，适用于瘘口小于1/2周径。带蒂组织一般选用大网膜、肝圆韧带和带蒂肌瓣等。其中大网膜最为常用。

（2）瘘口切除重建吻合口

此术是将瘘口及部分食管和胃切除，做食管、残胃的再吻合，重建消化道。适用于瘘口较大，其两侧缘组织水肿较明显，血运不太理想，或

胸胃局灶性坏死穿孔，直接修补瘘口成功性小的病例。这种手术方法需要具备较为足够的食管残端长度及残胃长度，允许进行第二次消化道重建。据相关文献报道手术治愈率为52.1%。若残胃太少或胸胃多处坏死，胸腔感染严重的可以行结肠或空肠-食管吻合，也能取得良好的效果。后者重建方式虽然较前者有所扩大，但是由于重新选择的结肠或空肠段能有较为良好的血液供应和无污染的组织，更有利于吻合口的愈合。

（3）颈部食管外置造口

对于少数病情较为严重的晚期食管吻合口瘘的患者，二次开胸不能耐受切除重建的病例。进胸探查后发现胸腔感染严重，无法重新吻合的，手术者可拆除吻合口，将食管行颈部外置，缝合关闭胃残端后将胃回纳腹腔，另作空肠造瘘（或腹腔胃造瘘）维持营养，待病情好转进行二次手术重新吻合。

（4）拆开原吻合口，食管插入吻合法

此法为二次开胸后，找到瘘口，将食管再向上游离2~3cm，重新解开原吻合口，充分去除影响吻合口吻合的坏死组织，感染脓肿，将食管从原吻合口部插入胃腔，将胃浆肌层和食管肌层间缝合2周，使食管端深埋于胃腔内。关胸后另作空肠造瘘术。此方法没有切缘对切缘的缝合，即使食管肌层与胃壁间的缝合出现裂口，所形成的瘘也不会是一个口，而是一个隧道。随着食管和胃壁的收缩、舒张，隧道会得以间断闭合，并逐步自愈。

由于二次开胸是在胸腔内有炎症感染的情况下进行的，炎症感染的组织都水肿、脆弱，所以手法要轻柔细微，防止操作对吻合口损伤。对于二次吻合口的地方可以选择在炎症较轻的地方吻合，同时兼顾吻合口的张力，必要情况下可以打开膈肌。二次开胸应充分清理脓胸内的脓苔和纤维素膜，以利于吻合口的愈合。

（5）食管吻合口瘘新技术（详见第24章）。

5. 预防

吻合口瘘是食管癌术后发生率和死亡率较高的并发症之一。充分做好预防工作，能有效提高食管癌手术效果，提高患者术后生存率。吻合口瘘的预防包括术前预防、术中预防和术后预防。

（1）术前预防

对营养不良和贫血较重的患者，术前给予高热量饮食，补液，输血，纠正水、电解质平衡失调，纠正贫血，改善其营养状况。

（2）术中预防

术中需注意手术操作，改进落后的吻合方法。保证吻合的组织张力适宜，防止吻合组织水肿，保护好吻合口周围组织血液供应，尤其是保护好供血动脉，防止被切断或者压迫。吻合时，食管和胃创缘要新鲜，层次准确对合，不要重叠、扭曲或者纠合。

（3）术后预防

术后护理是预防吻合口瘘的重要环节。保证持续有效的胃肠减压，避免胸胃液体、气体潴留，过度膨胀，从而影响胸胃和吻合口的血液供应。鼓励和协助患者多坐起，咳嗽排痰，促使肺很好膨胀，减少肺部并发症。对高龄患者，应积极防治术后心脑血管并发症，保持呼吸、心率、血压稳定正常，保证吻合口的良好血运。一旦发生胸腔积液和胸腔感染，要及时处理，避免影响吻合口的愈合。

6. 手术疗效

食管癌术后吻合口瘘是食管癌术后常见并发症之一，也是最为凶险的并发症之一。吻合口瘘的治疗主要有保守治疗和手术治疗，无论手术治疗还是保守治疗均具有较高的死亡率。近年来，随着吻合口瘘诊治技术的提高，手术治疗的患者死亡率逐年下降。做好预防工作，术后做到早诊断、早治疗，降低吻合口瘘并发症的死亡率。

25.1.2　吻合口出血

1. 概述

广义的吻合口出血包括了各吻合口及残端（如胃的贲门断端）的出血，据相关资料，吻合口出血发生率为0.25%～2%。可分为即刻性出血和迟发性出血两类，即刻出血多由于术中未能有效结扎或缝扎吻合口周围黏膜下层和肌层内小血管，因而在术后即刻出现吻合口出血。迟发性吻合口出血多发生在术后1周左右，多由于吻合口缝线感染所致。

2. 诊断

即刻性出血性主要表现为胃肠减压管内大量鲜血引流，出血量大时可呕出胃内淤积的血凝块，发生失血性休克等。迟发型出血多表现为术后1周左右进食后出现呕血、黑便等上消化道出血症状，严重者也可表现为慢性失血性休克，如因缝线感染所致，可有发热、白细胞增高。即刻性出血可以结合患者症状和胃肠加压管内引流出大量鲜红色不凝血诊断。迟发性出血往往伴随感染症状。

3. 手术适应证

即刻性出血可先经保守治疗，治疗无效者可尝试手术治疗；迟发性出血多选择保守治疗。

4. 治疗

各类出血首先需保守治疗。食管切除、贲门切除等手术，无论是胃代食管，或结肠、空肠代食管，术后经胃肠减压管常可吸出少量血性液体，甚至吸出比较新鲜的出血，一般术后12～24h逐渐减少或消失，这多由于吻合口渗血导致，常与吻合技术有关，无须处理。对于即刻性出血量较大的可经胃管注入凝血酶或生理盐水100ml+去甲肾上腺素8mg，夹闭胃管30min，必要时可每小时重复1次，断续灌注5～6次，也可和凝血酶交替使用。如经保守治疗>5h、输血800ml以上、胃管仍有大量鲜血引流（>100ml/h）、心率>130次/分，应立即手术。二次手术在找到出血点后，用"8"字缝合止血，如未能找到明显出血点者，可进一步探查出血是否来自曲张的食管静脉、胃底曲张的静脉或残胃及十二指肠陈旧性溃疡。手术治疗较保守治疗的优点是费用低、疗效好、更为安全可靠。迟发性吻合口出血保守治疗成功的可能性较大，治疗迟发性吻合口出血主要措施有胃肠持续减压，输液补充血容量，静脉输注生长抑素等止血药。

5. 并发症预防

笔者认为，器械吻合后的包埋缝合对于防止器械吻合后吻合口出血尤为重要，并在器械吻合后应注意检查吻合口有无出血。术中对残端出血点及血管应仔细缝扎，贲门或胃的断端应采用间断绞锁褥式缝合。如为器械吻合，可在吻合后检查吻合口有无出血，吻合口的间断缝合包埋也会起到防止吻合口出血的间接作用。

6. 手术后效果

即刻性出血早期手术后一般均能得到充分止血，预后均较好。

25.1.3　吻合口狭窄

1. 概述

吻合口狭窄是食管癌远期术后并发症，发病率不高，文献报道其发生率为0.5%～5.9%。对于手工操作或器械吻合及各种不同的吻合方法，术后吻合口狭窄总是一个潜在的并发症；术后并发吻合口瘘的患者，由于吻合口纤维增生，吻合口狭窄的发生率更会增加。按其狭窄的程度分为：轻度（0.5～0.8cm，进半流食）、中度（0.3～0.5cm，进流食）和重度（<0.3cm，难以进流食）。

吻合口狭窄发生与手术操作有密切的关系，在手术中未能将食管-胃吻合黏膜对合整齐，缝线过紧过密，线结感染，缝线刺激纤维组织增生，吻合口或周围有感染，导致最后瘢痕愈合收缩而致狭窄。部分患者本身具有瘢痕体质，会增加狭窄发生率。近年来常用食管-胃吻合器，器械挤压食管胃壁造成组织损伤，最后纤维化而致吻合口狭窄。也不排除吻合口部位的食管胃壁供血不足造成缺血性挛缩所致的狭窄。术后放、化疗等也可能导致吻合口狭窄的发生。

吻合口狭窄发生的时间不一，多在术后2周至2年，部分患者是由于肿瘤复发导致的狭窄不应算作术后并发症。

2. 临床表现与诊断

吻合口狭窄多发生于术后2周到术后1～2年，患者的表现为逐渐加重的饮食哽噎，行食管钡餐造影，中重度狭窄可见在吻合口上的食管段扩张，而吻合口处仅有细线状钡剂通过，上段食管出现逆蠕动。还可行纤维胃镜检查，可见吻合口狭窄，胃镜难以通过。诊断时首先排除肿瘤复发，同时排除有无反流性食管炎，另需与食物梗阻吻合口相鉴别。食管造影可见钡剂不能通过吻合口，胃镜检查既可诊断又可治疗。

3. 手术适应证

吻合口狭窄手术适应证：①身体条件能耐受手术者，无明显心肺功能衰竭。②经反复扩张失败又不能维持营养供应者可考虑采取手术治疗。

4. 治疗

术后1个月应常规做上胃肠造影，如吻合口直径<1cm，又逐渐出现下咽困难症状，应做胃镜检查，以排除恶性狭窄，如为良性狭窄，治疗分为保守治疗及手术治疗两类。

（1）保守治疗：全身营养支持治疗，内镜下吻合口周围肌内局部注射地塞米松5ml，每周1次、每次5ml、3～4次，也可行扩张或激光治疗。

颈部狭窄的食管-胃或食管-结肠吻合口较易作扩张术，常可在门诊进行，不必使用镇静、麻醉剂就可进行操作。某些患者经培训后，也可在家按需进行扩张术。

胸内吻合口狭窄，可考虑在术后第5周开始行扩张术治疗，术前对食管梗阻严重者行食管冲洗，禁食4h，术前30min注射阿托品和哌替啶，咽喉部用1%的卡因喷雾减少咽反射。根据吻合口狭窄位置的高低，经口置入纤维内镜或食管镜，对于吻合口部位有增生的肉芽组织或食物残物可以用钳咬切除。食管扩张术关键是寻找到食管吻合口的狭窄处，找到吻合口后，应先放入引导钢丝，助手固定钢丝，操作者缓慢退出食管镜，引导钢丝传入扩张探条，从小到大依次扩张。或者还可采用气囊扩张的方式扩张狭窄处。

此后，当再次出现吞咽困难，再重复治疗。多数良性狭窄者经1～2次扩张治疗可缓解，气囊扩张有效率达90%，一般认为扩张治疗吻合器导致的狭窄较手工缝合导致者效果更满意。仅少数因顽固纤维化瘢痕狭窄而需多次扩张甚至二次手术。

扩张食管与空肠或结肠的吻合口可能十分危险，因为操作易穿破这些壁薄的替代食管的脏器。近10年临床经验表明，手术修补狭窄的食管-结肠或食管-空肠吻合口较试图进行扩张术更安全。胃与食管相比，壁较厚且有弹性，扩张食管-胃狭窄的吻合口，并发穿孔的发生率不高。安放在后纵隔食管床的食管替代脏器，其吻合口有较直接和安全的径路进行扩张。

（2）手术治疗

1）吻合口内瘢痕组织环形切除术：经原切口进胸，从封闭的原贲门断段进入胃内，寻找吻合口，然后用止血钳探入扩张，然后将四周瘢痕组织做环形切除，再对齐缝合黏膜层，此法从胃腔内修整吻合口狭窄，方法简单，损伤较小，避免术后发生吻合口瘘，不需完全拆开原吻合口，短期疗效尚可。

2）切除狭窄吻合口，原位食管-胃端端吻合：从原切口进胸，剪开后纵隔胸膜，解剖出食管-胃吻合口，向下分游离胃2cm左右，注意不要损伤胃血管。切除狭窄吻合口不宜过多，防止原位吻合张力太大。虽彻底，但有再次狭窄可能，并增加吻合口瘘的机会，其少采用。

5. 并发症的预防

（1）食管穿孔，为食管扩张术最严重的并发症。文献报道，器质性穿孔的发生率为6%。分析穿孔原因，主要与操作技术不够细致、熟练及使用硬质金属食管镜有关。

（2）吻合口出血。可能由于吻合口瘢痕组织撕裂过大、过深，从而引起黏膜出血。在大多数情况下，扩张术后由于瘢痕黏膜撕裂引起少量出血，一般不用处理，可很快自愈。

（3）局部损伤。主要为发生在咽部及梨状窝的出血，一般由组织撕裂引起。

6. 手术治疗效果及预后

食管扩张术，吻合口内瘢痕组织环形切除术均能有效解除食管吻合口狭窄，患者预后较好。吻合口切除原位食管–胃断段吻合术后并发症多，有再次狭窄的可能，较少采用。

25.2　肺部并发症

25.2.1　概述

食管癌患者大多数年龄较大，常合并有肺气肿、慢性支气管炎或者慢性阻塞性肺疾病（COPD）等慢性呼吸系统疾病，而且食管癌手术时间较长，手术创伤较大，术中操作侧肺叶常受到挤压或挫伤，因此肺部并发症发生率较高。

食管癌切除术后最常见的是肺炎、肺不张、肺脓肿及呼吸功能衰竭，部分严重的患者会发生肺水肿或成人呼吸窘迫综合征（ARDS）。这些肺部并发症发生的主要原因为在清扫淋巴结或游离食管时损伤肺门及肺组织，导致呼吸功能下降，尤其是损伤到膈肌者常常引起膈肌麻痹，使得患者无法用力呼吸，诱发肺部并发症。另外患者术后咳嗽、咳痰功能差，从而引起支气管内分泌物潴留及感染。在术后早期鼻胃管引流不畅，如患者尚未恢复咳嗽反射，逆流的血性胃液易被误吸导致肺部感染。

25.2.2　诊断

食管癌切除术后的肺不张常发生于术后24 ~ 72小时，患者常表现气管内分泌物增多、脉率加快、发热、多汗等症状，出现发绀，呼吸困难甚至昏迷。胸部X线检查可以发现肺部感染与肺不张征象。

25.2.3　治疗

食管癌切除术后发生肺部并发症首先需要加强呼吸道的护理工作，鼓励和协助患者进行有效咳嗽，必要时用鼻导管或纤维支气管镜吸除呼吸道内的分泌物和脓痰。对有肺不张的患者，最好在床边进行纤维支气管镜检查，明确发生肺不张的原因，若为痰液或痰块堵塞肺叶或肺段支气管所致，可在直视下选择性地吸除肺不张支气管腔内的痰液，用生理盐水冲洗吸尽支气管内黏稠的痰液或血块后，采取正压通气，用手挤压气囊，经支气管吹气，使不张的肺叶复张。此操作要轻柔，防止用力过大继发损伤出血，从而使得血块堵塞支气管，再次引起肺不张。有时，需要反复行纤维支气管镜检查及吸

痰治疗，才能达到治疗肺不张的目的。严重的肺不张病例应行气管插管，再做辅助呼吸。7日后不能脱离辅助呼吸的病例，应考虑做气管切开，继续辅助呼吸。有肺部并发症的患者，根据病情选择有效的广谱抗生素进行抗感染治疗。

25.2.4　预防

预防和减少肺部并发症极为重要，其关键在于术前术后的护理及患者配合：①术前最少戒烟2周，术前作痰液细菌培养及药敏试验，术前1周给予有效的抗生素治疗，以控制呼吸道炎症。②对肺功能欠佳的老年病例，术毕继续给予辅助呼吸12 ~ 24小时，有利于吸痰，预防肺不张，术后严格控制输液量，预防肺水肿。③掌握手术适应证，对肺功能差、最大通气量低于预计值40%、食管病变较重的老年病例，不宜手术治疗。

25.3　心血管系统并发症

25.3.1　术中大出血

1. 概述

食管切除术中出现大出血的概率相对较小，但仍有术中并发大出血致死的情况发生。常见病因：

（1）主动脉出血：①强行钝性剥离侵犯主动脉弓和降主动脉壁的食管肿瘤，撕破主动脉壁；②将胸中、下段食管肿瘤经主动脉弓下方提至上方时，操作粗暴，手指或结扎线及器械割破主动脉弓后壁；③胃左动脉旁有转移性淋巴团块的病例，因缝扎胃左动脉的缝线脱落。

（2）静脉出血：撕破奇静脉，血液流入对侧胸腔。

2. 治疗

在剥离中大血管出血，应先压迫止血，同时尽快开通输液通道，加压输液，补足失血量，助手配合吸引器以充分暴露出血点，术者细心、快速用聚丙烯缝线缝闭裂口止血。如主动脉裂口较大，多数病例在短期内失血致死。在备足血管器械的条件下，由有经验的医师阻断主动脉裂口上、下段血流后，用人造血管片进行修补或置换，多可获得成功；左侧开胸的病例，当在主动脉弓后撕破奇静脉时，应先压迫出血点，快速结扎、切断主动脉发出的第1 ~ 2根肋间动脉，将主动脉弓翻起，充分暴露奇静脉裂口，缝扎或双重结扎奇静脉；当缝线滑脱、回缩的胃左动脉出血时，如止血无效，应果断

阻断降主动脉下段，找出回缩的胃左动脉，进行结扎和缝扎。

3. 预防

（1）术前行胸部CT检查，明确肿瘤位置及周围关系，尤其注意与大血管的关系。

（2）如肿瘤外侵，累及大血管，术中切忌钝性强行剥离，剥离困难或风险较高时可遗留一小块与大血管相粘连的组织，放置银夹作标志，供术后放疗用。

（3）仔细分离胃左动脉旁转移性淋巴结，避免大块结扎胃左动脉及其周围组织。

（4）主动脉弓水平的肿瘤，建议右侧开胸。

25.3.2　心脏停搏

1. 概述

心搏骤停实际上包括三种类型：①心室停顿：即心室不收缩呈完全停顿状态、无心电波。②心室纤维性颤动：简称心室纤颤，即心室纤维呈不规则的颤动，不能排出血液，心电图呈室颤波。③心电机械分离：心电图可能暂时呈现心室复合波、但无有效的心肌收缩，心排血量等于零。如上述不论哪种类型的心搏骤停，实际上循环均已停止。

一般食管癌手术中出现心脏停搏多与手术操作有关。由于胸腔内感受器极为丰富，全身麻醉时由于周围神经对全身麻醉药的耐受性远比中枢神经强，所以在全身麻醉下虽然中枢神经受到抑制，但末梢神经的阻断作用仍很差，反射活动尚异常活跃。因此开胸手术对胸壁肋间神经、肺门、隆凸与纵隔等部位的刺激常发生迷走神经反射引起心动过缓或心搏骤停，特别是在缺氧和二氧化碳蓄积的情况下更易发生。其他如出现麻醉意外，患者基础情况较差等情况下亦有可能发生。

2. 治疗

当出现心脏停搏时，需要麻醉师和术者相互配合抢救，以呼吸、循环复苏作为最迫切的基本要求，同时考虑脑保护的问题。

（1）麻醉机口罩给养，保证呼吸不停止。

（2）术者立刻在台上行胸外按压，强度、频率同CPR。如发生在手术开胸后，抢救者手伸入胸腔、将心脏托于手掌中。利用拇指以外的4个手指对准掌心进行有节律的挤压。频率一般以40～60次/分为宜。

（3）药物治疗：激发心脏搏动往往需要注射一定的药物以达到满意的效果。激发心脏搏动有赖于兴奋心肌的β受体，肾上腺素具备该作用，是多年来人们认为有效的药物。如心脏停搏时已有静脉通道可经静脉注射肾上腺素0.5mg；如尚无静脉通道，可用肾上腺素0.5～1.0mg以生理盐水稀释至10ml，经气管导管注入。复苏期间为纠正心肌酸中毒改善心肌应激性，可给5%碳酸氢钠20～40ml，必要时可重复一次。

（4）脑保护：心搏骤停时间如超过3～4min，复苏后将产生脑肿胀。使用最多的脱水药为甘露醇，此药毒性小，不易产生"反跳"，又能扩张血容量。首次剂量可给1.5～2.0g/kg于30～60min内注入。低温对心搏骤停后的脑肿胀的疗效已得到临床证实，人们仍支持低温对脑组织的保护作用。降温愈早开始愈好。如循环骤停时间未超过3～4min，则复苏后患者神经系统可自行恢复，即不需要降温亦可。对于循环停止时间过久，中枢神经系统缺氧严重而出现软瘫的患者，虽经低温治疗亦不能改善中枢神经系统功能。

3. 预防

术前麻醉师应该充分评估患者身体基础情况，了解有无心脏方面疾病，降低手术麻醉风险。术中麻醉师应该密切关注患者情况，防止麻醉药剂量过量，或者其他麻醉失误。术者在手术中应尽量避免粗暴操作，细致、轻柔的分离处理神经，防止迷走神经牵拉反射。

25.3.3　其他心血管并发症

1. 概述

食管癌患者往往年龄较大，伴心血管合并症者较多，有些老年性高血压或者冠状动脉粥样硬化性心脏病患者在患食管癌或贲门癌时，只要心血管病不十分严重，仍可以耐受外科手术治疗，术后也不一定引起心血管并发症。

食管癌术后常易出现心律不齐、心动过缓或心动过速等，重症者可出现心源性休克。甚至部分无心血管病史者也可出现心血管并发症。据相关文献统计，在食管癌术后患者发生心血管并发症发病率为2.2%～18.9%，而国内统计的发生率则较低，在0.2%～1.2%。

2. 临床表现与诊断

主要临床表现为心慌、气短、脉搏细弱、血压低、心律失常等。术前需完善相关检查，常规行X线片、心电图、动脉血气分析检查，了解心率、心律、心脏大小及肺充血程度和血液的酸碱状态，以及血氧分压、二氧化碳分压情况。

3. 治疗

手术前准备

（1）危险性评价：①某些内科疾病是择期手术的绝对禁忌证，如新发生的心肌梗死（<1个月）、控制不适当的充血性心力衰竭和严重的二尖瓣或主动脉狭窄。②相对禁忌证：包括陈旧性心肌梗死（以往1～6个月）、心绞痛、轻度心力衰竭、发绀型先天性心脏病伴严重红细胞增多症，这些情况应在择期手术前进一步做临床评估或治疗。③术前应对贫血、血容量减低、高血压、电解质紊乱及各种心律失常进行鉴别和治疗。

（2）窦性心动过速：不伴低血压或心力衰竭的患者，如心率小于150次/分，可暂不处理。如心率超过150次/分，有低血压或心力衰竭者，可选用西地兰（Cedilanid）治疗。

（3）窦性心动过缓：如心率小于43次/分，由于心排出量减少，患者有心悸、胸闷、头晕和全身乏力等症状，可服用阿托品（Atropine）或异丙肾上腺素（Isoprenaline）进行治疗。阿托品0.3mg，每日3次，口服；异丙肾上腺素10mg，每日3次，若患者因术后禁食而不能口服者，可经静脉用药。长期心率过缓伴有晕厥症状的患者，如果药物治疗无效，可以考虑安装人工心脏起搏器，以预防突然发生窦性停搏。

（4）心房颤动：术后早期心房颤动的心室率超过100次/分者，可先用洋地黄将心室率控制在70～100次/分。一般静脉注射毛花甙0.4～0.8mg，可使部分新发作的心房颤动转为窦性心律，或者用直流同步电转复。在电击复律之前应用小剂量维拉帕米及阿托品，可提高电击复律的成功率。

4. 预防

术前已查出有高血压或高血压心脏病的患者应及时给予降压药物，注意饮食，适量活动，有心律不齐者可选择适当药物口服。伴有心力衰竭的患者术前需控制液体输入量，谨防术后出现心力衰竭。

关于血管方面的并发症，如由于局部反复输液导致血栓性静脉炎，可每次选择不同部位输液，静脉插管维持时间不要过长，常可避免发生这种并发症。食管癌手术老年患者居多，术后又长期卧床，发生较严重的血管并发症并不少见，如肺栓塞，常发生在较大的肺动脉，导致猝死以及脑血管意外出现肢体偏瘫、昏迷等。

25.4　单纯性脓胸

25.4.1　概述

单纯性脓胸是指食管癌术后，患者因为非吻合口瘘导致的胸腔化脓性感染，是食管癌手术后较常见的并发症之一。随着外科手术技术和无菌水平的提高，以及抗生素的广泛应用，单纯性脓胸发生率逐渐下降。据国内文献报道单纯性脓胸的发病率为1.9%～4.2%，死亡率大于15%。单纯性脓胸常为单侧，偶见双侧脓胸。

单纯性脓胸的发生原因较多，常见原因有手术中无菌操作不严格导致的污染，手术中分离肿瘤破裂时导致的污染，术后闭式胸腔引流堵塞，或者胸腔引流管放置位置不当。术中若因手术需要将对侧胸膜打开也有可能导致双侧脓胸。患者年龄较大、抵抗力差、术前贫血未能纠正等因素均能诱发脓胸的发生。致病菌多为大肠埃希菌、肺炎球菌、链球菌或肺炎双球菌，绝大多数为混合感染。

25.4.2　诊断

单纯性脓胸的诊断根据患者病情症状，辅助检查如胸部平片和胸腔穿刺的结果来诊断。单纯性脓胸多在手术后1～2周出现症状，患者出现高热，脉搏快，血常规可见白细胞升高，胸部平片检查可见胸腔积液，胸腔穿刺可见淡血性稍浑浊液体，脓液检查见白细胞升高，蛋白含量较高可考虑脓胸。

25.4.3　治疗

单纯性脓胸的治疗原则为抗感染，营养支持，引流。一般采取全身营养支持疗法，根据导管引流的脓液培养，采取敏感抗生素进行抗感染治疗，另还需行胸腔闭式引流排出脓性胸液或脓液，患侧胸腔保持在负压状态，避免纵隔移位，有利于术侧肺的膨胀及脓腔的缩小。胸腔闭式引流装置的安装前需进行定位，通过胸部平片或B超引导确定脓腔位置后进行穿刺，确保引流通畅。若脓腔不能闭合，逐渐转变为慢性脓胸，则需行胸膜剥脱术或局限性胸廓成形手术。

25.4.4　预防

在施行食管癌、贲门癌切除术时，注意无菌操作，尤其是在进行食管-胃胸内吻合术时，为防止食管和胃内容物污染胸腔，注意用纱垫保护手术野。关胸前认真冲洗胸腔，术后保持胸腔引流管通畅，发现胸腔内有积液时及时处理，并选择有效的抗生素经静脉滴注，是预防术后单纯性脓胸的重要措施。

25.5 食管癌术后乳糜胸

25.5.1 概述

创伤或手术所造成的胸导管损伤和乳糜渗漏到胸腔成为乳糜胸，为食管癌术后常见并发症之一。据相关文献报道，乳糜胸的发生率为0.8%~2.6%。胸导管损伤往往与术者不熟悉胸导管走向，游离食管时不慎损伤胸导管所致。以胸中、上段侵犯范围较广的食管癌切除、弓上或颈部吻合术后多见。如术前放疗，可能因手术操作难度大等原因，增加术后乳糜胸发生的机会。因乳糜液中含大量卵磷脂或游离脂肪酸、淋巴细胞及抗体，有很强的抗菌作用，故乳糜胸者几乎不合并胸腔感染。对于乳糜胸的治疗，手术是首选治疗方式。

成人流经胸导管的乳糜液每日多达1500~2800ml，其成分90%左右是水，另含有约3%脂肪，固体成分约占8%，细胞成分中淋巴细胞占70%~100%。进食条件下，乳糜液呈乳白色，比重在1.012以上，pH7.4左右。

25.5.2 诊断

乳糜胸大多发生于术后第3~5日，少部分患者在术后2周左右发生。乳糜胸常见症状包括两大方面。一是乳糜对心肺等胸腔脏器的压迫症状，典型表现为胸闷、气促，如短时间内有大量漏出可有严重的呼吸困难，休克，心动过速，低血压等表现。二是由于大量丢失乳糜，导致机体蛋白和脂质的丢失，患者出现虚弱、饥饿、营养不良、消瘦、进而进行性衰竭。胸部平片可见胸腔积液，严重者可见纵隔压迫移位；胸腔穿刺可见牛乳样液体，实验室检查可以确诊。乳糜的量、性状与患者进食量有关，术后患者禁食期间，乳糜液所含的脂肪很少，表现为淡红色或淡黄色，后期进食后，蛋白质和脂肪量较多，则呈白色乳状胸液。

乳糜样胸液要与假性乳糜胸腔积液和胆固醇性胸腔积液进行鉴别。假性乳糜胸腔积液多见于胸部恶性肿瘤和胸部感染。因其胸液内含有卵磷脂-球蛋白复合物，所以外观呈乳状，脂肪含量较少。对于胆固醇性胸液，则通过测定胸液中的胆固醇和甘油三酯的水平便能做出鉴别诊断。

25.5.3 手术适应证

目前观点认为，食管癌切除术后患者一旦发生乳糜胸，乳糜胸液丢失量大于1000ml/24h且无减少趋势，则考虑手术治疗。

25.5.4 治疗

1. 保守治疗

对于乳糜胸的处理早期多采用保守治疗，采取禁食或进低脂或无脂饮食，以静脉内营养支持为主，维持水盐平衡，适量补充全血、血浆，补充氨基酸。可在胸膜腔内注入粘连剂，如四环素、高糖（50%葡萄糖，每次40ml）、鸦胆子乳剂，促进胸膜增生、粘连。患者行肋间胸腔闭式引流。

2. 手术治疗

乳糜胸现代的治疗手段是胸导管结扎术。在Lampson（1948年）手术结扎胸导管成功前，乳糜胸的死亡率，在非创伤性患者，几乎是100%，创伤性约50%。在开展胸导管结扎术及胃肠外高营养后，死亡率大幅下降。

术前准备应首先改善全身状况，补充水、电解质及胶体，并充分胸腔引流，以减轻麻醉负担。为了有助于在术中发现胸导管的瘘口，在术前可先口服或经胃管注入牛奶和芝麻油等富含脂肪、蛋白质的物质，或行其他检查进行定位，如淋巴管造影、放射性核素检查。

手术切口选择一般在原切口进胸，或者选择从乳糜液较多的一侧进胸，术前判断瘘口发生的部位，也是切口选择的因素之一。进胸后，用吸引器吸出胸腔内的乳糜液，清楚胸腔内纤维素沉淀物，仔细沿胸导管的解剖走向寻找瘘口，在寻找到瘘口后在瘘口上下两端用粗丝线双重结扎两道，结扎后观察瘘口，证实无乳糜液漏出后可关胸。若患者胸腔内结构不清，无法找到瘘口，可在胸导管进入胸腔起始部分即膈上结扎胸导管，手术治愈率达80%。

25.5.5 并发症的预防

在手术中注意胸导管的走行，避免误伤。若肿瘤外侵严重，胸导管与食管粘连难以分离，则可在膈上结扎胸导管来预防手术后胸导管瘘导致的乳糜胸。在术中，关胸前应仔细察看纵隔创面，对来源不明的清亮液体高度重视。术中发现胸导管有明确损伤或可能损伤时，才在膈上或损伤部位结扎胸导管。因为胸导管结扎后乳糜液无法从胸导管回流，导致胸导管内乳糜液高压，若侧支交通不佳，乳糜反而会经其他途径如脏壁层胸膜进入胸腔，导致乳糜胸。也有因为胸导管变异、结扎不牢靠和结扎时损伤胸导管等原因导致预防性结扎胸导管失败的可能。

25.5.6　手术疗效

经过二次手术治疗，一般患者均能得到有效治疗。

25.6　主动脉吻合口瘘

25.6.1　概述

食管胸内吻合术后并发主动脉吻合口瘘是食管癌术后较为少见又十分严重的并发症，往往引起致命性的出血，患者均因突发的大量呕血来不及抢救而死亡。主要的发病原因是食管与胃吻合口瘘与胸主动脉直接接触，由于瘘口感染腐蚀主动脉壁导致糜烂坏死，最终导致穿孔，形成主动脉吻合口瘘；或是由于吻合口处与高压搏动的主动脉长期摩擦，使得血管壁受损而引起穿孔。该病发生一般多见于术后3周左右。

25.6.2　诊断

临床表现主要为呕血，呕血时间与程度不定，一般先是少量的小口呕血或便血，然后呕血量逐渐加大，最终死亡。患者自觉有胸闷、胸痛、气短等症状。胸部平片检查可见食管-胃吻合口部位阴影较重及局部纵隔阴影增宽的征象。食管造影可见造影剂经吻合口瘘处流入纵隔。最后明确诊断可采用剖胸探查，同时控制出血挽救患者生命。

25.6.3　手术适应证

主动脉吻合口瘘已经确诊，即刻急诊手术治疗。

25.6.4　治疗

手术需在低温、体外循环条件下进行，从原切口位置进胸，阻断主动脉血流，寻找确认主动脉瘘的位置和大小，较小的主动脉瘘可以采用直接修补的方式，若瘘口较大，亦可采用人造血管代替主动脉移植手术。对于食管瘘口采用食管外置术，然后胃或空肠造瘘。

25.6.5　预防措施

对于该并发症的预防措施：①减低吻合口瘘的发生；②避免将吻合口与主动脉直接接触，可利用纵隔胸膜或大网膜进行隔离；③对食管癌患者的手术治疗尽可能实施弓上吻合或胸顶吻合，充分使得吻合口远离主动脉弓等大血管。

25.6.6　手术效果

目前对于该并发症的手术治疗效果不是很好，死亡率很高，往往发现时患者已是大量出血，难以手术控制，国内、外文献亦鲜有抢救成功的报道。

25.7　喉返神经损伤

25.7.1　概述

喉返神经在颈部走行于食管气管沟内，与食管紧邻，因此在食管癌中上段手术过程中极易将其损伤，部分肿瘤侵犯喉返神经或者有时为了清除病变不得不切断一侧喉返神经。据文献报道喉返神经损伤的发生率为0.4%～3.0%。喉返神经损伤引起声带麻痹、声音嘶哑、误咽和呛咳，给患者带来很大麻烦。

喉返神经是控制喉肌运动的主要神经，也是声门裂以下的喉黏膜的感觉神经。喉返神经的走行较为复杂，左喉返神经发出的位置较低，绕过主动脉弓返回颈部，走行在食管气管沟内，右侧喉返神经发出位置较左侧略高，绕过右锁骨下动脉返回颈部。

25.7.2　诊断

食管切除术后患者有说话声音嘶哑，进食时常伴误吸或呛咳的症状。患者声门关闭不全，不能有效地咳嗽或排痰，即诊断为喉返神经损伤。

25.7.3　治疗

食管癌手术中造成的喉返神经损伤一般是单侧的，不需要特殊的治疗。但须辅助患者咳嗽排痰，防止吸入性肺炎。术后需采取延长胃管留置时间，延长术后禁食时间等措施，预防性使用抗生素防止肺部感染。

25.7.4　预防

对于喉返神经的损伤主要以术中预防为主。术者应清晰了解喉返神经的走向，甲状软骨下角、甲状腺下韧带或食管气管沟均是喉返神经的走行标志。在颈部游离食管时，分离甲状腺下极周围组织须小心。

25.7.5　治疗效果

患者在3～6个月后随着对侧喉返神经的代偿，声音嘶哑、呛咳等症状可以逐渐好转。

第七篇

复杂纵隔肿瘤的外科治疗

第26章　纵隔的分区

纵隔的定义：纵隔是被间质组织充填的解剖腔隙，上达胸廓入口，下抵横膈，左、右被纵隔胸膜所包绕，前方为胸骨、部分肋软骨和肋弓，后方为胸椎。纵隔内含有心脏、大血管、气管、食管、胸腺、神经和淋巴等重要器官和组织。纵隔内器官、组织来源复杂，因此，纵隔内可发生各种类型的肿瘤和囊肿，病变的结构亦多样化，在临床诊断时应充分考虑到这些特点（表7-26-1、表7-26-2）。

表7-26-1　新纵隔各分区内好发的肿瘤

前纵隔	脏纵隔	椎旁沟
胸腺肿瘤	肠源性囊肿	神经源性肿瘤
生殖细胞瘤	淋巴瘤	神经鞘瘤（施万瘤）
淋巴瘤	心包囊肿	神经纤维瘤
间质类肿瘤	纵隔肉芽肿	恶性施万瘤
甲状腺肿瘤	淋巴样错构瘤	节细胞神经瘤
甲状旁腺肿物	间皮囊肿	神经节神经母细胞瘤
转移性肿瘤	神经管原肠囊肿	神经母细胞瘤
	副神经节门瘤	副神经节瘤
	嗜铬细胞瘤	纤维肉瘤
	胸导管囊肿	淋巴瘤

表7-26-2　传统纵隔分区内常见疾病

上纵隔	前纵隔	中纵隔	后纵隔
胸腺肿瘤	胸腺增生、肿瘤和囊肿	淋巴结病变	脂肪瘤
畸胎类肿瘤		主动脉瘤	神经源性肿瘤和囊肿
囊性水瘤	异位迷走胸腺	异常大血管	肠源性囊肿
血管瘤	畸胎类肿瘤	心脏肿瘤	食管病变
纵隔脓肿	胸内甲状腺	心包囊肿	Bochdalek 疝
主动脉瘤	心包囊肿	支气管囊肿	脑脊膜膨出
胸内甲状腺	Morgagni 疝		隆主动脉瘤
食管病变	囊性水瘤		
淋巴瘤	淋巴瘤		
淋巴结病变（结核、结节病、白血病等）			

其胚胎发育的细胞来自外胚层、中胚层和内胚层，最终可能残留在纵隔的腔隙内。通常占据纵隔主体的心脏、大血管、食管等肿瘤，不被列在纵隔疾病的范畴内。

前纵隔的主要肿瘤有胸腺瘤、淋巴瘤、胚细胞瘤；少见的肿瘤有血管及间质器官肿瘤；罕见的肿瘤有异位甲状腺及异位甲状旁腺。

脏纵隔以前肠囊肿（支气管、食管、胃囊肿）、原发及继发淋巴结肿物最为常见，胸膜心包囊肿常见于前心膈角，囊性淋巴管瘤见于心脏的前或后面，神经源性囊肿及胃肠囊肿见于儿童的脏纵隔，其他如淋巴结肿瘤、胸导管囊肿及其他少见囊肿也发生在脏纵隔。

椎旁沟以神经源性肿瘤最常见。血管瘤、间皮瘤、淋巴疾病也可见到（图7-26-1）。

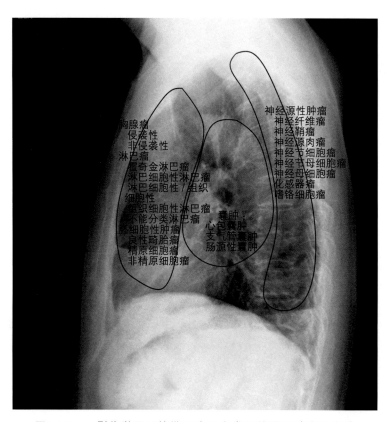

图7-26-1 影像学显示的纵隔分区内常见的纵隔肿瘤及囊肿

第27章 纵隔内甲状腺肿

27.1 概述

胸内甲状腺肿是指胸骨后或纵隔内单纯甲状腺肿大或甲状腺肿瘤。1749年，Haller报告首例病例。1820年，Klein成功切除第一例胸内甲状腺肿，最先在病理上证实该疾病。胸内甲状腺肿占甲状腺疾病的9%～15%，占纵隔肿瘤的5%～7%。女性多于男性。男女之比为1∶（3～4），好发年龄为40～50岁。其位于胸骨后或纵隔内不易被发现，给诊断和治疗带来一定困难。目前多认为肿大的甲状腺体积的50%以上位于胸廓入口，以下者为胸内甲状腺肿。其组织学类型主要为结节性甲状腺肿、甲状腺腺瘤，极少数为正常甲状腺组织或甲状腺癌。胸内甲状腺肿与颈部甲状腺肿一样，常为多发性介于结节性非毒性良性甲状腺肿瘤，有时肿瘤的良恶性介于肿瘤与结节性增生之间，在手术前不易确诊。源于颈部的纵隔肿瘤最常见为甲状腺肿扩展至胸部，常位于纵隔的前上部，也可在气管后，甚至可达隆凸下。

胸内甲状腺肿可部分或全部位于胸腔内，依其生成的来源分为两类。

27.1.1 胸骨后甲状腺肿

多位于前纵隔，是由颈部甲状腺肿大延伸而来，又称继发性胸内甲状腺肿。多为颈部甲状腺肿位于颈前两深筋膜间，两侧受颈前肌限制，因自身重力的作用，甲状腺逐渐下坠，进入胸廓入口内，并同时受到胸腔内负压的吸引，使正常的或肿大的甲状腺部分或完全坠入胸骨后间隙内，故又可称为坠入性胸腔内甲状腺肿。根据其坠入程度，又可分为部分型或完全型。其血供主要来源于甲状腺下动脉及其分支。

27.1.2 真性胸内甲状腺肿

临床甚为少见，约占胸内甲状腺肿的1%。亦称为原发性或迷走性胸内甲状腺肿，此类胸内甲状腺肿与颈部甲状腺仅有血管和纤维索相连或无任何相连。其血液供应来源于胸内血管。其产生的原因是胚胎发育过程中的畸形。甲状腺是由胚胎咽底突出的一个小芽发生的，经甲状舌管下降至颈部的固有位置而形成。由于胚胎期甲状腺胚基部分或全部与主动脉囊相连而降至纵隔内，以后发展成为甲状腺肿，与颈部甲状腺无任何关联。其动脉血液供应来自主动脉、无名动脉或乳内动脉等，静脉回流至胸腔内静脉。多位于中、后纵隔，下纵隔仅占10%～15%，少数可接近膈肌水平。多数位于内脏纵隔。

Singh将胸内甲状腺肿分类三型：Ⅰ型为不完全性胸骨后甲状腺肿；Ⅱ型为完全性胸骨后甲状腺肿；Ⅲ型为迷走性胸内甲状腺肿。中国医学科学院肿瘤医院吴跃煌等依据解剖位置亦将胸内甲状腺肿分为三型：Ⅰ型为下极在主动脉弓水平；Ⅱ型为下极达主动脉弓后，或进入后纵隔，或包膜界清的甲状腺癌；Ⅲ型为巨大的胸内甲状腺肿突入胸腔，或伴有上腔静脉压迫体征，或恶性肿瘤疑有纵隔淋巴结转移者。

27.2 甲状腺解剖与生理

正常甲状腺位于颈部，覆盖于喉和气管起始部两侧的表面。甲状腺分为左、右两叶，中间由峡部相连，一般位于第2和第3气管软骨环的前方。甲状腺外有两层被膜包裹，内层是甲状腺固有膜，较薄，紧覆甲状腺体。外层较厚，又称为甲状腺外科被膜，它与内层的固有膜借疏松的结缔组织相连。两层被膜之间存在着极狭的间隙，此间隙内布有丰富的动脉网和静脉网，同时在此间隙内还存在两对甲状旁腺，它们附在左、右甲状腺两叶的背面。

甲状腺为内分泌腺，有着极为丰富的血液供应，主要血液来源于甲状腺上动脉和甲状腺下动脉。甲状腺上动脉来源于颈外动脉，其沿喉侧下行，再到达甲状腺两叶上极，分为前、后两支进入甲状腺体的前面。甲状腺下动脉来源于锁骨下动脉，呈弓形横过颈总动脉的后方，再分支进入甲状腺两叶的背面。偶有一对不对称的甲状腺最下动脉，起自头臂干或主动脉弓，在气管前方上行至甲状腺峡部或一叶的下极。甲状腺上动脉与甲状腺下动脉在同侧相互吻合，且与对侧的分支也相互沟通。此外这些分支还与喉部、气管、咽部以及食管的动脉分支吻合，这对外科手术处理有一定的意义。因为行甲状腺大部切除时，可以无顾虑地结扎双侧甲状腺上、下动脉，因甲状腺体残留部分和甲状腺旁腺仍有足够的血液供应。甲状腺表面有丰富的静脉血管组成静脉网，汇成甲状腺上、中、下静脉干，上干伴甲状腺上动脉，回流到颈内静脉，中静脉常单独行进，横过颈总静脉前方，亦汇入颈内静脉。甲状腺下静脉数目较多，于气管前汇入头臂静脉。

在气管与食管之间两侧的沟内有喉返神经通过，喉返神经来自迷走神经上行支，在甲状腺下部两叶的背面与甲状腺下动脉交叉，因此处理甲状腺下动脉时需慎重，辨清其解剖关系，勿损伤喉返神经，否则将造成术后声带麻痹并发症。另一需要注意的应用解剖是喉上神经，喉上神经也起自迷走神经，分内、外两支，内支为感觉支，经甲状舌骨膜进入喉内，神经末梢分布在喉的黏膜上；外支为运动支，下行分布至环甲肌，贴近甲状腺上动脉。因此解剖结扎甲状腺上动脉或分离较高的伸延向上的甲状腺上极时，应小心避免损伤甲状腺上动脉，特别是喉上神经的外分支。在甲状腺上下动脉周围，有来自颈中、颈下交感神经节的纤维形成交汇网，继而进入甲状腺体内。

甲状腺有丰富的淋巴网，其淋巴液汇合流入沿颈内静脉走行的颈深淋巴结。此外，气管前、甲状腺峡部上方的淋巴结，以及气管旁、喉返神经周围的淋巴结也收集来自甲状腺的淋巴液。

在甲状腺左右两叶的背面内侧，有甲状旁腺，其数目常有变异，但一般为4个，甲状旁腺呈扁平状的圆形或椭圆形，大小为（5~6）mm×（3~4）mm×2mm，重约40mg。腺体呈黄褐色，质地较软。两个上极甲状旁腺的位置较固定，常位于甲状腺两叶背面的上、中1/3的交界处，解剖上相当于环状软骨的下缘水平。两个下极甲状旁腺的位置多有变异，通常位于甲状腺两叶的背侧，在甲状腺下极的上方约一横指处。上、下甲状旁腺均有固定的血液供应，其动脉来自甲状腺上、下动脉。

甲状腺的主要功能是将无机碘化物合成有机结合碘，即甲状腺激素。食物中摄取的无机碘化物经消化道吸收进入血液，迅速被甲状腺摄取并浓缩，之后借过氧化酶的作用由无机碘化物释出高活性游离碘，继之经碘化酶作用，又迅速与酪氨酸结合成一碘酪氨酸（T_1）和二碘酪氨酸（T_2）。一分子的T_1和一分子的T_2偶联成三碘甲状腺原氨酸（T_3），二个分子的T_2偶联成四碘甲状腺原氨酸（T_4）。T_3和T_4都是甲状腺激素，并与甲状腺球蛋白密切结合，储存在甲状腺滤泡的胶体内。甲状腺球蛋白的分子较大，分子量约为680 000，不能穿透毛细血管壁，必须再经蛋白水解酶作用，甲状腺激素与甲状腺球蛋白解离，才能释放入血液内。血液中的甲状腺激素99.5%以上与血清蛋白结合（TBG），其中90%为T_4，10%为T_3。T_3的含量虽然较T_4少，但是T_3与蛋白结合松散，易于分离，活性较强并迅速，故其生理作用较T_4高出4~5倍。

甲状腺激素对于能量代谢和物质代谢都有显著的影响，它能加速所有细胞的氧化率，全面增高人体的代谢，同时促进蛋白质、脂肪和糖的分解作用。给予人体甲状腺激素则尿氮排出量增高，肝内糖原降低，脂肪储备减少，同时氧耗量和热量排出量增加。此外严重影响体内水代谢，促进尿排出量增多。甲状腺功能减退时，可致人体代谢水平全面降低，体内水潴留，临床上可出现黏液性水肿。

从甲状腺腺体的组织学检查，根据甲状腺滤泡壁细胞的形态和滤泡内胶体含量的多少，可以显示甲状腺激素合成及分泌的活动情况。甲状腺激素活动亢进时，滤泡壁细胞呈柱状，滤泡内胶体减少。活动减退时，滤泡壁细胞变扁平，滤泡内胶体增多。甲状腺激素的合成和分泌等过程受下丘脑通过垂体（垂体前叶）分泌的促甲状腺激素（TSH）控制和调节。促甲状腺激素不仅能加速甲状腺激素的分泌（滤泡内胶体减少），而且能增进滤泡壁细胞摄取血液中的无机碘，促进摄取的无机碘转变为有机碘，增加甲状腺激素的生物合成（滤泡呈柱状）。促甲状腺激素的分泌受血液中甲状腺激素浓度的影响，当甲状腺激素分泌过多，或给予大量甲状腺激素，则能抑制促甲状腺激素的分泌。反之，手术切除甲状腺以后，或甲状腺激素生物合成发生障碍时（如给予抗甲状腺药物），均能引起促甲状腺激素分泌增加。这种反馈作用维持着下丘脑-垂体前叶-甲状腺之间生理上的动态平衡。

27.3 病因和发病机制

正常甲状腺被软组织和肌肉包围，上极达喉和甲状软骨，其周围无坚硬结构，故当颈部甲状腺增大时容易向疏松的胸腔内移行。甲状腺增大后移行到纵隔受几个因素的影响：甲状腺肿大、颈部较短、胸内负压和呼吸运动。甲状腺坠入纵隔后容易偏向右侧胸腔，原因是左侧存在主动脉弓和由其发展出的大血管，它们阻挡坠入的甲状腺向左侧生长。95%左右的胸内甲状腺肿是颈部甲状腺增大后沿着筋膜向下坠入胸腔形成，有时胸内甲状腺肿有蒂、条索或韧带与颈部甲状腺相连，其血液供应仍来自甲状腺血管。

与颈部甲状腺肿坠入纵隔的胸内甲状腺肿相比，胸内异位甲状腺少见的多，它是胚胎发育过程中甲状腺发生异常产生的。甲状腺起源于咽的内胚层，胚胎发育的第4周，在原始咽底壁正中线相当于第2、3对鳃弓的平面上，上皮细胞增生，形成一伸向尾侧的盲管，即甲状腺原基，称甲状舌管。此盲管沿颈部正中线下伸至未来的气管前方，末端向两侧膨大，形成左右两个甲状腺侧叶。甲状舌管的上段退化消失，其起始段的开口仍残留一浅凹，称盲孔。如果甲状舌管的上段退化不全，残留的部分可形成囊肿。胚胎第11周时，甲状腺原基中出现滤泡，第13周初甲状腺开始出现分泌活动。在甲状腺发育中出现异常，就可以在舌的基部，沿着甲状舌管的正常发育途径，即前纵隔、心包或心脏上出现有功能的甲状腺组织。

位于前纵隔的异位甲状腺通常位于甲状腺附近，与正常颈部甲状腺也可无明显关系。其血供可来自局部血管，也可来自颈部血管，在罕见情况下胸内异位甲状腺也可能是身体唯一有功能的甲状腺组织。文献上也有气管内异位甲状腺的个案报告。

胸内甲状腺肿并非罕见，文献报告的发生率差异较大。目前公认胸内甲状腺肿占甲状腺疾病的9%~15%，占纵隔肿瘤的5%~7%。胸内甲状腺肿的部位也有明显特点，最常见于前上纵隔，也可出现于中纵隔或后纵隔，文献报告出现于中纵隔或后纵隔的胸内甲状腺肿约占全部胸内甲状腺肿

的20%~50%。位于后纵隔的甲状腺肿瘤系通过气管、大血管后方向下发展，形成后纵隔甲状腺肿。

27.4 诊断

胸内甲状腺肿及肿瘤好发于女性，根据病史、临床表现、结合X线片、B超、CT或MRI等辅助检查，可做出诊断。

27.4.1 临床表现

胸内甲状腺肿的临床症状多由于肿块压迫周围器官引起，如压迫气管、血管、食管、胸膜及神经等。患者常伴有不同程度的驼背，颈部粗短，肥胖，部分患者有甲状腺手术史。多数患者无明显症状或仅有颈前压迫感，约半数表现为颈前肿块，部分患者出现呼吸困难、声音嘶哑、吞咽困难、胸部静脉怒张等。若压迫气管引起呼吸困难、喘鸣；压迫上腔静脉引起上胸部及颈部表浅静脉怒张，上肢水肿等上腔静脉综合征；压迫喉返神经则出现声音嘶哑；压迫食管则引起吞咽困难，因食管较气管柔软，即使食管受压或移位，仍可躲避肿瘤的压力，吞咽困难症状较少出现。压迫交感神经则引起霍纳综合征。其中以压迫气管最为多见。症状的轻重与肿块的大小、部位有关。胸内甲状腺肿单纯增大时，才出现压迫症状，胸骨后间隙狭窄，肿瘤即使不大也可早期出现症状。个别患者因肿块嵌顿在胸廓入口处或自发性、外伤性出血而引起急性突发吸气性呼吸困难。严重时，肿瘤长期压迫气管导致软化甚至出现窒息感，这些症状可在仰卧或头向患侧移动时加重。若有声音嘶哑、失声，常为恶性肿瘤压迫喉返神经所致，良性胸内甲状腺肿对喉返神经压迫极少见。霍纳综合征为肿瘤下降至后纵隔，压迫交感神经所致，不多见。临床上如出现无明显诱因的上消化道出血，应警惕胸内甲状腺肿的可能，这是由于肿大的腺体压迫食管产生食管静脉曲张所致。

临床上，部分患者叙述的病史描述了胸内甲状腺肿的发展过程，患者诉其颈部原有一存在数年的包块，后来不知什么原因肿块消失了，最近觉胸闷、憋气，活动时甚至感觉呼吸困难，经影像学检查发现纵隔内肿块，此肿瘤系颈部肿块坠入纵隔所致。

若伴有心慌、气急、盗汗、高血压等，则提示甲状腺功能亢进。

体格检查：在检查颈部肿块时，若不能触到

甲状腺下极就应考虑胸内甲状腺肿。坠入性胸内甲状腺肿可在颈部触及肿大的甲状腺，并向胸内延伸，触不到下极；少数患者可嘱其伸臂后仰颈部，偶可触及下极。更多的情况是患侧甲状腺区呈空虚感，嘱患者屏气或仰卧位增加腹压时，可使胸内肿块上移，于胸骨切迹处可触及肿物上极向颈部膨出。仔细检查可发现气管向对侧移位。既往有甲状腺手术史及完全性胸骨后甲状腺肿患者，颈部很难触及肿块。体格检查时应区分颈部甲状腺与胸内甲状腺关系，肿物与吞咽活动的关系以及下界触诊情况和甲状腺肿瘤向胸内延伸的情况。

27.4.2 辅助检查

1. 实验室检查 甲状腺功能合并有甲亢时，可有血清T_3、T_4升高，TSH降低。

2. 胸部X线片 当胸骨后甲状腺肿较小时，纵隔阴影不增宽，可见上纵隔密度稍增高，常可压迫气管，可借气管的弧形压迹推测肿瘤的存在。肿瘤增大后，上纵隔阴影可向一或两侧增宽。食管可被压向左或右侧移位，肿瘤偶尔也可嵌入食管和气管之间，使两者间距增宽，若食管黏膜有破坏现象，提示为恶性肿瘤。

3. CT检查 典型的表现如下：

（1）与颈部甲状腺相连，位于气管前间隙内。

（2）肿物多为实质性阴影，密度不均匀。

（3）边界清晰，伴有点状、环状钙化。

（4）伴有不增强的低密度区。

（5）伴有气管、食管受压等。

（6）CT值高于周围肌肉组织。常为$50 \sim 70$ HU，有时可达$110 \sim 300$ HU，囊性区CT值$15 \sim 35$ HU。

4. 其他影像学检查 MRI、DSA、B超及MRI可了解肿块与周围大血管的关系，DSA了解肿块血供来源及肿块本身的血液循环情况。B超可明确肿块是囊性或实性。

5. 放射性核素[131]I检查 可确定肿块是否为甲状腺组织和肿块的大小，也可确定有无继发甲亢的热结节。

27.5 手术适应证

肿块较大的胸内甲状腺肿通常有压迫症状，部分胸内甲状腺肿有恶变倾向。确诊为胸内甲状腺肿即有手术适应证，在重要脏器功能正常能耐受手术的情况下，有以下情况应尽快手术：

（1）有呼吸道压迫症状的胸内甲状腺肿者。

（2）有上腔静脉综合征的胸内甲状腺肿者。

（3）有恶变倾向的胸内甲状腺肿者。

（4）有食管压迫的胸内甲状腺肿者。

27.6 麻醉方法的选择

根据手术切口不同：

1. 颈神经丛麻醉或局部麻醉 适用于颈部低位领状切口、肿块较小的手术切除。病人在术中处于清醒状态，可与患者对话、可让病人配合吞咽、鼓气动作，有利于防止喉返神经损伤和肿瘤的切除。

2. 全身麻醉 适用于术前CT片显示肿块较大且大部分位于胸内，存在气管受压、移位及上腔静脉压迫，有呼吸困难症状或肿块较大伴甲亢的病人。全身麻醉可确保呼吸及循环系统的稳定，让手术能顺利完成。

27.7 手术方法

根据肿瘤的大小、位置、血液供应及肿瘤对胸内重要器官关系通常选择以手术方式：

1.经颈部低位领状切口胸内甲状腺肿切除

胸内甲状腺肿病例均可经颈部低位领状切口实施切除。原因如下：

（1）由于胸内甲状腺肿多是因为颈部甲状腺肿块受重力和胸内负压吸引后沿气管前筋膜与颈深筋膜间隙向下坠入胸骨后形成。因此，其血液供应亦来自原颈部甲状腺中、下动脉。在低位颈部领式切口的游离中不会出现来自纵隔内的供血管。

（2）大多数胸内甲状腺肿在体检时发现，肿块直径一般多小于10cm，B超亦提示大部分患者胸内肿块与颈部甲状腺有明确相连续。在低位颈部领式切口下可较容易地找到肿块上缘并经钝性游离后顺利经胸廓入口提出。

（3）从美容角度看，低位颈部领式切口的部位较隐蔽，创伤小，经皮内缝合切口后瘢痕也小，该切口易为患者接受。

（4）此外，该切口便于处理来自甲状腺下动脉的营养血管，减少损伤喉返神经的机会。

术中病人呈仰卧位，头颈部呈过伸位，双肩下垫一软枕，双上肢向两侧平展。于胸骨切迹上方二横指处作一项圈状弧形切口。探查颈部甲状腺，游离甲状腺下部的上、中血管。如果此时能探查甲状腺的后面，则可标定出一个或两个甲状旁腺和喉返神经。切断甲状腺峡部，借助于已置入其深部的血管钳或大的"X"缝合线向上牵拉腺叶的前部，使整个甲状腺向颈部提升。同时用食指循其周围分离，最后达下极并向上翻转，以显露甲状腺下血管。常常只是在此时才可全面探知甲状腺的后、下面。在没有完全弄清甲状腺本身及与周围的关系之前，尤其是没有完全控制甲状腺自身或周围血管的出血之前，不要切断任何组织结构。在颈部行甲状腺叶次全切除或全切除，对侧的处理依据甲状腺的解剖学来决定。

2.经颈部低领状切口加纵劈胸骨法胸内甲状腺肿切除

低位领式切口+纵劈胸骨法：在低领切口下方垂直延长呈"Y"形。并纵劈胸骨上半部或全部。扩大胸廓入口取出肿物。适用于坠入性胸内甲状腺肿巨大无法单纯经颈部低领状切口切除、胸内甲状腺肿主要血供来自胸内、胸内甲状腺肿伴有上腔静脉综合征、气管显著受压，或胸内甲状腺肿不能排除恶性疾病者。

3.经胸部后外侧切口或前外侧切口胸内甲状腺肿切除

胸部后外侧切口适用于不伴有颈部肿物的位于后纵隔的胸内甲状腺肿；前外侧切口适用于不伴有颈部肿物的位于前纵隔的胸内甲状腺肿。开胸法优点是术野宽阔，暴露良好。

4.颈胸联合切口

适用于巨大的胸骨后甲状腺肿或疑有恶变侵及胸内大血管者。对于位于中后纵隔巨大甲状腺肿，可先行颈部切口处理甲状腺血管及肿瘤上极，再行胸部后外侧切口摘除肿瘤及已游离的甲状腺组织；即采用颈胸联合切口。对于肿块直径大于10cm，较难从胸廓入口提出，或肿块与食管、气管界限不清有外侵可能的，此时再采用右胸后外侧切口第四肋间进胸是一种较为稳妥的选择。在此切口下可以方便地进行气管环状切除或食管表面肿块的游离，甚至上腔静脉的成形术也可以开展，从而使手术达到根治性的目的。

27.8 手术要点

（1）先处理甲状腺下血管，再沿肿瘤包膜用手指向纵隔内钝性分离，边分离边上提，直至将肿瘤完全提出于切口外。如钝性分离遇到阻力，忌盲目强力分离，应立即增加切口。

（2）处理甲状腺下血管及气管两侧时应注意保护喉返神经，切忌盲目钳夹，少用电灼。

（3）对于肿瘤较大压迫气管者，手术中应注意与气管的关系，了解是否软化，以尽早采取预防措施。

（4）甲状腺次全切时，注意保留甲状旁腺及少量甲状腺组织，以免术后低钙及甲状腺功能减退。

（5）甲状腺癌应施行甲状腺全切除合并淋巴结清扫术。

（6）肿瘤位于左侧且位置较低时，术中应注意勿损伤胸导管，避免发生乳糜胸。

27.9 术后并发症

本病较常见的术后并发症包括：甲状腺功能低下、出血、喉返神经损伤、气道梗阻、甲状旁腺功能低下，切口与纵隔感染等。无论采用何种切口，只要注意从被膜内钝性分离肿物就能避免损伤喉返神经。甲状腺下动脉结扎牢靠，可有效防治术后出血。造成术后气道梗阻的原因主要是较大的坠入性胸内甲状腺肿长期压迫气管，使气管延长变形而扭曲，少数因气管壁软化而导致管腔狭窄。对于延长变形的气管，可将其缝合固定在颈前肌群上以预防扭曲。对于气管软化者，可在管腔外套上环形支架给予支撑。

1.喉返神经损伤

术中任何切口施术时，均应从甲状腺被膜内分离。如为颈丛麻醉施术时，术中应与病人对话，均可避免喉返神经损伤。术中切忌盲目钳夹，少用电灼、电凝。

2.术后出血致气管压迫性窒息

手术时甲状腺残端应行重叠褥式缝合，甲状腺上、下动脉结扎牢靠，手术分离尽量在包膜内，防止损伤周围组织，引起意外组织损伤出血。术毕时创口内常规放置负压吸引，及时引流创面渗血，且便于观察有无活动性出血。

3.气管塌陷或狭窄

较大的坠入性胸内甲状腺肿长期压迫气管，可使气管延长变形而扭曲，术中发现气管壁软化时，应将其与颈前部肌群缝合固定，防止术后气管塌陷或狭窄。如出现急性呼吸道梗阻症状时应立即行气管切开术，保证呼吸道通畅。Paul Vadasz等提出对于可以气管软化病人，术后保留气管内插管4～6日常可帮助其度过危险期，因为术后4日后气管周围已开始纤维化，气管基本可固定，与周围组织粘连，不易再发生软化。杨昇等建议对于肿瘤压迫气管严重且病程长，术中见较长段气管软化者，术后即行预防性气管切开，防止发生意外，气管切开保留2～3周即可拔除。

27.10 术后辅助治疗

胸内甲状腺恶性肿瘤切除不彻底，残留灶应进行标记，术后进行补充放射治疗，放疗量在55～65 Gy为宜。胸内甲状腺肿和颈部甲状腺肿一样，若行双侧完全切除后必须长期服用甲状腺素片；若为甲状腺恶性肿瘤，术后也应服用甲状腺素片，疗效良好。

27.11 预后

胸内甲状腺肿术后一般预后佳，术后症状可立即完全缓解，但肺功能检查气管梗阻需一段时间后恢复。结节性甲状腺肿可因切除不彻底而复发，但复发率低。有人报告术后无甲状腺素替代治疗复发率很高，而使用甲状腺素者在术后7～8年随访中也有50.7%复发。但多数报道复发在2.5%～5.6%。胸内甲状腺肿若为良性病变，手术切除效果良好，术后复发的机会小。若为恶性者，影响预后的主要因素为：能否彻底切除、肿瘤病理性质、类型。手术能彻底切除者，预后良好，5年生存率为64.7%，10年生存率为46.7%。乳头状腺癌预后较好，5年、10年生存率无明显差别；手术切除不彻底者，术后复发转移机会大，行补充放疗后，预后仍良好，少数患者可长期生存。

典型病例1 （图7-27-1～图7-27-8）

经颈领式切口切除胸骨后甲状腺。

女性，23岁，胸部增强CT显示实质性肿块与颈部左侧甲状腺相连，位于气管前间隙内、边界清晰、血运丰富，将气管与食管向右侧胸腔推压。其下极延伸至胸腔内，主动脉弓后。术前诊断为左侧肿大的甲状腺，经颈部低位领状切口部切除胸骨后甲状腺。病理报告：甲状腺组织。

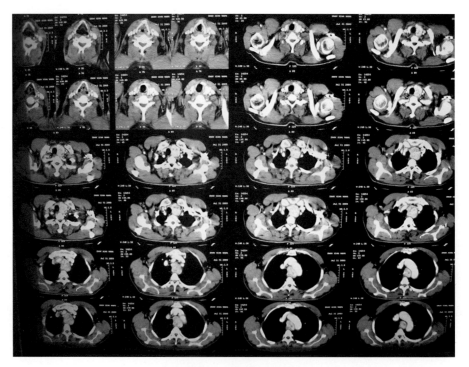

图7-27-1 胸骨后甲状腺CT

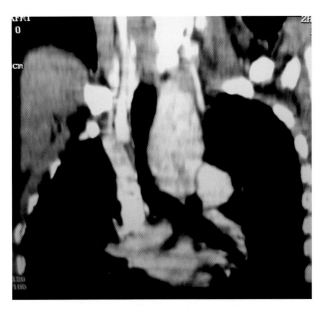

图7-27-2 CT冠状面显示胸骨后甲状腺（1）

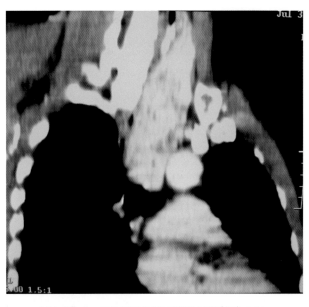

图7-27-3 CT冠状面显示胸骨后甲状腺（2）

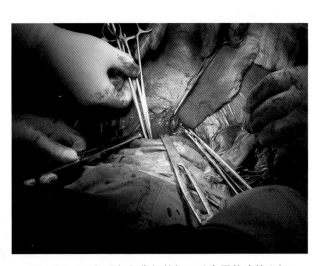

图7-27-5 经颈部低位领状切口游离甲状腺的上极

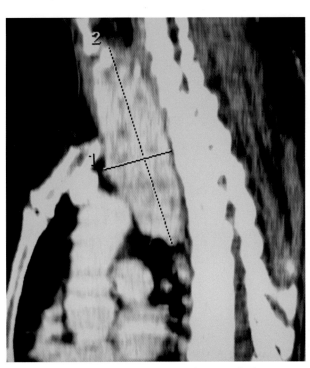

图7-27-4 CT矢状面显示胸骨后甲状腺

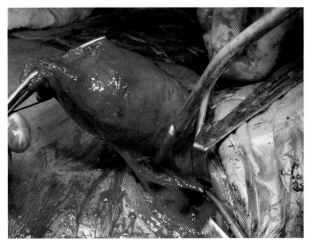

图7-27-6 处理肿瘤蒂部

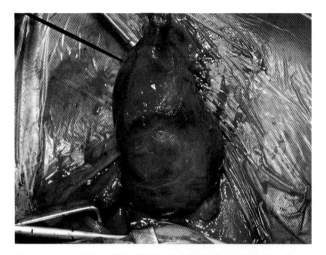

图7-27-7　将坠入前上纵隔的胸内甲状腺肿经颈部切口取出

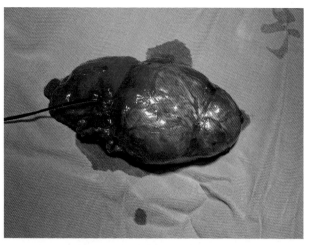

图7-27-8　胸骨后甲状腺标本

典型病例2　（图7-27-9～图7-27-18）

　　经颈部、右胸部后外侧切口胸骨后甲状腺切除。

　　女性，53岁，胸部增强CT显示实质性肿块与颈部右侧甲状腺相连，位于气管前间隙内，边界清晰，血运丰富，将气管与食管向左侧胸腔推压。经颈部低位领状切口处理甲状腺血管及肿瘤上极，再行胸部后外侧第四肋间切口切除巨大的胸内甲状腺肿。病理报告：甲状腺组织。

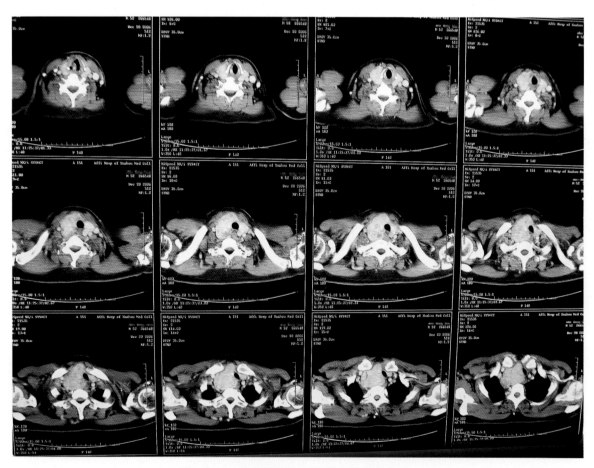

图7-27-9　CT横断面显示胸骨后甲状腺（1）

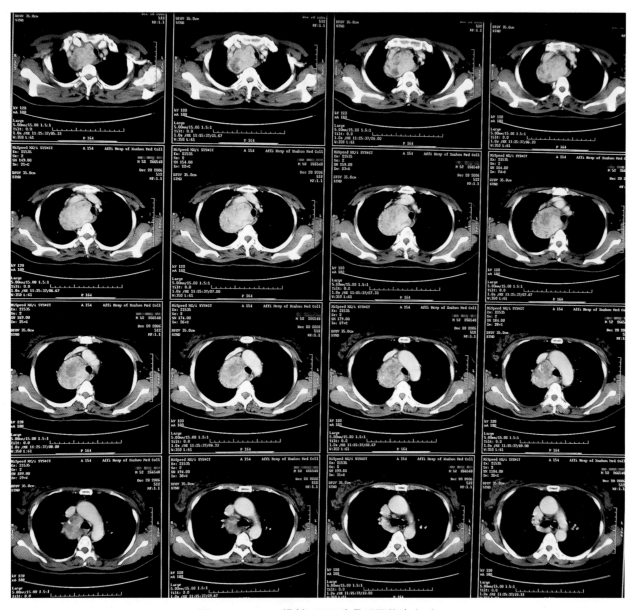

图7-27-10　CT横断面显示胸骨后甲状腺（2）

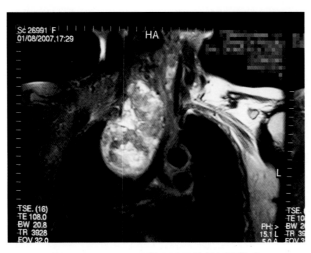

图7-27-11　CT冠状面显示胸骨后甲状腺

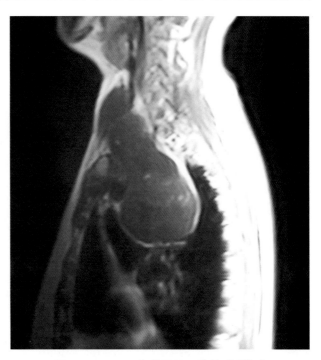

图7-27-12　CT矢状面显示胸骨后甲状腺

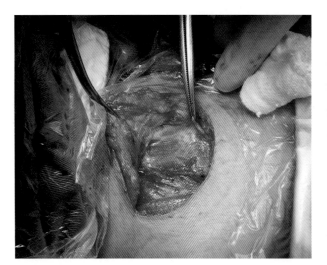

图7-27-13　颈领式切口

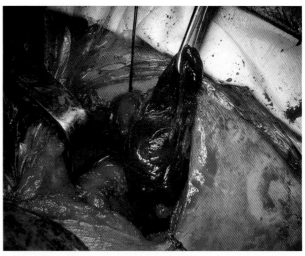

图7-27-14　经颈领式切口游离甲状腺的上极

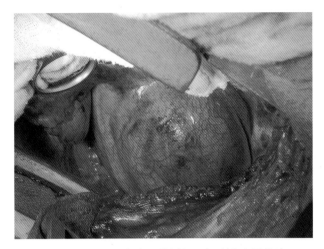

图7-27-15　经右胸后外侧切口探查胸内甲状腺

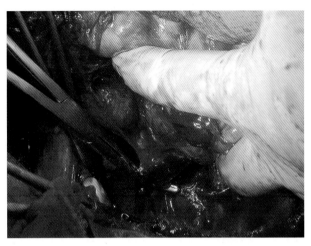

图7-27-16　游离胸内甲状腺的下极

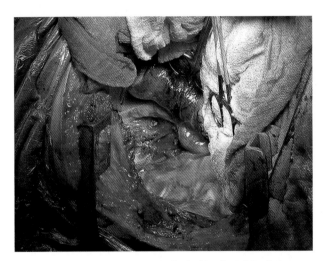

图7-27-17　胸内巨大甲状腺肿切除后胸部瘤床

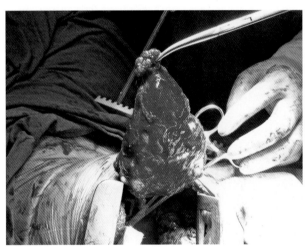

图7-27-18　巨大甲状腺肿标本

第28章　胸腺肿瘤

28.1　概述

胸腺肿瘤是指由构成胸腺的细胞分化而来的肿瘤。按照组织起源和分化不同可以分为胸腺瘤和胸腺癌，起源于胸腺上皮（内胚层胸腺上皮干细胞，定向干细胞）。霍奇金淋巴瘤和其他淋巴瘤，来源于T细胞，NK细胞发育场所，树突状细胞和B细胞；组织细胞和粒细胞肿瘤与畸胎瘤有关，来源于神经内分泌细胞的胸腺类癌，燕麦细胞癌等，其他还包括生殖细胞瘤、胸腺脂肪瘤、胸腺囊肿以及转移癌等。其中胸腺瘤占90%，其余为胸腺癌、淋巴瘤及类癌。

28.2　胸腺瘤

28.2.1　流行病学

目前胸腺瘤的发病机制尚不清楚。胸腺瘤是前上纵隔最常见的肿瘤，发病率约为1.5例/百万，肿瘤细胞来源于胸腺上皮细胞，仅有4%的胸腺瘤是由单一胸腺细胞组成，绝大多数胸腺瘤是胸腺上皮细胞和淋巴细胞混合组成的。以往一些学者根据肿瘤包膜是否完整和向周围组织浸润情况，将胸腺瘤分为良性胸腺瘤和恶性胸腺瘤，但随着研究的不断深入，发现一些包膜完整的胸腺瘤也存在转移的可能。因此，现在普遍认为胸腺瘤均具有恶性倾向，只是程度不同。胸腺瘤甚至可以多中心起源，可具有不同的生物学特性。在成人中占纵隔肿瘤的20%~40%。胸腺瘤可发生于任何年龄段，多发生于40~50岁，男、女发病率相当。

28.2.2　胸腺瘤的病理学特点和组织学分类

胸腺瘤通常由两部分组成：上皮性和背景的未成熟小T淋巴细胞。一般情况下免疫组化可见上皮性的指标CK19、CK7、CK14、CK5/6、P63

阳性，其中CK19呈网状分布。但CK20、CD5、CD70、CD117阴性。未成熟T细胞：CD3、CD1a、TDT、CD99、Ki67有时高比例，可有少许B细胞。理想的肿瘤分类应该具备能反映肿瘤的组织学形态、组织发生与临床相关性以及肿瘤的生物学行为等方面。但是胸腺瘤与其他肿瘤不同，根据其组织学并不能确定胸腺瘤的良恶性质。其良、恶性需依据有无包膜浸润、周围器官侵犯或远处转移来判断。事实上，任何组织类型的胸腺瘤在外科手术完全切除后都可发生复发和转移，因此目前WHO（2004版）组织分型将胸腺瘤分为低危胸腺瘤（A型、AB型和B1型）和高危胸腺瘤（B2、B3型）。

以往的胸腺瘤分类主要有Rosai和Levine分类，以胸腺瘤占80%以上的细胞成分命名，分为上皮细胞型、淋巴细胞型和上皮淋巴细胞混合型。Muller-Hermelink法将胸腺瘤分为皮质型、髓质型和混合型，皮质型又分为皮质为主型和"单纯"皮质型2个亚型。以上两种分类方法均不能准确判定肿瘤的良、恶性，故临床医师目前多采用依据肿瘤生物学特性的分类方法。最新WHO（2015年，第4版）胸腺瘤分类如下：

（1）A型胸腺瘤（包括非典型变异型）：约占胸腺瘤全部的11.5%。一般A型胸腺瘤缺乏或少见不成熟性淋巴细胞，若出现TDT阳性细胞且比例大于10%，应归为AB型。通常A型胸腺瘤的分叶状结构不明显，肿瘤细胞呈梭形或纺锤形，形成模糊的实性片状或表皮样结构，组织多形性可明显，但细胞异型性相对较小，形态温和，核仁不显著，核分裂较少，通常小于4个/2mm²。上皮内淋巴细胞稀少，缺乏胸腺小体。非典型A型胸腺瘤变异型，肿瘤组织呈现程度不同的非典型，如富于细胞、核分裂增加（大于4个/2mm²）及局灶性坏死（真性肿瘤性凝固性坏死而非梗死或活检诱导的坏死）。

（2）AB型胸腺瘤：约占胸腺瘤全部的27.5%。一种胸腺上皮性肿瘤，由淋巴细胞较少的梭形细胞A型成分及丰富的B型样淋巴细胞成分组成，伴显著的未成熟性T细胞，2种成分比例相对变化较大。顾名思义，镜下兼有A型和B型两种形态，形成不连续的分隔结节或二者相互混合。梭形上皮成分与A型胸腺瘤的相似，而富于淋巴细胞区域，由小圆形、卵圆形或梭形核的所谓小多边形上皮细胞构成，染色质分散，核仁不明显。不出现胸腺小体和髓样分化。根据TDT（＋）细胞的数量，指导鉴别诊断。TDT（＋）细胞计数标准划分为3级，1级：没有或仅见少量的TDT（＋）细胞（计数容易），可诊断为A型胸腺瘤；2级：送检物中可见中等量的TDT（＋）细胞（如果必须计数，可以数得清），当所占成分少于全部活检标本的10%时，仍诊断为A型胸腺瘤；3级：任意大于10%范围存在中等量的TDT（＋）细胞或任意范围内含有大量（不可计数）TDT（＋）细胞，倾向于诊断为AB型胸腺瘤。

（3）B1型胸腺瘤：约占胸腺瘤全部的17.5%。镜下可见少量肿瘤型胸腺上皮散在分布于许多未成熟的淋巴细胞中，细胞呈卵圆形，小至中等大小，核圆形，可见小核仁。拼图样结构多见，部分区域可有明确的髓质分化和形成生发中心，表现为皮质扩大，可见以未分化T细胞（TDT、CD1a、CD99阳性）为主的深染区（暗区），灶性分布于以成熟性T细胞（CD3、CD5呈阳性）组成的淡染区（亮区）中。B1型为低危型胸腺瘤，与其他类型的区别点在于：①与正常或非退化性胸腺皮质非常相似；②恒定出现髓质岛。小叶状排列方式及胸腺小体明显，易与正常胸腺混淆，但小叶比正常胸腺的大，被细胞稀少而胶原化的纤维所分割。另外，B1型的小叶也比胸腺增生的要大，纤维囊更厚，呈现纤维性间隔，皮质为主区可见髓质岛，上皮细胞表达"自身免疫调节因子"（AIRE）。

（4）B2型胸腺瘤：约占胸腺瘤全部的26%。B2型胸腺瘤与B1型相比，B2型的细胞更大、更丰富，缺乏髓质分化区，而常见明显的血管外间隙，皮髓交界区血管与组成胸腺小叶上皮细胞之间的间隙，本质上由胸腺上皮细胞围绕毛细血管形成的血液-胸腺屏障。大量未成熟的淋巴细胞背景中，散布较多肥硕的肿瘤性胸腺上皮，为其主要成分。细胞异型较明显，胞质丰富，核大，可见大泡状核，核仁明显。核分裂多，但髓质部分较不突出或缺如，无或罕见胸腺小体。有别于其他类型的胸腺瘤的显著特征：①多边形而非梭形肿瘤性上皮细胞常成簇出现，数量比正常或B1型胸腺瘤中的更多；②更大程度上混合未成熟性T细胞。罕见的B2型胸腺瘤伴间变保留了非典型胸腺瘤的特征：T细胞表达TDT、形成血管外皮瘤样间隙、分叶状生长方式及CD5/CD117的失表达。

（5）B3型胸腺瘤：约占胸腺瘤全部的16%。是一种以上皮为主的胸腺上皮性肿瘤，由轻到中度非典型多边形肿瘤细胞组成，呈现片层状、实性生长方式。大部分病例混杂非肿瘤性未成熟性T细胞。B3型胸腺瘤大体呈浸润性生长，缺乏完整的包膜。与其他类型不同之处在于：①以多边形上皮细胞为主，排列成实性片层状，致HE染色低倍镜下呈粉红色外观；②其间混杂少量未成熟性T细胞。与A型胸腺瘤相比，B3型可见核沟及更多的核分裂象，存在醒目的CK19或AE1/3阳性的上皮细胞网、更明显的或大量更开放的血管周围空隙，以及更高的Ki67增殖指数（＞13.5%）。B2型胸腺瘤由于含有大量的淋巴细胞，肿瘤HE染色为典型的蓝色，而B3型胸腺瘤由于缺乏淋巴细胞，存在大量的上皮细胞，胞质嗜酸或透明，HE染色为粉色，但前提是染色良好。B2型EMA阴性，而B3型至少局灶阳性，有助于二者鉴别。胸腺癌可存在成熟性淋巴细胞，但缺乏未成熟性淋巴细胞，而与B3型胸腺瘤不同。

（6）微结节性胸腺瘤伴淋巴样间质：约占胸腺瘤全部的1%。一种以小而多发的肿瘤岛组成为特征的胸腺上皮性肿瘤，形态温和，由梭形或卵圆形细胞构成，周围由无上皮细胞的淋巴样间质围绕，可含有淋巴滤泡。又称为微结节性胸腺瘤伴淋巴样B细胞增生，占全部胸腺瘤的1%～4%。临床通常无症状，偶然发现。病变局限，其中62%有包膜，属于Ⅰ期；36%具有微小浸润，为Ⅱ期。肿瘤质软，直径为3～15cm，大体上边界清楚有包膜，切面均一、灰白色，偶尔可见大小不等的囊性间隙。微结节性胸腺瘤伴淋巴样间质的上皮巢更大，范围更广泛，而与微小胸腺瘤不同，后者肉眼检查无明确肿瘤，仅镜下可见肿瘤性胸腺上皮增生，呈多灶性，直径常小于1mm，最新指南定义为良性。

（7）化生性胸腺瘤又称为胸腺瘤伴假肉瘤样间质，低级别化生性胸腺瘤，双向型胸腺瘤，混合性多角形及梭形细胞型胸腺瘤。肿瘤主要由上皮细胞及梭形细胞两种成分构成，化生性胸腺瘤与其他类型不同的明显特征有：①由上皮细胞岛及形态温和的梭形细胞双向构成；②整个肿瘤缺乏或仅见少量淋巴细胞。重点与肉瘤样癌鉴别，后者侵袭性更大，总显示高级别梭形细胞成分伴显著的非典型，核分裂多见，常见明显的凝固性坏死，Ki67一般大于10%。

（8）其他罕见胸腺瘤：包括微小胸腺瘤、硬化性胸腺瘤和脂肪纤维腺瘤。

28.2.3 胸腺瘤的临床及病理分期

目前常用的为改良正冈（Masaoka）临床分期：

Ⅰ期：肿瘤有完整的包膜，肉眼且显微镜下包膜无肿瘤细胞浸润。

ⅡA期：显微镜下肿瘤侵犯包膜及周围纵隔脂肪组织。

ⅡB期：肉眼或显微镜下见肿瘤侵及周围脂肪、胸膜或心包，但未穿透纵隔胸膜和心包膜。

Ⅲ期：肿瘤侵犯邻近器官（肺、心包、上腔静脉、主动脉）。

ⅢA期：肿瘤未侵犯大血管。

ⅢB期：肿瘤侵犯大血管。

ⅣA期：胸膜、心包有转移。

ⅣB期：淋巴转移和血行转移。

28.2.4 胸腺瘤与重症肌无力

重症肌无力（Myasthenia Gravis，MG）是一种抗体介导的神经-肌肉接头（NMJ）突触后膜受累的自身免疫性疾病，与胸腺关系密切。大部分MG合并胸腺增生，胸腺淋巴滤泡型增生组织中的肌样细胞与NMJ突触后膜的乙酰胆碱受体（AChR）存在交叉抗原性，诱导B细胞产生AChR抗体，进而产生针对NMJ的AChR的自身免疫反应。不同类型的胸腺瘤合并MG的比例也不一样。其中，A型胸腺瘤MG的发生率为0~14%，AB型为6%~42%，B1型为7%~50%，B2型为24%~71%，B3型为25%~65%，胸腺癌患者基本不会出现MG。胸腺瘤合并MG的概率为15%~60%。

胸腺瘤发生MG的原因一般分为两个步骤：

（1）胸腺瘤中不存在肌样细胞，胸腺瘤患者的胸腺仍可分化形成成熟T细胞并释放入血。

（2）由于胸腺皮质和髓质的功能缺陷，影响了对T细胞的阳性选择和阴性选择，导致释放入外周血的T细胞包含了未被有效剔除掉的自身免疫性T细胞，这是胸腺瘤患者发生包括MG在内的自身免疫性疾病的重要原因。

另外，MG合并胸腺瘤的发病率为10%~30%。其发生的机制可能为：

（1）病原体感染与合并胸腺瘤MG的关系密切，研究表明合并胸腺瘤的MG患者表达高水平的Ⅰ型干扰素，例如IFN-α2、IFN-α8、IFN-β和IFN-ω，而单纯胸腺瘤和对照组一般不升高。

（2）合并胸腺瘤MG患者的双链DNA（dsDNA）的信号传导路径受损，导致p53的表达减低，提示伴胸腺瘤MG与病毒感染有关。

（3）许多细胞因子也介入了合并胸腺瘤MG自身免疫耐受机制的破坏，例如自身免疫调节因子（AIRE）、调节性T细胞的主控基因（FoxP3）、主要组织相容性抗原复合物Ⅱ类分子等。

（4）自身反应性的增加可解释胸腺肿瘤患者外周血中肌联蛋白抗体、兰尼碱抗体和心包因子抗体等多种抗体的存在。

胸腺切除术后MG能够缓解的原因目前认为有以下几种可能：

（1）去除了启动自身免疫的胸腺肌样细胞表面新的抗原决定簇。

（2）去除乙酰胆碱致敏的T细胞。

（3）去除分泌乙酰胆碱受体抗体的B细胞。

（4）去除与免疫功能障碍有关的其他胸腺因素。

需要引起注意的是，有部分患者胸腺切除术后MG缓解并不明显，可能的原因有：

（1）手术切除不完全，胸腺周围脂肪组织内含有异位胸腺。

（2）神经-肌肉接头处的损伤已不可逆。

（3）胸腺以外，位于脾脏和周围淋巴结中的淋巴细胞群仍有类似胸腺的影响。

MG的存在对胸腺瘤患者的预后影响目前还存在一定的争论，一部分学者认为MG的存在是胸腺瘤患者预后的不利因素，原因是可增加患者出现肌无力危象等，增加围手术期和术后的死亡率。而另外一部分学者持相反观点，他们认为MG可以提高胸腺瘤的早期诊断，有助于改善患者的预后。重症肌无力作为胸腺瘤的副癌综合征之一，目前普遍的观点是胸腺瘤是否合并MG对患者的远期预后无明显影响，但是需要指出的是伴胸腺瘤MG的治疗效果较不伴胸腺瘤MG的效果差。

美国重症肌无力基金会（MGFA）的临床分型：

Ⅰ型：任何程度的眼肌无力，可能有闭眼无力，其他肌力正常。

Ⅱ型：轻度全身肌无力，无论有无眼肌无力。

ⅡA型：主要累及四肢和（或）躯干肌，吞咽肌可能轻度受累。

ⅡB期：主要累及吞咽和（或）呼吸肌，四肢和（或）躯干肌可能有轻度或同等程度受累。

Ⅲ型：中度全身无力，无论有或无眼肌受累。

ⅢA型：主要累及四肢和（或）躯干肌，可能有轻度吞咽肌受累。

ⅢB型：主要累及吞咽和（或）呼吸肌，可能有轻度或中等程度四肢和（或）躯干肌受累。

Ⅳ型：严重全身无力，无论有或无眼肌无力。

ⅣA型：主要累及四肢和（或）躯干肌，可能有轻度吞咽肌受累。

ⅣB型：主要累及吞咽肌和（或）呼吸肌，可能轻度或相等程度累及四肢和（或）躯干肌。

Ⅴ型：气管内插管，无论是否应用机械辅助呼吸，术后延长气管插管除外；ⅣB型需要采用管饲营养支持，未行气管插管也属此型。

Osserman根据临床表现分型：

Ⅰ型：单纯眼肌型，症状局限于眼部。

ⅡA型：轻度全身型，有全身症状但呼吸肌未受累。

ⅡB期：中度全身型，全身症状更为明显，轻度呼吸肌受累。

Ⅲ型：急性暴发型，患者迅速出现全身肌无力，并有明显的呼吸系统症状。

Ⅳ型：晚期严重型。

28.2.5 胸腺瘤相关的自身免疫性疾病和副癌综合征

由于胸腺是一个免疫器官，因此胸腺瘤患者经常合并一些自身免疫性疾病或者副癌综合征。常见的主要有重症肌无力、边缘系统脑病、外周神经病、神经性肌强直、僵人综合征、纯红细胞再生障碍性贫血、低丙种球蛋白血症、高丙种球蛋白血症、溶血性贫血、类风湿关节炎、系统性红斑狼疮、硬皮病、间质性肺炎、T细胞缺陷综合征、自身免疫性多腺体综合征、Addison病、甲状腺炎、天疱疮、扁平苔藓、慢性黏膜皮肤念珠菌病、斑秃、巨细胞性心肌炎、肾小球肾炎/肾病综合征、溃疡性结肠炎、肥大性骨关节病等。

28.2.6 复发性胸腺瘤

胸腺瘤具有侵袭性和复发性，即使经外科手术完全切除后仍有复发可能，据统计复发率为5%~50%，有15%的患者在术后10年甚至更长时间复发。胸腺瘤复发模式包括：局部复发、区域复发和远处复发三种。局部复发是指复发位于前纵隔、或复发部位与既往胸腺瘤切除部位相连续；区域复发指发生于胸腔内的复发，不与既往胸腺瘤切除部位相连续；远处复发指的是胸腔以外的复发。其中以局部和区域复发为主，胸膜是最常见的复发部位。术前Masaoka分期是目前公认的胸腺瘤复发的独立危险因素。

28.3 胸腺癌

肿瘤细胞也起源于胸腺上皮，发病率比胸腺瘤低，约1.7例/百万，占胸腺上皮来源肿瘤的15%~20%。其生物学特性为恶性程度高，侵袭性强，手术切除率低，预后差。1999年，WHO病理分类标准将胸腺癌定义为C型胸腺瘤，2004年，WHO病理分类将胸腺癌单独归为一类特殊的胸腺上皮肿瘤。最新的WHO病理分类（2015年版）将胸腺癌细分为鳞状细胞癌、基底细胞样癌、黏液表皮样癌、淋巴上皮瘤样癌、透明细胞癌、肉瘤样癌、乳头状腺癌、伴腺样囊性癌样特征的胸腺癌、黏液性腺癌、腺癌，非特殊类型、NUT癌、未分化癌、腺鳞癌、肝样癌等。

胸腺癌与胸腺瘤相比有着独特的病理特征：胸腺癌缺乏胸腺特征样结构和不成熟T淋巴细胞，具有明显的异型性和侵袭性，胸腺癌合并MG罕见。其原因可能为胸腺癌丧失了器官样结构，失去了胸腺功能，从而无法诱导CD4（+）/CD8（+）双阳性T细胞的发育，因而不能产生T细胞介导的副癌综合征。

胸腺癌的TNM分期：Masaoka分期是否适用于胸腺癌，目前仍存在较多争议，有学者建议对胸腺癌患者应用TNM分期，见表7-28-1。

胸腺癌的TNM分期：

T	原发肿瘤
T_X	原发肿瘤不能评估
T_0	无原发肿瘤证据
T_1	肿瘤包膜完整
T_2	肿瘤浸润包膜外结缔组织
T_3	肿瘤浸润邻近组织器官，如心包、纵隔胸膜、胸壁、大血管及肺
T_4	肿瘤广泛侵犯心包或胸膜

N	区域淋巴结
N_X	区域淋巴结不能评估
N_0	无区域淋巴结转移
N_1	前纵隔淋巴结转移
N_2	除前纵隔以外的其他胸腔淋巴结转移
N_3	前斜角肌或锁骨上淋巴结转移
M	**远处转移**
M_X	远处转移不能评估
M_0	无远处转移
M_1	有远处转移

表7-28-1　胸腺癌的TNM分期

期别	T	N	M
Ⅰ期	T_1	N_0	M_0
Ⅱ期	T_2	N_0	M_0
Ⅲ期	T_1	N_1	M_0
	T_2	N_1	M_0
	T_3	$N_{0,1}$	M_0
Ⅳ期	T_4	任何N	M_0
	任何T	$N_{2,3}$	M_0
	任何T	任何N	M_1

28.4　胸腺神经内分泌性肿瘤

2015年版WHO分类：

（1）典型类癌：特点为无坏死，镜下可见核分裂<2个/2mm²（平均1个/2mm²）。

（2）非典型类癌：特点为出现坏死，镜下可见2~10个核分裂/2mm²（平均6.5个/2mm²）。

（3）大细胞神经内分泌癌：具有非小细胞癌的细胞学特征，表达神经内分泌标记物，镜下可见>10个核分裂/2mm²（平均45个/2mm²）；坏死频繁。

（4）胸腺癌复合大细胞神经内分泌癌。

（5）小细胞癌：特点为具有小细胞癌的细胞学特征，>10个核分裂/2mm²（平均110个/2mm²）。

（6）胸腺癌复合小细胞癌。

28.5　诊断

胸腺肿瘤的诊断一般依赖于患者的病史、体征、相关实验室检查及影像学资料综合判断。

28.5.1　临床症状

一般而言，胸腺肿瘤发病隐匿，早期阳性体征不多。其症状与肿瘤的大小、部位、生长方向和速度、质地、性质等有关。生物特性呈良性的肿瘤生长缓慢，可生长到相当大的程度尚无症状或症状轻微。相反，恶性程度高的肿瘤侵袭性强，进展迅速，肿瘤不大的时候即可能出现症状。常见症状有胸痛、胸闷、刺激或压迫周围组织器官引起相应症状。压迫喉返神经出现声音嘶哑；压迫臂丛神经出现上臂麻木、肩胛区疼痛及向上肢放射性疼痛；刺激压迫呼吸系统可引起咳嗽、呼吸困难；压迫无名静脉可导致单侧上肢和颈静脉压增高；压迫上腔静脉可出现包括面部上肢肿胀、颈浅静脉怒张、前胸静脉迂曲等征象的上腔静脉综合征。如果发现前上纵隔肿块，同时合并重症肌无力等表现，基本可以确诊为胸腺瘤。胸腺瘤并发的自身免疫性疾病，例如红斑狼疮、Addison病等造成的皮肤黏膜损害，对诊断也有很大帮助；另外，胸腺瘤多因体检而发现，而胸腺癌多有心包、腔静脉系统及肺等邻近脏器局部侵犯而出现相应受累脏器相关临床症状。淋巴结转移和远处转移更常见。1.5%~15.5%胸腺癌患者可发生远处转移。胸腺癌合并MG罕见。

28.5.2　实验室检查

血常规检查可发现纯红细胞再生障碍性贫血、全血细胞减少、溶血性贫血等副癌综合征，有助于鉴别诊断。免疫相关检查也可发现胸腺瘤引起的自身免疫性疾病，例如抗核抗体谱、甲状腺激素水平、肾上腺皮质激素水平等。

28.5.3　影像学检查

是诊断胸腺肿瘤的重要手段。

1. 胸部X线检查　透视可观察肿块是否随吞咽上下移动，是否随呼吸有形态学改变以及有无搏动。搏动性的肿块一般要警惕动脉瘤的可能。随吞咽上下移动的占位有助于胸骨后甲状腺肿的鉴别诊断。X线正侧位胸片可以提供肿瘤的部位、外形、密度、边缘光滑度、有无钙化等信息。

2. 胸部CT　成像清晰，能够非常好地显示肿瘤与邻近组织器官的关系，增强扫描能更好地区分肿瘤与血管的关系。CT诊断胸腺肿瘤是否有淋巴结肿大准确性可达90%以上，有助于胸腺瘤的鉴别诊断和临床分期。

（1）低危胸腺瘤与高危胸腺瘤和胸腺癌的鉴别：低危胸腺瘤多呈球形、卵圆形，密度均匀的软组织阴影，可有分叶，边缘光整清晰，增强扫描可见肿块均匀增强，坏死一般少见。一般无心包受累和纵隔淋巴结转移，无大血管侵犯和远处转移。高危胸腺瘤和胸腺癌CT下常表现为密度不均匀的较大肿块，内部常可见囊性变、坏死或钙化，形状大多不规则，边缘毛糙有结节状或尖角状突起，多沿血管间隙延伸至纵隔固有间隙，周围正常脂肪间隙模糊甚至消失。肿瘤血液供应丰富，增强扫描下实变区明显强化。一般情况下，肿瘤越大越趋向于B型胸腺瘤和胸腺癌。瘤体越大，中心区域越易出现囊性变、坏死。肿块的包膜侵犯和周围脂肪层的消失是诊断B型胸腺瘤和胸腺癌的重要征象。高危胸腺瘤和胸腺癌还可在胸膜产生种植转移，种植结节往往位于肿瘤同侧胸腔，多呈卵圆形或丘状肿块，沿胸膜蔓行生长，多发、散在分布，增强扫描为中等强化，可有或无胸腔积液。

（2）高危胸腺瘤与胸腺癌的鉴别：胸腺瘤的钙化呈结节状和单发点状，肿瘤边缘的壳样钙化仅见于胸腺瘤。Sakai等报道，瘤内存在较清晰的纤维隔膜将肿瘤分成多个小叶者，高度提示胸腺瘤，而胸腺癌罕见。胸腺癌表现为更加突出的侵犯特性，特别是出现心脏、大血管侵犯，膈神经侵犯，肺门和纵隔淋巴结转移，肺内或远处转移等。簇状及点状密集钙化仅见于胸腺癌。

（3）胸腺瘤与其他前纵隔肿瘤鉴别：淋巴瘤的肿块由多发结节融合而成，绝大多数淋巴瘤除了前纵隔肿块外，尚可在颈部和纵隔其他区域见到肿大的淋巴结，增强扫描可见不均匀轻度强化。胸腺增生多见于年轻女性，一般20岁以下，表现为胸腺体积弥漫性增大，以左右两叶增厚为主要特征。宽径和长径均超过同年龄组正常值上限，但是仍保持正常胸腺形态\轮廓，无结节和肿块形成。纵隔型肺癌在瘤–肺交界面，常可观察到肿瘤外周出现毛刺和分叶等肺癌征象，而胸腺瘤由于受到纵隔胸膜的限制，瘤–肺交界处较光滑。另外，纵隔型肺癌更容易发生血行及淋巴结远处转移。

3. 胸部MRI优点为成像参数多，软组织分辨率高，图像无骨性伪影，无电离辐射损伤，能够较好地观察肿瘤与周围血管的关系。

4. 超声检查有助于鉴别实质性、血管性或者囊性肿瘤。

28.5.4 放射性核素检查

^{131}I放射性核素扫描，对异位甲状腺肿、胸骨后甲状腺肿的诊断有帮助。

28.5.5 纵隔镜检查

能够获得组织细胞学检查证据，可以明确诊断胸腺肿瘤的性质。缺点是有一定的创伤和风险。

28.5.6 经皮活检

在B超或者CT引导下行针吸细胞学检查，诊断准确率高。

28.5.7 诊断性放射治疗

若检查未能证实，但临床高度怀疑恶性淋巴瘤可试用放射治疗，照射剂量20~30Gy，淋巴瘤可迅速缩小，有助于鉴别诊断。

28.5.8 开胸或者胸腔镜探查

无手术禁忌的患者均可行开胸探查，可以直接获得病理诊断证据，明确诊断。

28.5.9 PET/CT检查

对肿瘤的良、恶性鉴别及有无淋巴结和远处转移有价值，有助于临床分期。

28.6 手术适应证

（1）总的原则是胸腺肿瘤除了确诊为淋巴瘤之外，只要有完全切除可能，患者能够耐受全麻手术，均应首选手术切除。

（2）机体一般情况良好，心、肝、肾、肺、血液等重要系统及器官功能良好，能够耐受手术。

（3）几乎所有的I期胸腺瘤和绝大多数Ⅱ期胸腺瘤都能够完全切除，50%左右的Ⅲ期胸腺瘤和25%左右的Ⅳ期胸腺瘤也能完全切除。

（4）MG伴胸腺瘤者。单纯眼肌型，特别是学龄前儿童，在保守治疗无效情况下，再考虑手术治疗。

（5）不伴胸腺瘤的全身型MG患者，采用抗胆碱酯酶药物效果不佳或剂量不断增加者。

（6）完全切除后的胸腺瘤再次复发者，仍有完全切除机会，仍建议积极手术。巨大肿瘤化疗或放疗后相对缩小，术前判断尚能完整切除者。

（7）胸腺癌虽然侵袭性强，情况允许仍应首选手术。手术常涉及周围脏器的切除，例如部分或完全切除腔静脉并重建。

（8）电视胸腔镜微创手术适合I期胸腺瘤、MG，以及其他胸腺良性疾病（如巨大囊肿）。年老体弱、合并其他疾病不适于开胸的患者。

（9）肿瘤巨大及压迫症状严重，术前判断虽不能完整切除肿瘤，但行姑息性切除尚能明显缓解压迫症状者。

（10）肿瘤明显外侵伴上腔静脉综合征，在肿瘤切除同时能行上腔静脉人造血管移植者。

28.7　手术方法

28.7.1　麻醉和体位

手术在气管内插管、全身麻醉下进行，合并MG的患者术中避免使用肌松剂。一般采取平卧位，应用电视胸腔镜行微创手术时使用双腔气管插管，采用同侧肩外展悬吊固定，患侧垫高30°～45°的体位。

28.7.2　切除范围

由于胸腺瘤的异位性和可能存在多中心起源，部分胸腺瘤切除术后可能会出现重症肌无力症状，因此目前胸腺扩大切除术已成共识。切除范围一般包括肿块以及两侧到达膈神经，上界至胸腺两上极与甲状腺的韧带、无名动脉、两侧无名静脉、颈动脉周围脂肪组织，下界至心膈角内的前纵隔内脂肪组织。

28.7.3　手术径路

1. 经颈部切口　胸骨颈静脉切迹上方约2cm，沿皮纹作一弧形切口，胸腺位于胸骨甲状肌深面，显露胸腺后，可从胸腺左上极开始，左上极靠近甲状腺下静脉，结扎切断后，继续向下钝性游离。然后游离右上极胸腺。向下游离至胸骨切迹后，手指插入纵隔，将胸腺与胸骨后、两侧胸膜及后壁无名静脉细心分开，遇有条索应结扎切断，将整个胸腺完整切除。这一径路创伤小，但由于显露较差，不易达到完整切除的目的，目前较少采用。

2. 经胸骨正中切口　自胸骨颈静脉切迹至剑突作一纵行切口，切开皮肤、皮下组织后，电锯沿胸骨正中线纵向劈开胸骨，骨髓腔应用骨蜡止血后，撑开器撑开胸骨，显露前纵隔，先分离胸腺的两下极，再游离后壁及两侧。分离中遇到胸腺静脉予以结扎切断。最后游离胸腺之两上极，两上极可有甲状腺下动脉的分支，予以结扎切断，即可将胸腺完整切除，术中注意保护无名静脉、双侧膈神经、无名动脉等重要解剖结构。最后彻底清扫前纵隔内脂肪组织。术毕纵隔内留置胸腔引流管一根，钢丝间断缝合胸骨，逐层缝合皮下组织和皮肤。这一径路为经典手术入路：优点是视野开阔，显露好，尤其适合巨大肿瘤，侵袭性胸腺瘤、胸腺癌累及心包、肺、大血管，便于施行扩大胸腺切除术，而且术中大血管显露充分，一旦出现大血管意外损

伤，可迅速控制处理。

3. 前外侧切口　前外侧切口及腋下小切口具有生理干扰小的优点，可达到较好的术野暴露，但彻底清除胸腺组织及前纵隔脂肪较困难，对于胸腺瘤合并重症肌无力者不宜选用。

4. 后外侧切口　显露好，在切除肿瘤、清扫前纵隔脂肪方面优于前外侧切口，对肿瘤性质不明或侵犯后纵隔组织、器官可考虑采用，但手术创伤大。

5. 半蚌壳式切口　即胸骨正中切口联合单侧前侧开胸切口，适合肿瘤合并肺内转移者，在实施胸腺肿瘤切除联合单侧肺叶、肺段，尤其是下肺叶切除时，术野暴露充分，降低手术风险。在此切口上附加锁骨上横切口或者胸锁乳突肌前缘切口，特别是切断锁骨后，可以大大改善胸廓入口处的术野暴露，便于处理此处的大血管。

6. 蚌壳式切口　对于肿瘤特别巨大，累及双侧胸腔组织器官的，需要联合行双侧肺切除术的患者，选择此切口方能较好暴露术野，缺点是创伤较大。

7. 胸骨部分劈开切口　一般从胸骨切迹劈开胸骨至第3肋间，并在第3肋间向左或右横断半侧胸骨，手术操作同经胸骨正中切口。胸骨不完全劈断，手术创伤较小，属于微创手术范畴。

8. 电视胸腔镜辅助微创手术　腋中线第6或第7肋间作为观察孔，腋前线至锁骨中线第5肋间及腋前线第3肋间分别切口为主、副操作孔。主操作孔置入电钩或超声刀，副操作孔置入抓钳。由胸腺下极开始向上游离，胸腺静脉以钛夹夹闭或超声刀离断。较小瘤体随胸腺组织一起切除，瘤体较大影响视野时先切除瘤体，再行胸腺及纵隔脂肪组织扩大切除。切除范围下至心膈角脂肪组织，上至胸腺两上极与甲状腺相连的韧带，两侧一般至膈神经。

9. 达芬奇机器人微创手术　微创外科的发展趋势。患者仰卧位，术侧垫高30度，术侧手臂尽可能向后用支臂架固定于床旁，方便机器人机械手臂活动。腋前至腋中线间第6肋间切口，置入戳卡，将床旁机械臂车推至手术台旁合适位置，插入内窥镜成像系统，连接视频，监视仪下观察胸腔内结构，内窥镜成像系统戳卡左右侧各一拳的距离（约在第3肋间和第5或第6肋间腋前线与锁骨中线之间）插入左右机械手臂戳卡，连接机械手臂。调节摄像头焦距，开始左手用双极电凝，右手执电钩烧灼。手术过程与胸腔镜手术类似。优点为：机器人

比胸腔镜更适合在狭小的解剖区域进行复杂操作，缺点是需要高昂的费用、较长的学习曲线。

28.8　术后并发症的预防

胸腺瘤手术后容易出现呼吸衰竭、严重感染及营养不良、MG危象、胆碱能危象等并发症，因此应加强围术期管理，尽量减少术后并发症的发生。

28.8.1　术前准备

（1）完善各项相关检查，加强营养支持，改善机体营养状况。进食正常者给予高热量、高蛋白、高维生素饮食，合并MG有吞咽困难者可给予静脉营养。必要时可补充新鲜血浆、白蛋白提高机体抵抗力。

（2）合并MG者加强药物治疗，控制症状。给予胆碱酯酶抑制剂，如口服溴比斯的明；症状严重者可联合肾上腺皮质激素、免疫抑制剂，例如环磷酰胺等；必要时使用人丙种球蛋白，甚至血浆置换，以减少术后危象的发生。禁用氨基糖苷类、多粘菌素类抗生素。

（3）预防呼吸道感染，术前指导戒烟，指导肺功能锻炼，训练患者有效咳嗽、咳痰、深呼吸，加强口腔护理。

28.8.2　术中操作

（1）手术过程中操作轻柔，注意避免损伤两侧无名静脉、无名动脉、上腔静脉等大血管，预防大出血并发症。对于侵袭性胸腺瘤或胸腺癌，术中对大血管的处理是外科医师的巨大挑战，对于小范围上腔静脉受侵犯，可行上腔静脉部分切除术；当受侵范围过大时，则考虑自体心包片修补或者人工血管置换。术中要严密止血。

（2）注意保护双侧膈神经，如一侧膈神经受累，同时肿瘤可以根治性切除，肺功能允许，不合并MG时，可切除受累膈神经，保护对侧膈神经完好。若双侧膈神经受累，或一侧膈神经受累而肿瘤无法完全切除时，行肿瘤姑息性切除，保留双侧膈神经。

（3）分离胸腺两侧时，避免损伤胸膜。如胸膜损伤较小，可直接缝合或结扎封闭；损伤较大者，可放置胸腔闭式引流。

（4）清扫颈部及前纵隔脂肪要仔细、彻底，避免异位胸腺残留。

28.8.3　术后管理

（1）术后密切监测呼吸循环、引流管情况，尤其是联合肺部手术者要预防术后肺炎、肺不张、胸腔积液的发生。必要时床旁备好气管插管及气管切开设备。对症状较重的全身型或手术结束后体力恢复不佳的患者，可延迟拔出气管插管，送入监护室后，继续人工呼吸机辅助治疗。

（2）如果患者身体情况允许，可以尽早下床活动，以便更好地咳嗽，不仅可促进肺膨胀，也可有效地避免呼吸道感染的发生。

（3）继续使用抗胆碱酯酶药物，用药剂量开始时应比术前减少1/3～1/2，然后再根据病情增减。对已采用肾上腺皮质激素治疗者，术后应适当增加剂量，以预防肾上腺功能不足。如果手术涉及上腔静脉或无名静脉置换，术后常规口服华法林。

（4）术后应密切注意危象的发生、诊断和处理。胆碱能危象可因抗胆碱酯酶药物过量而出现，表现为肌无力加剧，瞳孔缩小、出汗、腹痛、肌束震颤；亦可因药物剂量不足而发生肌无力危象，两种危象往往难以鉴别。注射速效、短效的依酚氯铵（氯化腾喜龙）可以改善肌无力危象患者的肌力，而对胆碱能危象患者无效，是个很好的鉴别方法，但目前已无此种药物生产。其他胆碱能危象的鉴别方法见表7-28-2。对呼吸困难、痰多，已发生危象的患者，应立即行气管插管或气管切开，机械通气治疗，同时减少甚至暂时停用抗胆碱酯酶药物，以后根据情况逐步调整剂量。气管内分泌物多者，可用阿托品0.5 mg皮下或静脉注射。

表7-28-2 胆碱能危象和肌无力危象的鉴别

鉴别内容	肌无力危象	胆碱能危象
病因	抗胆碱药物不足	抗胆碱药物过量
瞳孔	无变大或略变大	明显缩小
分泌物	不多、痰少、喉舌干燥	眼泪、唾液、呼吸道分泌物增多
肌束震颤	（－）	（＋）
肠痛及肠鸣音	无，腹部胀气	有，亢进
心率	加快	减慢

典型病例1　（图7-28-1 ～ 图7-28-9）

经胸骨正中纵劈切口B1型胸腺瘤切除。

女性，16岁，胸部横断面及矢状面增强CT显示：前上纵隔巨大实质性肿块与上腔静脉及主动脉弓各分支紧密粘连，气管轻度受压，肿瘤边界不光整，将纵隔内大血管、气管与食管向脊柱方向推压。经胸骨正中切口切除肿瘤。术后病理报告：B1型胸腺瘤。

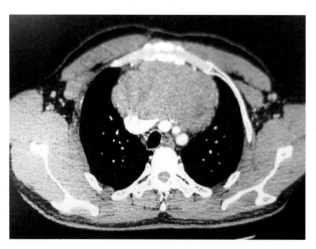

图7-28-1　术前CT横断面示B1型胸腺瘤

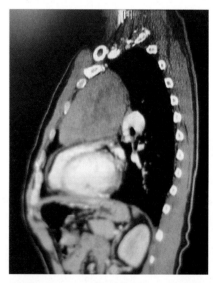

图7-28-2　术前CT矢状面示B1型胸腺瘤

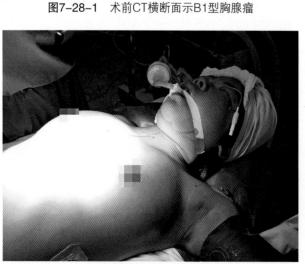

图7-28-3　胸骨正中切口

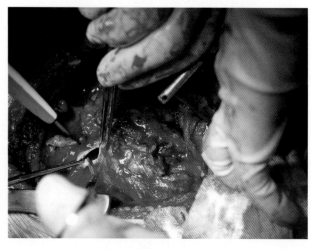

图7-28-4　切开心包游离胸腺瘤

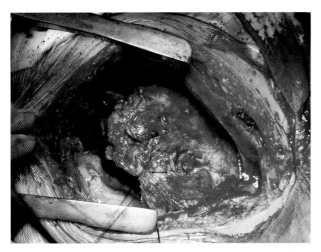

图7-28-5 切除胸腺瘤及周围脂肪

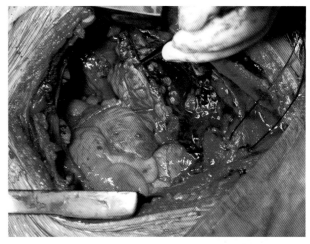

图7-28-6 切除胸腺瘤及受侵犯的心包

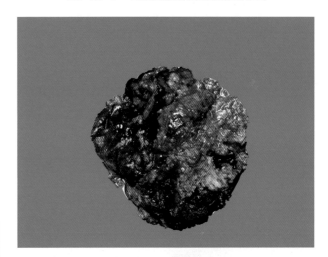

图7-28-8 胸腺瘤标本

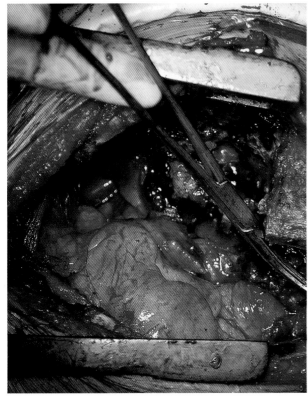

图7-28-7 胸腺瘤瘤床止血

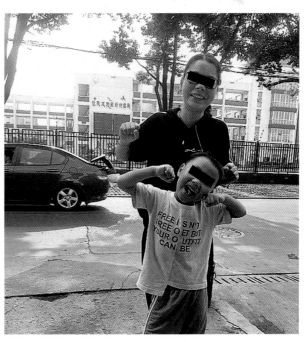

图7-28-9 胸腺瘤切除术后14年

典型病例2（图7-28-10～图7-28-16）

　　经胸骨正中纵劈切口+右第4前肋间切口B2型胸腺瘤切除。

　　男性，42岁，胸部增强CT横断面显示：前上纵隔巨大实质性肿块与上腔静脉、右无名动脉紧密粘连并压迫气管。肿瘤边界不光整，肿瘤从前后两个方向压迫奇静脉。胸部MRI T1加权冠状面显示：肿瘤压迫上腔静脉和气管。经胸骨正中纵劈切口+右第4前肋间切口切除肿瘤，术后病理报告：B2型胸腺瘤。

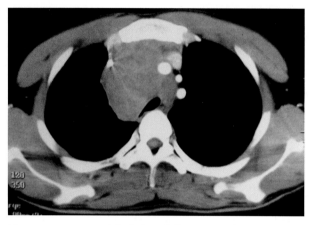

图7-28-10　B2型胸腺瘤，术前CT显示肿瘤与上腔静
　　　　　　脉、右无名动脉紧密粘连并压迫气管

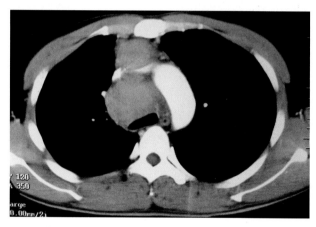

图7-28-11　肿瘤从前、后两个方向压迫奇静脉

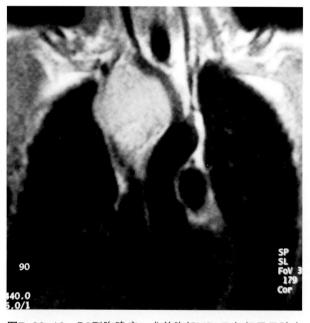

图7-28-12　B2型胸腺瘤，术前胸部MRI T₂加权显示肿瘤
　　　　　　压迫上腔静脉

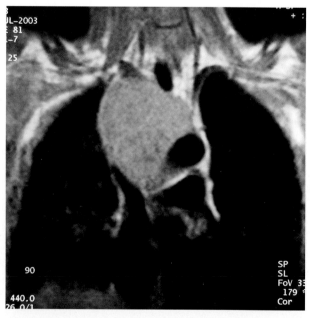

图7-28-13　胸腺瘤术前胸部MRI T₁加权显示肿瘤压迫气管

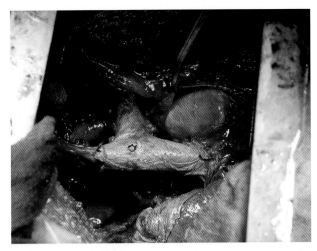

图7-28-14　经胸骨正中切口+右第4前肋间切口（"T"形切口）切除肿瘤及部分心包，用手术剪进行上腔静脉裸化

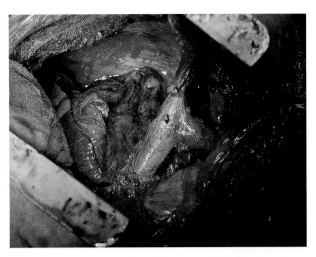

图7-28-15　肿瘤切除后裸化的上腔静脉

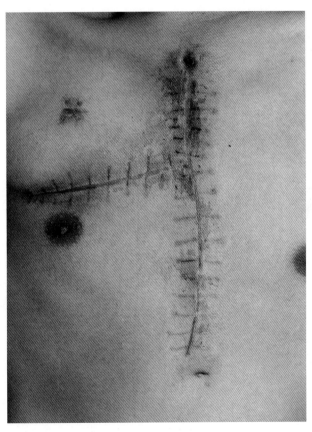

图7-28-16　胸骨正中切口+右第4前肋间切口（"T"形切口）

第29章 纵隔生殖细胞肿瘤

29.1 概述

29.1.1 流行病学

纵隔生殖细胞肿瘤（Mediastinal germ cell tumors）约占成人纵隔肿瘤的16%，占儿童的19%～25%。它可以发生在各个年龄段（年龄范围为0～79岁），最常见于中青年男性。前纵隔是性腺外生殖细胞肿瘤最常见的好发部位（占50%～70%），其次为后腹膜、松果体和骶前区。由于纵隔生殖细胞肿瘤在遗传学和临床表现上的差异，通常被分为青春期前和青春期后。青春期前纵隔生殖细胞肿瘤占所有性腺外生殖细胞肿瘤的4%，是第三位常见的性腺外生殖细胞肿瘤，仅次于骶尾部和中枢神经系统的性腺外生殖细胞肿瘤。青春期前的纵隔生殖细胞肿瘤目前已报道有畸胎瘤（teratoma）、卵黄囊瘤（yolk sac tumor）。畸胎瘤是最常见的类型，男女发病比例相近；而卵黄囊瘤好发于女性，发病率男女比例为4∶1。

青春期后的纵隔生殖细胞肿瘤好发于男性。所有的组织类型均有报告。最常见的组织学类型为畸胎瘤，约占44%。第二位是精原细胞瘤（seminoma），占16%～37%，然而在一些日本文献报道中只有10%，这类肿瘤几乎都发生在男性，偶发生于女性。纯胚胎癌（Pure embryonal carcinoma）发生在纵隔的相当少，仅占1.8%。占非精原细胞和非畸胎瘤型肿瘤的占9%。卵黄囊瘤占该年龄组的10%，常为混合性生殖细胞肿瘤的恶性成分之一，且好发于男性。纯绒毛膜癌（choriocarcinoma）占纵隔生殖细胞肿瘤的2.4%，占非精原细胞和非畸胎瘤型肿瘤的12%，目前报道仅发生于男性患者。混合性纵隔生殖细胞肿瘤由于分类方法和每个研究者的定义不一致比例差异很大。按照WHO分类标准，青春期后的混合性纵隔生殖细胞肿瘤占全部纵隔肿瘤的13%～25%，最多见的为畸胎瘤和胚胎癌混合成分。青春期前的混合性纵隔生殖细胞肿瘤约占全部纵隔肿瘤的20%，最多见的为畸胎瘤和卵黄囊瘤混合成分。

29.1.2 组织发生

纵隔生殖细胞肿瘤起源仍有很大争议。一种理论认为是卵黄囊迁移到生殖嵴的细胞胚胎发育过程中在中线发生了错位，原始生殖留在纵隔后转化衍生而来。然而，研究者却未能在胸腺中找到异位的生殖细胞证据。另一种理论认为纵隔生殖细胞肿瘤是性腺隐匿性生殖细胞肿瘤的反向迁移至纵隔，其理论依据是基于比较性腺和性腺外生殖细胞肿瘤的基因改变，两者基因片段断裂没有差异。还有些学者提出这些肿瘤可能和胸腺密切相关，可能来自胸腺干细胞的，但该理论目前仍然没有被证实。

29.1.3 遗传学

纵隔生殖细胞肿瘤遗传改变和临床特点因年龄和组织学类型不同而异。在青春期后的患者，不论肿瘤类型通常是非整倍体和有一个或多个12号染色体短臂的拷贝，同时其长臂损失。其他改变还包括13号染色体丢失和21号染色体三体。这些变化是染色体改变相同也发生在性腺生殖细胞肿瘤。

青春期前患者可能有染色体获得（1q、3和20q）和损失（1p、4q、6q，12P）。而性染色体的改变在这个年龄组中没有观察到。纯成熟和未成熟的畸胎瘤中没有发现基因的获得或损失。

29.1.4 影像学表现

精原细胞瘤通常表现为均匀的类似于灰质的信号强度，但在某些情况下，可以看到囊性区域。非精原细胞/非畸胎瘤型纵隔生殖细胞肿瘤通常很大，多为不均匀的肿块，边缘不规则，常伴有肺的浸润。低衰减区表现为出血和坏死也很常见。畸胎瘤通常边界清楚，20%～40%表现为圆形或分叶状肿块伴钙化，通常延伸到中线的一侧。

29.1.5 临床特点

在诊断纵隔生殖细胞肿瘤前需排除原发于性腺或其他性腺外的肿瘤。纵隔生殖细胞肿瘤几乎均发生于前纵隔。然而，罕见的情况下有报道其发生于后纵隔、心包及主动脉外膜的。

纵隔生殖细胞肿瘤的症状和肿瘤大小及其对周围结构的侵犯密切相关。50%~60%的畸胎瘤、38%的精原细胞瘤、10%的恶性非精原细胞瘤为无症状。早期肿瘤体积较小时，患者多无自觉症状，随着肿瘤逐渐长大会出现压迫症状。25%~48%的患者有呼吸困难，23%~52%存在胸痛，17%~24%有咳嗽，6%~14%发生上腔静脉综合征（肿瘤压迫或侵及上腔静脉时会出现面颈及上胸部肿胀，颈静脉怒张，上胸壁静脉迂曲扩张等上腔静脉综合征表现），1%~14%有声音嘶哑，13%有发热，11%有体重下降，1%发生咯血和吞咽困难。罕见出现畸胎瘤囊性内容物的破裂侵蚀到气管支气管树并咳出毛发和皮脂类物质。当肿瘤向颈肩部突出或侵及肋间时，则形成相应部位局限性肿块。

纵隔生殖细胞肿瘤的其他临床症状包括男性乳房发育，睾丸萎缩，库欣面容和性早熟，特别是在Klinefelter综合征（染色体为47XXY）患者中表现明显。当纵隔畸胎瘤成分中包含内分泌功能的胰腺时，患者会表现出高胰岛素血症和低血糖。新生儿畸胎瘤表现为胎儿水肿。纵隔生殖细胞肿瘤的血清肿瘤标记物类似性腺生殖细胞肿瘤。74%的患者出现甲胎蛋白（AFP）升高，非精原细胞瘤中β-人绒毛促性腺激素（β-HCG）升高占38%。

29.1.6 纵隔生殖细胞肿瘤分类

世界卫生组织（WHO）对纵隔肿瘤的组织学分类推荐使用和性腺生殖细胞肿瘤相同的分类（表7-29-1）。但是Moran和Suster提出了在WHO分类基础上作一些修改，主要针对畸胎瘤。他们提出的分类的主要是区别恶性畸胎瘤，根据具体的恶性成分将其分为四种类型：Ⅰ型，有恶性生殖细胞肿瘤成分；Ⅱ型，有非生殖细胞上皮恶性成分；Ⅲ型，有恶性间质成分；Ⅳ型，有上述的任何成分的组合。这种分类的另一个创新之处是废除了既往所谓的"混合性"描述，因为"混合性"的使用一方面不准确，另一方面也会使病理科的专家感到困惑。Moran和Suster的分类在临床实践中更加实用，因为它提供了关于畸胎瘤的恶性病变成分类型，为化疗科医师选择化疗方案提供了依据。

表7-29-1 纵隔生殖细胞肿瘤的分类

WHO分类	Moran和Suster分类
单一成分	畸胎瘤类
精原细胞瘤	成熟畸胎瘤
胚胎癌	未成熟畸胎瘤
卵黄囊瘤	含恶性成分的畸胎瘤
绒毛膜癌	Ⅰ型含恶性生殖细胞肿瘤成分
熟畸胎瘤	Ⅱ型含非生殖细胞上皮恶性成分
未成熟畸胎瘤	Ⅲ型含恶性间质成分
多种成分	Ⅳ型含上述的任何成分的组合
混合性生殖细胞瘤	非畸胎瘤类
含体细胞恶性成分的生殖细胞瘤	精原细胞瘤
含造血细胞恶性成分的生殖细胞瘤	胚胎癌
	卵黄囊瘤
	绒毛膜癌
	以上非畸胎瘤成分的组合

29.1.7　分期

临床和病理分期对于纵隔生殖细胞肿瘤的预后极其重要，然而目前还没有正式官方认可的UICC-TNM分期指南。WHO推荐使用修改版的软组织肿瘤AJCC TNM分期。Moran和Suster基于322个病例资料提出来针对纵隔生殖细胞肿瘤的新的分期（表7-29-2）。

表7-29-2　Moran和Suster纵隔生殖细胞肿瘤临床分期

期别	依据
I期	肿瘤边界清楚，有或无胸膜或心包局灶粘连，但无显微镜下侵犯临近结构的证据
II期	肿瘤显微镜下证实累及纵隔和/或显微镜下有侵犯临近结构的证据（胸膜、心包、大血管）
III期	肿瘤转移
IIIA期	胸腔内转移（淋巴结转移，肺转移等）
IIIB期	胸腔外转移

29.2　诊断

大部分纵隔生殖细胞肿瘤好发于中青年男性，女性少见。患者可有胸痛、咳嗽、上腔静脉综合征表现、肿瘤快速生长带来的呼吸困难。CT扫描提示纵隔较大的不均质肿块，伴有出血和坏死，局部可侵犯肺、头臂静脉、上腔静脉、心包，甚至侵犯心室。心包和胸腔积液也很常见，但常常不是恶性的。年轻男性伴有前纵隔肿块，必须要查血清肿瘤标记物：甲胎蛋白和人绒毛膜促性腺激素。两者显著升高具有诊断意义，在这些情况下，活检是不必要的，因为这些肿瘤大且异质会引起活检采样误差。CT引导下细针穿刺细胞学检查对于极少见的肿瘤标记物正常或HCG轻度升高的纯精原细胞癌有意义（图7-29-1）。

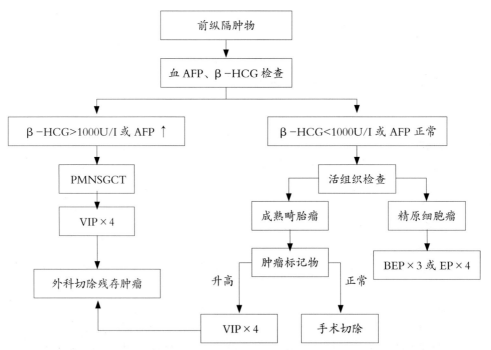

图7-29-1　纵隔生殖细胞肿瘤诊治规范

AFP：甲胎蛋白；BEP：博莱霉素、依托泊苷和顺铂；HCG：人绒毛膜促性腺激素；
PMNSGCT：原发性纵隔非精原细胞瘤；VIP：依托泊苷、异环磷酰胺和顺铂

接受化疗治疗的患者中20%~25%有转移，肺是最常见转移部位，其次是颈部、肝脏、骨头和颅脑。胸腹部CT扫描是分期的标准检查，同时依据患者情况还需行骨扫描和颅脑磁共振检查。门控MRI和超声心动图检查可帮助确定是否有大血管或心脏侵犯，但微小的侵犯可能并不明显，常在化疗后手术切除时发现。评估病情时需要行阴囊体格检查，因为曾有报道睾丸癌发生孤立性前纵隔转移。

29.3 治疗

29.3.1 化疗

纵隔精原细胞瘤占纵隔恶性生殖细胞肿瘤的30%~40%。精原细胞瘤预后良好，因此应选择低风险的化疗方案（三周期的博莱霉素、依托泊苷和铂类或四个周期的依托泊苷、顺铂方案）。

纵隔非精原细胞瘤生殖细胞肿瘤在诊断和分期明确后即手术治疗是不合适的。因为非精原细胞瘤生殖细胞肿瘤通常体积大且伴有浸润。外科手术切除作为初始治疗方式很少能达到局部控制且不能控制转移灶，目前起始治疗通常为以顺铂为基础的化疗。结合BEP（博莱霉素、依托泊苷、顺铂）已成为预后差的非精原细胞生殖细胞肿瘤的标准方案。最近的一项随机试验比较BEP方案和VIP（依托泊苷、异环磷酰胺、顺铂）方案用于高风险的非精原生殖细胞肿瘤，统计结果表明两方案等效生存期相近。但VIP方案能减少术前博莱霉素带来的肺毒性。

化疗后原有的胸腔积液和心包积液常显著减少，肿瘤体积也会缩小。但是残留的肿瘤还常存在，手术后病理很少为肿瘤完全坏死，常为畸胎瘤、非精原生殖细胞瘤和非生殖细胞瘤。化疗后行PET/CT检查残存肿瘤意义不大，因为畸胎瘤和完全坏死一样没有代谢活性，且PET/CT对于非精原生殖细胞肿瘤和非生殖细胞瘤的微小病灶也不敏感。最佳手术时机为肿瘤标记物正常，且化疗后机体、造血系统功能恢复，一般需化疗结束后4~6周。然而对于化疗后肿瘤标记物还在升高的肿瘤手术的价值存在争议，考虑到二线化疗方案治疗反应仍差，化疗后肿瘤标记物升高和病理结果相关度差。手术可作为一种拯救型治疗措施，有学者认为一线铂类化疗后不管肿瘤标记物如何，只要肿瘤存在就需要手术治疗。术后病理证实为非精原细胞瘤且初始一线铂类治疗有效的患者，一般在恢复满

意后再次行两周期的化疗。临床上偶遇"爆发畸胎瘤综合征"，即纵隔畸胎瘤增大、肿瘤标记物下降并继发非化疗性的心、肺损害的现象，这种情况下建议行手术治疗。

29.3.2 手术治疗

由于此类肿瘤往往体积偏大，新生血管丰富，且易侵犯肺门、大血管等结构或与其紧密粘连，手术可能较为困难，因此术前应充分备血并建立可靠的静脉通道，确保手术安全，此类患者麻醉前应选择股静脉插管而不宜经上肢或颈部、锁骨下等途径留置静脉输液管道，以免术中误伤无名静脉或上腔静脉时无法及时补充容量。

成熟畸胎瘤的治疗是手术切除，化疗没有任何作用，除非畸胎瘤伴有肿瘤标志物升高。这种情况下化疗时医师需要认识到"爆发畸胎瘤综合征"，一旦出现该情况应及时终止化疗，行手术治疗，常能治愈。

手术治疗化疗后的纵隔非精原细胞瘤的基本前提是整块切除残存的肿瘤，包括胸腺及侵犯的周围结构。在心脏或大血管受累的情况下，手术需要体外循环支持。纵隔生殖细胞肿瘤手术对技术要求高，因为术前化疗使周围的纵隔组织纤维化，正常的解剖结构变得不清晰。对以顺铂为基础的化疗药物效果明显的生殖细胞癌，会发生广泛的肿瘤坏死，尤其肿瘤周边坏死明显，这有利于完整地切除残存肿瘤，且肿瘤周边的坏死能够保留本来与肿瘤关系紧密的重要大结构（如肺、大静脉、膈神经。偶尔侵犯心房，尤其是心包屏障被侵犯后）从而最大限度地减少手术并发症。

1. 手术切口及手术方式选择

切口选择要适当，保证术野暴露充分且防止术中发生意外情况：

（1）单侧较小的肿瘤，如CT检查提示肿瘤包膜完整，对术野暴露要求不高，可选择同侧前胸切口。因胸壁肌肉离断少，术后运动功能影响较小。

（2）如果肿瘤较大且与肺、心包、纵隔胸膜等粘连紧密，与上腔静脉、主动脉关系密切甚至有肿瘤侵犯可能，术中有行肺切除可能，或肿瘤位于后纵隔，宜选用同侧后外侧切口。此切口手术野暴露满意，有利于肿瘤的完整切除和受累脏器的切除，降低误伤重要器官的风险。

（3）肿瘤累及心脏大血管等越过中线或突向双侧，尤其当考虑恶性时，常选择胸骨正中切口加胸骨角单向或双向横断切口。此切口便于切口延长

和处理心包。

（4）对于肿瘤向颈部生长者，采用颈胸部两切口，即颈部领式切口加胸部前外侧切口。因肿瘤位置较高时易侵犯头臂静脉或上腔静脉，单纯采用胸部或颈部切口均无法满意地显露肿瘤。而该切口在中间汇合后可使肿瘤较好地显露进而完整地切除肿瘤，更加安全。

纵隔生殖细胞肿瘤未侵及心脏大血管肺组织时，可行单纯肿瘤切除术。畸胎瘤根部多与心包和心底部大血管相连，肿瘤在生长过程中易发生感染，造成肿瘤与周围重要脏器形成广泛粘连，在切除肿瘤时应紧贴肿瘤被膜进行分离，暴露困难者可分块切除肿瘤以显露术野，或切开肿瘤囊壁清除部分内容物，减轻肿瘤张力和体积，亦可保留部分肿瘤纤维壁，刮除瘤壁内皮后用碘酊和石炭酸灭活，这样不仅显露充分，避免损伤大血管等重要组织，且可防止肿瘤压迫气管、心脏大血管引起呼吸循环改变。肿瘤穿入肺内，尚局限于一个肺叶的局部时，可多径路游离肿瘤，使肿瘤孤立之后再做肺楔形切除术，切忌强行剥离以免造成创面大量渗血、漏气甚至损伤重要器官，增加手术难度。对肿瘤向外侵犯程度严重，界限不清，估计肿瘤侵犯的肺组织面积较大时，可做肺叶切除。膈肌折叠术适用于行肺叶或全肺切除时，而不需要进行膈神经切除。当纵隔畸胎瘤侵入一侧肺及支气管时，可因支气管扩张、肺脓肿或肿瘤侵犯肺门而引起病肺呈"冰冻"状态，表现为肿瘤呈侵袭性生长，边缘不清，与大血管关系密切。病肺受压时间较长、肺不张而失去功能及肿瘤向胸壁外侵时，可在胸膜外对肿瘤进行剥离，并相应切除受累的胸壁，以避免术后产生经久不愈的窦道。若肿瘤紧贴胸膜而没有侵犯胸壁，胸膜外游离解剖即足够。当肿瘤紧贴肺组织或脏层胸膜时，只需要切除少许组织即可达到无瘤缘。若肿瘤巨大，无法进入胸腔，可先于骨膜下切除1~2根肋骨，然后用电刀切开肿瘤，逐步分块切除肿瘤。如果肿瘤侵及多根肋骨，在彻底切除肿瘤和胸廓组织后，会有较大的胸壁缺损，应当重建胸壁。肿瘤巨大，广泛侵及胸腺时，可在切除肿瘤的同时，将部分或全部胸腺组织切除并作前纵隔脂肪组织广泛清除术。肿瘤破入心包或与心包粘连紧密时，应打开心包，经心包行肿瘤切除，作心包部分切除及肿瘤切除术。对受侵增厚的心包与心肌广泛粘连者，应避免过多剥离，以免损伤心肌引起心功能障碍。心包长期受肿瘤刺激，可有心包积液，

术后短期内仍会继续渗液，应行心包开窗术充分引流，避免术后形成心包积液，同时防止敞开的心包发生心包嵌顿。肿瘤切除加血管成形术或在体外循环下行畸胎瘤切除术时，如肿瘤侵及上腔静脉而引起上腔静脉内癌栓，出现上腔静脉综合征，可在体外循环下取出癌栓。切除肿瘤实施血管成形术。若肿瘤整块切除需要切除一侧头臂静脉（通常是左头臂静脉），通常不需要进行静脉重建，因为这些患者上肢静脉功能不全通常是暂时的和轻微的。若双侧头臂静脉均需要和肿瘤一并整块切除，则需要重建一侧头臂静脉，一般重建右侧。常使用聚四氟乙烯支架人工血管进行血管搭桥重建。上腔静脉部分缺损时可以用自体心包片来修补缺损。右心房和肺动脉部分缺陷也可用薄壁聚四氟乙烯补片修复。对巨大纵隔畸胎瘤压迫肺脏导致呼吸衰竭者，可在体外循环下切除肿瘤，解除对肺的压迫。在手术过程中肿瘤临近的重要结构或肉眼观察到与肿瘤关系紧密的组织需要送术中冰冻切片了解切缘情况。必要时，可同期切除肺转移灶，但因个体差异而定，主要取决于几个因素：手术入路、肿瘤切除时肺需要切除的大小及切除肺转移灶需要切除的肺组织的大小。

电视胸腔镜手术（VATS）治疗纵隔肿瘤一般用于纵隔良性畸胎瘤。当肿瘤直径≤6cm、包膜完整、与周围组织粘连不重、无感染及侵犯其他组织器官时，可行VATS手术切除。也有报道更大的纵隔畸胎瘤也可行VATS手术切除，但恶性纵隔生殖细胞肿瘤不适合此手术。由于畸胎瘤外膜厚薄不均，且常与周围组织粘连，在行VATS手术时，可扩大腋前线切口，在直视下了解肿瘤与周围组织的关系，把内镜器械与常规手术器械相结合配合使用，便于操作。VATS手术最大的优点是避免了传统开胸手术给患者带来的神经肌肉损伤，减轻了术后切口疼痛并降低术后并发症的发生率，有一定的优越性。

2. 术后并发症

（1）大血管损伤：如头臂静脉、腔静脉甚至主动脉及其分支等损伤。肿瘤与大血管粘连较重术野显露不佳时，术中过度牵拉肿瘤使血管变形，尤其是静脉壁薄张力小，血管壁受牵拉后往往呈条索状而被误认为纤维粘连，容易造成损伤。一旦发生血管破损出血可先用手指按压出血处，迅速将肿瘤大部分切下，以充分显露术野。用无损伤缝线缝合伤口，切不可盲目钳夹，以免造成血管壁进一步撕

裂，导致更加严重的后果。

（2）心包嵌顿：纵隔肿瘤侵犯心包而行心包部分切除时会出现此并发症。因此切除肿瘤后应对心包进行适当修补，如修补困难则应完全打开心包，可避免发生心包嵌顿。术后一旦确诊心包嵌顿，应立即手术治疗。

（3）支气管损伤：肿瘤直接侵及肺门或粘连较重分离肿瘤时，易误伤支气管。一旦发生损伤可间断缝合支气管裂口。手术结束关胸前常规试漏气，可避免遗漏误伤支气管。

（4）支气管胸膜瘘、肺脓肿：一般发生在肿瘤侵及肺脏并发支气管扩张，手术中又未处理病肺所致。术前要全面检查，以确定肺受压及肿瘤侵犯情况，是否并发支气管扩张、肺感染等。以便术中及时处理。

29.4 预后和随访

纵隔非精原细胞生殖细胞肿瘤包含了一大类临床和生物学上差异明显的性腺外生殖细胞肿瘤。总的来说预后较差，以铂为基础化疗配合外科手术治疗的总生存率在40%~50%。如果出现肺、肝或锁骨上淋巴结转移，则总生存率只有25%。相比之下，纵隔精原细胞瘤预后较好，总生存率达到88%~90%。以放疗为初始治疗的精原细胞瘤的无进展生存率低于化疗治疗。

目前证实的影响纵隔生殖细胞肿瘤预后因素如下。

（1）发病年龄：30岁以下患者预后较好。

（2）组织学类型：任何年龄段的成熟畸胎瘤都被认为是一种良性肿瘤。纯未成熟畸胎瘤的预后亦好，尤其是在儿童，几乎没有复发和转移风险。有恶性生殖细胞瘤成分的畸胎瘤，尤其是卵黄囊肿瘤，其复发率为25%。含纵隔肉瘤成分的畸胎瘤预后差。纵隔精原细胞瘤的5年生存率达90%，而非精原细胞瘤、非畸胎瘤的生殖细胞瘤5年生存率只有48%。

（3）肺、肝、骨和中枢神经系统转移灶的存在：转移灶的数量是化疗反应预测因素之一。

（4）分期：儿童的预后和分期相关，但和组织学类型关系不明显；成人的预后直接和肿瘤的恶性程度相关。

（5）手术切除状态：一些研究证实切除的完整性是最好的预后指标。

（6）肿瘤标志物：儿童起始甲胎蛋白大于10 000 ng/ml预示预后不良。成人治疗前β-HCG升高同样预示预后不良。

（7）增殖标记物：据报道，突变型p53的表达，P21和Bcl-2和非整倍体的存在与化疗耐药相关；但是目前没有明确的证据支持这个证据。

原发纵隔生殖细胞肿瘤在完成全部治疗后需要密切肿瘤监测。患者应主动监测肿瘤标志物，包括β-HCG和AFP、病史和体格检查以及胸部影像学检查。如果手术切除标本残存肿瘤只有坏死时，推荐胸部计算机断层扫描（CT），第1年每2个月一次，第2年每4个月一次，3~5年每6个月一次。如果手术切除标本残存肿瘤为畸胎瘤或畸胎瘤恶变，推荐胸部CT扫描前2年每4个月一次，然后3~5年每6个月一次。如果手术标本中仍有生殖细胞肿瘤，患者需要再接受两周期的依托泊苷和顺铂方案化疗。

纵隔精原细胞瘤联合右全肺切除。

男性，42岁，胸部增强CT横断面显示右侧胸腔内巨大实质性肿块侵犯右肺门，肿瘤边界不光整。肿瘤PET/CT的SUV值为4.6。经右胸后外侧切口切除肿瘤与右全肺，用丝线编织成网修补心包。术后病理报告：精原细胞瘤。

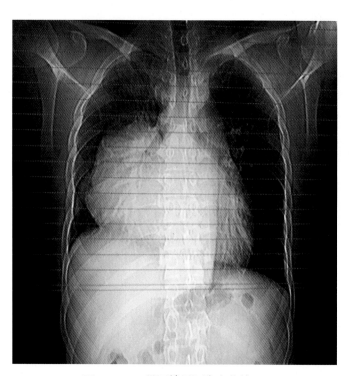

图7-29-2　纵隔精原细胞瘤术前CT

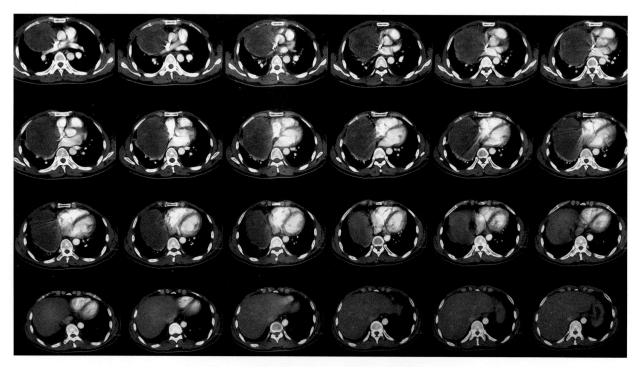

图7-29-3　CT扫描显示巨大纵隔精原细胞瘤侵犯右肺

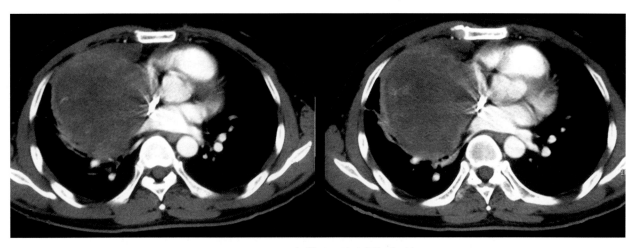

图7-29-4　CT扫描显示肿瘤侵犯右肺门

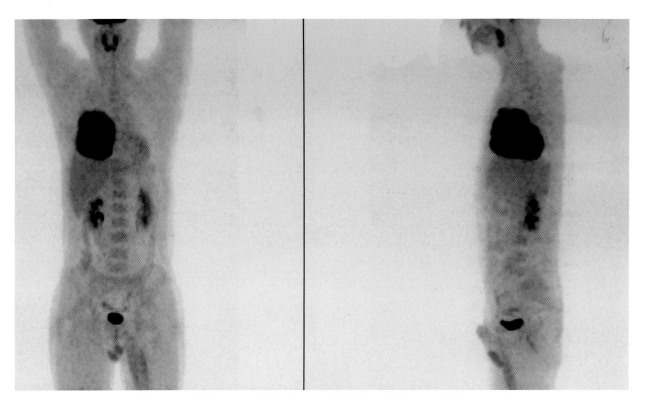

图7-29-5　巨大纵隔精原细胞瘤侵犯右肺的PET/CT检查

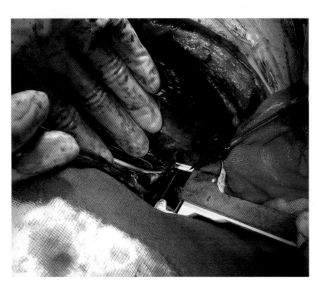

图7-29-6　用闭合器关闭右主支气管残端

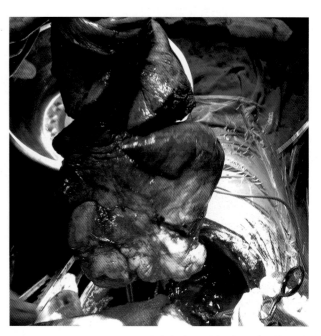

图7-29-7　肿瘤与右全肺切除

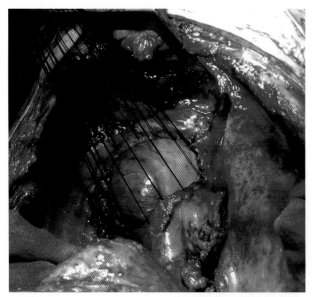

图7-29-8　修补心包

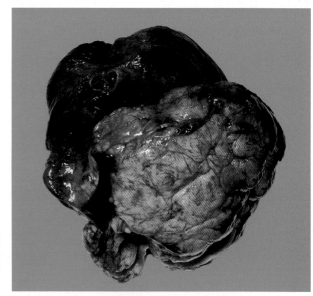

图7-29-9　术后标本

典型病例2 （图7-29-10~图7-29-14）

　　纵隔恶性卵黄囊瘤联合左全肺切除。

　　男性，30岁，胸部增强CT显示左侧胸腔内巨大实质性肿块侵犯左肺门，肿块边界不光整，肿块内密度不均，见低密度无强化区域。左侧胸腔少量积液。经左胸后外侧切口心包内切除肿瘤与左全肺。术后病理报告：纵隔恶性卵黄囊瘤。

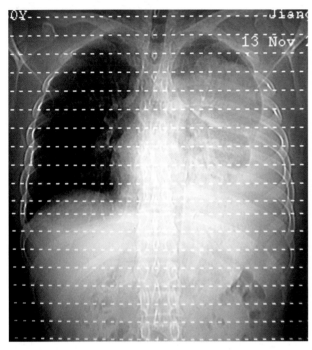

图7-29-10　卵黄囊瘤切除术前CT

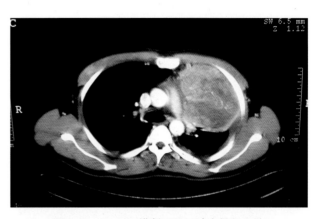

图7-29-11　CT横断面显示肿瘤侵犯左肺

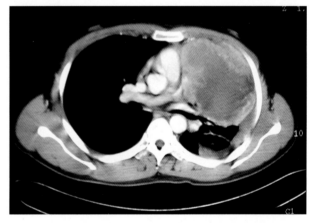

图7-29-12　CT横断面显示肿瘤侵犯心包

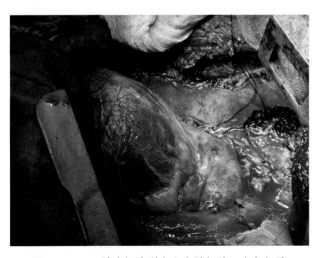

图7-29-13　肿瘤切除联合左全肺切除、心包切除

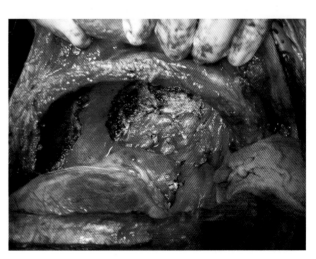

图7-29-14　部分胸壁切除

典型病例3　（图7-29-15～图7-29-18）

　　经胸骨正中纵劈切口切除纵隔畸胎瘤。

　　女性，61岁，胸部增强CT显示胸腔内有烧瓶样巨大实质性肿块，向左、右胸腔内生长。肿块边界光整，肿块内密度不均，肿块含有钙化结节和低密度区域。巨大肿块压迫纵隔内重要脏器。经胸骨正中切口切除有包膜的巨大肿瘤。术后病理报告：纵隔畸胎瘤，肿瘤内见毛发、骨骼和大量油脂组织。

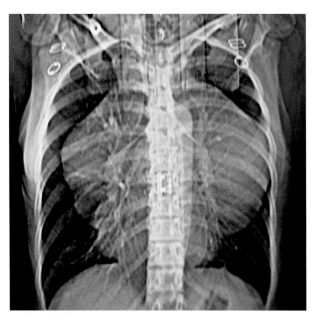

图7-29-15　巨大畸胎瘤CT

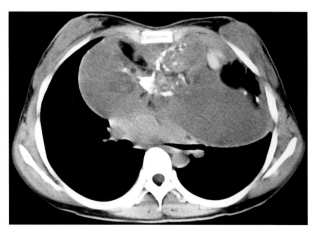

图7-29-16　CT横断面显示巨大纵隔肿瘤

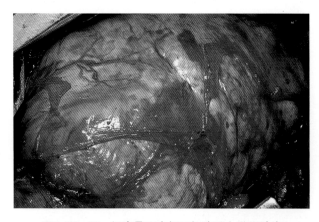

图7-29-17　经胸骨正中切口切除巨大纵隔肿瘤

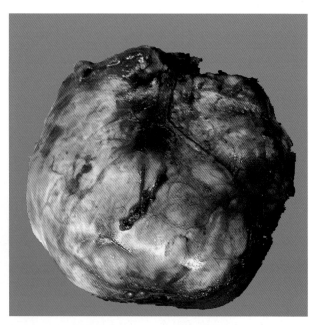

图7-29-18　巨大纵隔肿瘤标本

第30章 神经源性肿瘤

30.1 概述

30.1.1 基本概念

纵隔神经源性肿瘤是产生于胸腔内周围神经、交感神经和副神经的神经成分来源的肿瘤，每个纵隔神经源性肿瘤都有一种与其神经嵴有关的胚胎来源，依据肿瘤内主要特殊神经细胞类型（神经鞘细胞，神经节细胞，轴突）以及神经细胞分化成熟程度进行病理学分类。神经特异性烯醇化酶（NSE）是神经组织最常见的免疫组织化学标志，在所有这些肿瘤中均能检测出神经特异性烯醇化酶。

除了弥漫性神经纤维瘤病（Von Recklinghausen disease）以外，目前尚无确切证据显示纵隔神经源性肿瘤存在特异的病因因素。弥漫性神经纤维瘤病是一种很少见的外胚层和中胚层错构异常，是一种外显型遗传基因变异，临床表现变化很大，这种疾病可产生许多神经性肿瘤，大致分为中心型和周围型两类。周围型多合并各种类型纵隔神经源性肿瘤。此外患有弥漫性神经纤维瘤病的患者，若发现有纵隔神经源性肿瘤，更多可能是恶性，此类纵隔肿瘤常常从胸腔向脊柱椎管内扩展。

30.1.2 发生率

纵隔神经源性肿瘤是最常见的纵隔肿瘤之一，占全部纵隔肿瘤的10.0%～34.0%，儿童期纵隔神经源性肿瘤更常见，占全部纵隔肿瘤的50%～60%，14岁以下儿童纵隔神经源性肿瘤发生率更高，占纵隔肿瘤的84.8%。综合统计国内外10组报告共2973例纵隔肿瘤和囊肿，神经源性肿瘤占21.8%。一般来说，成人神经源性肿瘤占纵隔肿瘤第2位，国外文献报道胸腺肿瘤比神经源性肿瘤更常见，占纵隔肿瘤的第1位，部分原因是在胸部CT中更容易鉴别出胸腺肿瘤。国内大多数报告占第1位的纵隔肿瘤是畸胎瘤，神经源性肿瘤占第2位或第3位。

30.1.3 分类

根据组织学方面细胞突出类型，纵隔神经性肿瘤又分为不同的亚型：

（1）起源于神经鞘细胞的肿瘤：包括神经鞘瘤、神经纤维瘤及恶性神经鞘瘤。

（2）起源于神经节细胞的肿瘤：包括神经节瘤及神经节细胞神经母细胞瘤。

（3）起源于副神经节细胞的肿瘤：如副神经节细胞瘤。每种亚型中既可有良性肿瘤也可有恶性肿瘤。

胸腔内神经组织分布决定了纵隔神经源性肿瘤各亚型的部位，95%的纵隔神经源性肿瘤起源于肋间神经和椎旁交感神经链，这些神经和神经节都集中在椎旁沟内，一般划为后纵隔，这也是神经鞘肿瘤和交感神经肿瘤最常见的部位。副神经节细胞瘤与后纵隔的交感神经链有关，也与中纵隔心脏神经丛有关，其部位可在后纵隔，也可在中纵隔。据统计，约3/4的纵隔神经源性肿瘤位于后纵隔，但是它们也可能出现在中纵隔，以及胸腔的其他部位，如胸腺区、心包、胸壁和其他区域。纵隔神经源性肿瘤通常是良性肿瘤，恶性神经源性肿瘤很少见。

1.神经鞘肿瘤

神经鞘肿瘤包括神经鞘瘤和神经纤维瘤两类，它们衍生于神经元周围的施万细胞，是最常见的纵隔神经源性肿瘤，在已报道的病例中占40%～65%，良性神经鞘肿瘤占95%以上。神经鞘肿瘤在男女性别发生率上无明显倾向性，其高峰发病年龄在30～40岁，典型病例无临床症状，呈无痛性生长过程。由于肿瘤部位和大小不同，可以出现各种症状，如肿瘤生长得很大或生长部位特殊，出现胸内脏器受压表现，如胸痛、咳嗽、呼吸困难、咯血，喉返神经受压可致声音嘶哑。最常见是由于肿瘤压迫周围脏器或沿受累神经而出现局限性或神经源性疼痛，以及体壁神经麻痹（臂丛神经麻痹）。或是由于肿瘤向椎管内生长，压迫脊髓产生的神经系统症状。

（1）神经鞘瘤

神经鞘瘤是最常见的神经鞘肿瘤，胸腔内各种神经都可以产生神经鞘瘤，包括臂丛神经、迷走神经以及最常见的肋间神经。肉眼检查神经鞘瘤有完整的包膜，大小不一，质地较实、较硬，有囊性变时可为柔软较韧的包块。肿瘤呈圆形或结节状。肿瘤常压迫邻近组织，但不浸润周围脏器，与其所发生的神经粘连在一起。剖开肿瘤呈灰白色或灰棕色略透明，切面可见漩涡状结构，有时可见到出血和囊性变。

（2）神经纤维瘤

神经纤维瘤约占神经鞘肿瘤的1/4，在30%的神经纤维瘤患者中发现有弥漫性神经纤维瘤病。大体检查神经纤维瘤无真正的包膜，或有假包膜，肿瘤质实较脆，切面黄灰色略透明，常常找不到其发源的神经。如发生肿瘤的神经粗大，则可见神经纤维消失于肿瘤之中。肿瘤切面可见漩涡状纤维。肿瘤极少发生囊性变，也很少有囊腔形成或出血。

神经鞘瘤和神经纤维瘤均可以发生恶性变，较多见于神经纤维瘤，尤其是弥漫性神经纤维瘤病患者，其纵隔内神经纤维瘤有较高恶变倾向。纵隔恶性神经鞘肿瘤约占神经鞘肿瘤的5%以下，大多数合并弥漫性神经纤维瘤病。患者中男多于女（4∶1），从幼儿至老年均可发生，恶变病程较长，一般超过5年。恶性变的神经鞘肿瘤常见局部侵犯或远处转移。大体检查可见肿瘤无包膜，质地较硬；组织学可见瘤细胞数目增多，出现多形性，核分裂象广泛存在并有细胞栅栏，同时伴有血管增生。肿瘤形态颇似纤维肉瘤，以往有人称之为"神经纤维肉瘤"。

2. 交感神经肿瘤

第2位常见的纵隔神经源性肿瘤是从交感神经细胞分化出来的肿瘤，它们占收集的纵隔神经源性肿瘤的35%～55%，多出现在儿童。交感神经细胞肿瘤包括神经节细胞瘤、神经母细胞瘤和神经节母细胞瘤，以上肿瘤每一种都含有神经节细胞，并混有不同数量的其他神经成分（施万细胞、神经元细胞）。将交感神经细胞肿瘤再分类，则显示肿瘤分

化程度及生物学行为的差异。神经节细胞瘤是分化最好的良性肿瘤，神经母细胞瘤是典型未分化恶性肿瘤，神经节母细胞瘤在组织学表现和生物学行为属上述两类的中间类型。

2/3的交感神经细胞肿瘤发生在20岁以下的患者，其中半数以上属恶性，交感神经肿瘤生长速度快，临床症状也比神经鞘肿瘤多见，与其生长速度过快有关，也与肿瘤含有神经上皮产生的儿茶酚胺和其他血管活性物质作用有关。除了神经压迫症状以外，还可发现有脊髓硬化、高血压、腹泻和皮肤潮红等症状。

（1）神经节细胞瘤

神经节细胞瘤是良性交感神经肿瘤，占交感神经肿瘤的40%～60%，最常产生于后纵隔交感神经链。大体检查可见肿瘤形状不规则，具有包膜，切面柔软、色灰，显微镜下可见周围透明的腔隙带，节细胞混有纤维突并被疏松结缔组织基质所分隔。肿瘤内可见有髓和无髓的轴突混杂其中。

（2）神经节母细胞瘤

神经节母细胞瘤（Ganglioneuroblastoma，GNB）是一种最常发生于肾上腺和腹膜后的肿瘤，纵隔内神经节母细胞瘤临床很少见，迄今为止，国内文献仅有8例纵隔神经节母细胞瘤的报道。

神经母细胞瘤来源于原始神经外胚层细胞，形成肿瘤后仍保留其分化能力，肿瘤组织中存在各种分化程度的瘤细胞，由完全成熟节细胞构成的肿瘤为神经节细胞瘤。在神经母细胞瘤与神经节细胞瘤之间有不同成熟程度的中间类型，称为神经节母细胞瘤。神经节母细胞瘤与神经母细胞瘤的治疗和预后均不相同。

GNB属于低度恶性肿瘤，预后较神经母细胞瘤要好得多。Adam报告神经节母细胞瘤5年生存率为88%，文献一般引用的神经母细胞瘤2年存活率为45%～50%。尽管各医疗中心报告的结果不尽相同，较为一致的意见是完整切除肿瘤者，术后不需其他辅助治疗，未完全切除者术后应进行辅助放疗，发现有远处转移者除放疗外还需加用化疗以提高患者长期存活率。

（3）神经母细胞瘤

神经母细胞瘤是来自交感神经系统肿瘤，主要为肾上腺内或交感神经节内原始细胞恶性肿瘤，为婴儿和儿童中仅次于白血病和中枢神经系统肿瘤的常见的恶性肿瘤，占儿童恶性肿瘤的1/10和新生儿恶性肿瘤的1/5～1/2。神经母细胞瘤的发生率约

每年1/10万。神经母细胞瘤发生的常见部位是肾上腺及颈、胸、腹交感神经节，膀胱、坐骨神经发生神经母细胞瘤也有报告。胸内神经母细胞瘤占全身所有神经母细胞瘤的20%。

神经母细胞瘤呈结节状，被覆有血管丰富的结缔组织形成的假被膜，切面灰白呈髓样组织，其间有出血和坏死，有时有钙化，镜下病理检查有未分化型和低分化型。肿瘤细胞和神经胞突中存在不同直径或圆形、椭圆形神经分泌颗粒，颗粒的数量随细胞分化程度依次递增，肿瘤组织内发现有神经分泌颗粒是诊断神经母细胞瘤的特征之一，神经分泌颗粒与儿茶酚胺的储存及释放有关。

神经母细胞瘤诊断过程通常是首先胸部平片上发现纵隔内肿物阴影，胸部CT和磁共振确定为后纵隔肿瘤，但是术前明确诊断神经母细胞瘤仍不容易。测定尿中儿茶酚胺含量显著升高，具有诊断价值。来源于神经组织的特异性烯醇化酶（NSE）存在于交感神经源性肿瘤内，88%的病例血清内NSE值升高。

神经母细胞多在就诊时已属肿瘤较晚期阶段，治疗效果受到一定影响。手术切除仍是治疗神经母细胞瘤的最有效方法，但是术前对于肿瘤切除的可能性要有充分的估计。肿瘤局限于原发部位或已扩散但不超过中线，可以行根治性切除。手术发现肿瘤已与周围重要脏器或血管粘连，不必强行切除，可做部分切除或仅行活检，术后行化疗、放疗，再次手术仍可达到有效治疗的目的。神经母细胞瘤对放疗极为敏感，但是单用放疗罕见肿瘤能治愈者。肿瘤已扩散并超过中线或有远处转移者，联合手术、放疗和化疗有一定价值。对于神经母细胞瘤骨转移剧烈疼痛的病例，放疗有减轻骨性疼痛、缓解症状的作用。化疗对神经母细胞瘤有确切的治疗作用，但是化疗不能明显地改善预后，化疗多采取几种化疗药物联合应用。

3. 副神经节细胞肿瘤

副神经节细胞瘤是一种很少见的纵隔神经源性肿瘤，占收集病例的不足5%。它源于正常存在胸腔内各种部位的副神经节组织，包括中纵隔和后纵隔。副神经节细胞瘤不同于其他纵隔神经源性肿瘤，它在任何部位发生率大致相等。根据它们起源部位进行分类，位于中纵隔的有主动脉体（头臂干）副神经节细胞瘤，起源于后纵隔脊肋沟的主动脉副交感神经节细胞瘤。副神经节细胞瘤在组织学上与嗜铬细胞瘤一样，根据是否分泌儿茶酚胺或其他血管活性物质分为有功能的或无功能副神经节细胞瘤。无功能副神经节细胞瘤又称为化学感受器瘤，有分泌功能的称为嗜铬细胞瘤。与其他纵隔神经源性肿瘤不同，它们表现出更多的临床症状，主要是肿瘤直接侵犯、对周围脏器的压迫，或者释放儿茶酚胺所致。副神经节细胞瘤血管丰富，大体上多无包膜，呈浸润性生长。显微镜下可见成堆均匀一致的"Zellballen"细胞，被高度血管化的基质小梁所分隔，副神经节细胞瘤有无分泌功能在组织学上无明显区别。主动脉体副神经节细胞瘤多出现在年轻人，性别分布相等，这些肿瘤容易广泛侵犯周围纵隔脏器，肺、肝或骨转移的发生率很高。主动脉交感神经链的副神经节细胞瘤更多见于30～40岁人群，特别在男性。此类肿瘤较主动脉体副神经节细胞瘤发生率低，更多局部生长，远处转移较少。任何一类副神经节细胞瘤，判断良、恶性都取决于肿瘤有无胸播散或者手术能否彻底切除，而不是组织学上有无特殊。

30.2 诊断

30.2.1 临床症状

大多数纵隔神经源性肿瘤，与无症状的纵隔病变一样，多在常规胸部X线检查时发现，若出现症状，主要与交感神经肿瘤或副神经节细胞肿瘤，或恶性肿瘤的特有症状有关。临床症状可以分为肿瘤的局部作用和全身作用，局部作用与肿瘤局部压迫或侵犯周围脏器有关，全身作用则是肿瘤释放的生物胺类或其他生物介质产生的相关症状（表7-30-1）。所有的交感神经肿瘤和副神经节细胞瘤都可能分泌生物胺，在这些生物介质引发症状的患者尿中可以发现儿茶酚胺衰变产物（香草基杏仁酸和同型杏仁酸）量增加。

30.2.2 影像学及核素扫描

胸部正、侧位片是确定纵隔神经源性肿瘤最常用的检查方法，后纵隔圆形软组织密度肿物，80%可能是神经源性肿瘤。肿物轮廓与其特殊组织学类型相关神经鞘瘤多为圆形，边界清晰，肿瘤的上、下都可见到典型的压沟作用。交感神经肿瘤多为卵圆形或长圆形神经节细胞瘤，典型的是沿后侧交感神经链呈长圆形肿物，边缘逐渐模糊不清看不到明显的压沟，但是可有其他胸膜改变，如胸腔积液，或胸膜结节。神经纤维瘤多见软组织肿瘤的分叶，但是分叶在恶性神经鞘肿瘤或者恶性交感神

表7-30-1　纵隔神经源性肿瘤的症状

局部症状

疼痛：局部，神经性，胸膜疼痛

脊髓压迫：哑铃形肿瘤

霍纳综合征

喉返神经麻痹

膈神经麻痹

呼吸困难

吞咽困难

臂丛麻痹

静脉充盈：颈面部；上肢

上肢缺血

脊椎侧凸

胸壁畸形

全身症状

高血压

皮肤潮红

出汗

腹泻，腹胀

体重减轻

乏力

经肿瘤发生率更高。神经鞘瘤可发生囊性变并见到均匀钙化灶，巨大神经节细胞瘤偶可见到斑点状钙化。

纵隔神经源性肿瘤可能造成骨性胸廓和脊椎骨多处异常，胸部X线片上即可显示。良性肿瘤也可见到肋骨头下缘侵蚀和肋间隙增宽，严重的可造成肋脊关节脱位。恶性神经源性肿瘤，特别是交感神经肿瘤，可以产生肋骨破坏。最常见的椎骨异常是椎间孔增大，见于5%的患者。这种现象提示肿瘤有可能扩展到脊椎内，需要深入研究。有时可见远离肿瘤的胸椎后凸畸形，或椎体发育异常，此种表现更常见于交感神经肿瘤。

胸部CT扫描提高了对纵隔神经源性肿瘤诊断的敏感性和准确性。CT扫描可以肯定病变的部位、性质、轮廓特点以及与周围结构关系，也可筛查出恶性肿瘤远处部位转移（肺、肝）。此外，CT可估计局限性肋骨和脊椎受侵蚀的范围或椎间孔有无扩大。最后，CT还可以估计后纵隔肿瘤椎管内侵犯程度。然而，确定肿瘤是否侵犯椎管内，MRI比CT效果更佳。

MRI评估纵隔神经源性肿瘤有其特殊价值。它能从冠状面、矢状面和轴面三个方向来显示肿瘤整个范围，显示椎管内神经结构，从而区分正常脊髓和肿瘤组织，估计肿瘤侵犯脊髓的程度。对于血管丰富的副神经节细胞瘤，MRI可以提示肿瘤内血管化情况（流空现象）；此外，MRI很容易将纵隔神经源性肿瘤与大血管区分开来。确定纵隔肿瘤已经侵犯椎管内，选择性动脉造影可以鉴定供血给前脊髓动脉的Adamkiewicz动脉，造影检查主要应用在下胸部第6胸椎水平以下的肿瘤。应用^{131}I metaiodobe-nzylguanidine扫描能有效地确定胸内和胸外有分泌功能的副神经节细胞瘤嗜铬细胞瘤，这种方法诊断嗜铬细胞瘤的假阳性率为0，假阴性率为10%，也可用于最初筛选嗜铬细胞瘤，或者对已知有嗜铬细胞瘤患者确定体内可能存在的多发肿瘤。

30.2.3　有创性检查

根据影像学的特点，大多数纵隔神经源性肿瘤诊断并不困难。但是要对某些肿瘤术前做出确切诊断和分类，则需要组织学资料。一般术前多用针吸活检，但是用这种检查方法诊断神经源性肿瘤并不令人满意，一组报告50%的病例针吸活检可供诊断的材料不足，材料充足时诊断正确率为86%，可见针吸活检的作用有限。对于后纵隔肿瘤，为诊断而行的纵隔镜检查也有一定的限制。此外，各种纵隔神经源性肿瘤，无论良性还是恶性肿瘤都在逐渐生长增大，终将对周围胸内脏器产生压迫，或因其特殊的内分泌作用产生临床症状，因此需要早期诊断和治疗。外科手术切除是最主要的处理方法，它既可以进行诊断分类，同时也是一种治疗手段。术中冰冻组织活检确定肿瘤良、恶性有时极为困难，特别是神经鞘瘤。在这种情况下最适宜的做法是在合理范围内行肿瘤大块切除，此时术中仅鉴定其组织来源而不再进一步分类。

30.3　手术适应证

30.3.1　神经鞘肿瘤

无论良性还是恶性，都以手术切除为好。

30.3.2　神经节细胞瘤

为良性肿瘤，包膜完整，均应行外科手术切除，治疗效果满意。相比神经鞘瘤较难完整切除，但也应力争尽量切除干净。位于纵隔高位者，肿瘤切除后较易出现并发症，如声带麻痹、颈交感神经麻痹（霍纳）综合征、面部和上肢的其他神经症状等。此种并发症皆与手术有关，术中应仔细辨认肿瘤的周围组织，将肿瘤完整切除，则上述的术后并发症可以完全避免。

30.3.3　神经节母细胞瘤

为低度恶性肿瘤，肿瘤包膜多完整，手术切除机会仍较大。首选手术治疗，对肿瘤包膜不完整者，应尽可能多的切除肿瘤及包膜，以防术后复发。

30.3.4　神经母细胞瘤

恶性度最高，生长最快，肿瘤包膜不完整，完整切除的机会较少。但也应力争彻底切除原发病灶，术中予以标记，以便术后放疗。Evans将恶性神经性肿瘤临床分为4期：Ⅰ期——肿瘤包膜面无侵犯性；Ⅱ期——肿瘤侵犯周围软组织和骨骼，但未越过中线，同侧淋巴结可能受累；Ⅲ期——肿瘤扩展超过中线，双侧淋巴结可能受累；Ⅳ期——出现血行转移。Ⅰ期患者病变多能完整切除，个别术后复发仍可再手术切除。治愈者大多为Ⅰ期患者。年龄越幼小（2岁以内）治愈率越高。Ⅱ期患者可完整切除，但有些仅做部分切除，辅以放疗。Ⅲ期患者仅做部分切除或仅行活检，联合放化疗。Ⅳ期患者不具备手术指征，预后不良、多数在1年内死亡。

30.3.5　副神经节肿瘤

无论副神经节瘤有无功能，手术切除均为最佳治疗手段，手术成功的关键在于充分的术前准备、优良的麻醉处理和手术技巧。非嗜铬性副神经节瘤一旦确诊，一般都能安全切除。嗜铬性副神经节瘤由于其分泌儿茶酚胺的特性，必须做好充分的术前准备。术前应用β受体阻滞剂苯氧苄胺使患者血压达到正常或接近正常，β受体阻滞剂有助于防止室上性心动过速。近10%的患者有多个副神经节瘤，因此在切除纵隔副神经节瘤后，应争取找到并切除其他部位的副神经节瘤，才能取得较好的治疗效果。Orringer提出胸内副神经节瘤的外科原则：彻底切除是此类肿瘤的唯一肯定性的治愈性治疗，早期游离及阻断静脉回流减少儿茶酚胺对全身的释放，肿瘤连同包膜完整切除以减少手术野的种植，必要时应用体外循环等。

30.4　手术治疗

30.4.1　治疗原则

纵隔神经源性肿瘤诊断确定后，应进行术前评估，选择适宜外科治疗方法。如前所述，大多数纵隔神经源性肿瘤，包括各种组织学类型的良性或恶性肿瘤，缺乏临床症状，因此，外科治疗的指征并不取决于有无症状。外科处理的目的，一是良性神经源性肿瘤，若无外科手术，难以获得确切病理诊断，另一方面，肿瘤增长最终可能侵犯周围脏器，将限制外科彻底切除。常规切除纵隔神经源性肿瘤有两个明显的例外，一是胸腔外肿瘤广泛转移（如神经母细胞瘤），二是胸内大血管结构广泛受侵（如主动脉体副神经节细胞瘤）。

30.4.2　常见手术切口选择

（1）胸后外切口适用于第4肋间神经以下的神经性肿瘤，取肿瘤发源肋间为切口进路。手术进入胸腔后，若肿瘤位于脊柱旁沟内，被覆壁层胸膜，貌似固定，但沿肿瘤边缘切开胸膜，肿瘤易被剥离，切除并无困难，若能寻见有关神经，可酌情切除一段。

（2）胸前外侧切口适用于胸顶部神经鞘瘤，一般采用胸前第4肋间切口。

（3）后背部纵行、横行或弧形切口适用于纵隔哑铃状肿瘤Ⅱ期胸外切除。

（4）胸后外切口、后背正中弧形或横行切口适用于后纵隔椎管内哑铃形肿瘤全切除。

（5）后胸壁胸膜外小切口适用于后纵隔定位准确的小肿瘤。优点是切口小、创伤小、术后恢复快。缺点是手术切口小、暴露不充分、易造成术中止血困难、术后出现胸膜外血肿和肋间神经痛等。

（6）胸腔镜辅助胸部小切口适用于纵隔内小肿瘤。此方法可克服第5种切口的种种缺点。

30.4.3　具体手术方法

1. 常规手术方式

大多数纵隔神经源性肿瘤位于后纵隔，当确定肿瘤无椎管内侵犯，可经后外侧剖胸切口摘除肿瘤。典型的经肋间切口，在肿瘤上或下、一或两个肋间进入胸腔，这样可以避免开胸时损伤肿瘤，然后再进行肿瘤切除。交感神经肿瘤比神经鞘肿瘤更容易与周围组织粘连，可能需要切除部分邻近组织（肺组织切除）以达到肿瘤切缘干净。有时要完整地切除神经源性肿瘤会不可避免地牺牲神经根。细心地分离和结扎邻近的肋间血管，可避免发生血管断端回缩到椎管，造成出血和脊髓损伤。肿瘤起源于重要运动神经或肿瘤邻近重要神经（喉返神经、臂丛神经）时，可能需要借助手术显微镜保护附近神经纤维进行解剖。术前应告知患者因手术操作有可能出现术后感觉或运动障碍。此外，神经受压后恢复过程难以预测，肿瘤切除后术前症状能否完全消除更无法确定，这些均需要向患者和家属交代清楚。

2. 胸膜外肿瘤摘除

外科摘除较小的后纵隔神经源性肿瘤，若采用常规后外侧剖胸切口，创伤较大，出血多，并有术后切口疼痛等症状。对此类肿瘤可以采用微创外科技术进行治疗。方法为在背部做一纵行切口，长3~4cm，切开皮肤、皮下组织，解剖椎旁肌，切除一小段肋骨，于胸膜外应用钝性和锐性解剖，将神经源性肿瘤摘除。胸膜外纵隔肿瘤摘除术临床已应用多年，效果颇佳。此种切除方法的优点是手术创伤小，无明显出血，手术时间及麻醉时间均缩短，尤其是手术操作不进入胸膜腔，不干扰呼吸系统，术后恢复快，切口疼痛很轻。不置入胸腔引流管，术后次日即可下地活动。若担心切口积血，可于皮下置橡皮引流片，术后24小时拔除。

胸膜外纵隔肿瘤摘除手术的关键是术前确切定位，纵行切口就作在肿瘤的表面，一般于术前一日在透视下定位标记。另外术中应仔细操作，注意解剖结构，保证在胸膜外切除肿瘤，若术中不慎撕破胸膜，小的裂伤可即时修补，较大的裂伤不能修补者可置胸腔闭式引流。胸膜外肿瘤摘除是一创伤小而有效的手术治疗方法，推荐肿瘤直径小于3cm、位于后纵隔的良性神经源性肿瘤使用。

3. 哑铃状肿瘤的处理

后纵隔神经源性肿瘤通过椎间孔向内侧生长进入椎管，在椎管内产生明显肿瘤，这种类型肿瘤在狭窄椎间孔两侧均有球形肿瘤，外观上形成"哑铃状"。对于任何一个后纵隔肿瘤都应当警惕"哑铃状"肿瘤的存在。后纵隔神经源性肿瘤中约有10%为哑铃状肿瘤，各种类型神经源性肿瘤都可能出现"哑铃状"，其中最多见的仍是神经鞘瘤，约占90%。这种类型肿瘤约60%出现脊髓受压症状，其余的则无临床症状。临床医师术前若未能辨识"哑铃状"肿瘤存在，手术中才发现，手术操作将会遇到一定的困难。为了彻底摘除椎管内肿瘤，有可能会损伤椎管内血管，造成椎管内出血、血肿，术后产生截瘫。因此，对于任何后纵隔神经源性肿瘤都应提高警惕，术前进行充分检查，设计最佳手术方案。

摘除"哑铃状"肿瘤最好选择胸外科与神经外科合作一期手术。患者置侧卧位采取"L"形切口，切口的垂直部分要越过脊椎骨的棘突，包括受累椎间孔的上、下5cm，切口的水平部分应向侧方延伸到常规的剖胸切口，将切口下方的皮肤和皮下组织向上方牵拉经肋间进胸。在胸腔内游离肿瘤解剖直至椎间孔以后，神经外科医师切开椎板进入椎管经硬膜外，必要时用显微外科技术，将肿瘤从脊髓内解剖出来。胸腔内、外部分肿瘤完全摘除后，应用组织瓣严密封闭椎间孔，以防术后脑脊液外漏。

另一种手术方法是患者俯卧位，做背部弧形切口。这种方法特别适合于大部分肿瘤在椎管内，或病变累及两个以上的椎间孔。处理小儿纵隔"哑铃状"神经源性肿瘤，手术应与骨科医师协作以减少术后晚期可能发生的脊柱侧弯。治疗"哑铃状"肿瘤的各种方法均有其优、缺点，采取哪种方法均可获得优良结果，临床上更多地取决于胸外科医师偏好。少见的情况下，肿瘤局限性地累及心脏大血管，需要在体外循环下摘除肿瘤。

有双孔胸腔镜联合后正中切口治疗后纵隔哑铃形神经源性肿瘤的报道。具体为患者双腔气管插管全身麻醉成功后，取健侧卧位，术区常规消毒、铺巾，由神经外科医师切除椎管内肿瘤。对于肿瘤已侵蚀椎体，椎体后部缺损。由骨科医师行椎弓根钉棒内固定以稳定脊柱。患者不变换体位，改为健侧肺通气，由心胸外科医师采用胸腔镜手术切除胸腔内肿瘤，具体方法：于患侧腋中线第7肋间做1cm长切口为观察孔，腋前线第4肋间做一约3cm长切口为操作孔，超声刀分离粘连，暴露后纵隔肿瘤，置入电凝钩、超声刀及吸引器等操作器械。进入胸腔后，沿肿瘤基底部切开纵隔胸膜，使用卵圆钳及圆头吸引器于包膜内钝性分离肿瘤，滋养血管予以电凝灼烧止血。较粗大的血管用超声刀切断，完整切除肿瘤后彻底止血，冲洗胸腔后残腔内放置止血纱及吸收性明胶海绵，关闭纵隔胸膜，放置胸腔引流管一条。

4. VATS或达芬奇机器人摘除肿瘤

近十余年来，电视胸腔镜辅助外科（VATS）已经用于纵隔神经源性肿瘤的诊断与治疗。典型的神经源性肿瘤术前影像学检查即已显示，VATS可以在直视下解剖游离肿瘤，最后经一小切口将肿瘤移出胸腔。位于胸膜顶后纵隔神经源性肿瘤，VATS可以更好地检视，对这种情况VATS手术有其独到之处。对于大多数患者来说，VATS技术显然比常规开胸手术有更多的优点。

国内外均报告了应用VATS摘除纵隔肿瘤的经验，特别是摘除纵隔神经源性肿瘤是VATS最佳适应证。随着电视胸腔镜手术技术的逐渐成熟，学者们发现后纵隔区域解剖结构简单，该区域肿瘤的手术切除适合在电视胸腔镜下完成，其后胸腔镜术式得到了快速推广，并凭借微创手术的优势取代开胸手术成为后纵隔肿瘤的首选术式。采用VATS摘除纵隔神经源性肿瘤不仅获得临床医师欢迎，也为患者接受。任何一种治疗方法均有其确定适应证和禁忌证，选择VATS应当为局限性、良性纵隔神经源性肿瘤，由有丰富胸腔镜应用经验的外科医师进行操作，如此方能获得良好治疗效果。

术前行CT和MRI检查，主要是检查肿瘤与周围组织的关系，特别是肿瘤与脊柱和脊索的关系。手术：双腔管麻醉后取60°前倾正侧卧位，切口入路如上述，构成反"L"形。从辅助切口放入五叶扇形拉钩将肺向前胸推压，彻底暴露后纵隔靶区。肿瘤周围的胸膜行环形剪开，用内镜剪刀或右弯钳锐性松解瘤体与周围组织的疏松连接，交感神经干和2mm以外的血管用钛夹钳夹后切断，2mm以下的血管用电刀切断。在脊柱旁区最好使用双极电刀止血，不要使用单极电刀以防误伤脊索或神经根。创面应严格止血以防硬膜外血肿。同时警惕在脊柱旁区不用凝胶体、泡沫材料和氧化性纤维素以免损伤脊髓或引起脊髓压迫。

神经源性肿瘤多有致密的包膜，从肿瘤包膜内剥除肿瘤是安全的手术方式。如果是神经鞘来源的肿瘤，打开包膜后瘤体与包膜间通常只有疏松粘连，用"花生米"或者吸引器钝性分离即可轻松将肿瘤剥除；如果是神经来源的肿瘤，包膜内粘连相对致密，且有较多供应血管，但包膜内通常只有肿瘤来源神经，而周围邻近神经或肋间血管等其他重要结构均走行于包膜外，且供应血管常为较细小的血管，因此从包膜内可以采用电钩或超声刀等锐性游离方式，只要在包膜内进行，一般不会损伤周围组织，即使是胸膜顶区域，也不会伤及星状神经节。但是如果肿瘤与包膜粘连过于致密，无法保留肿瘤包膜时，则损伤周围神经的概率明显增加，特别是位于胸膜顶的肿瘤。由于该部位显露较差，星状神经节常紧贴肿瘤，所以如果切除时超越到肿瘤包膜外，则极容易损伤星状神经节而导致霍纳综合征。包膜内切除肿瘤对于后纵隔神经源性肿瘤的胸腔镜下切除是一个需要遵守的重要原则。王俊教授认为，实性肿瘤直径大小是决定胸腔镜手术可行性的重要因素，直径≥6cm的神经源性肿瘤胸腔镜手术难度增加。肿瘤直径超过6cm时手术时间延长，

失血量增加、中转开胸率显著增加。分析其主要原因是肿瘤体积较大，瘤体血液供应丰富，影响术中的显露。但如谨慎把握手术指征，并具有较丰富的胸腔镜手术经验，直径≥6cm的后纵隔神经源性肿瘤全腔镜下切除还是安全的。

位于胸膜顶的后纵隔神经源性肿瘤是该类手术的另一个难点。由于该处空间相对狭小，毗邻重要血管、神经，解剖结构复杂，胸腔镜手术难度大，并发症比例高。

5. 达芬奇机器人摘除肿瘤

后上纵隔神经源肿瘤由于肿瘤位置较高、操作空间狭小，常规开胸手术时手术视野差、肿瘤暴露困难，胸腔镜手术时手术器械移动常受限制，甚至器械不能到达，难免会造成解剖的困难，以致失去精确性，而机器人手术系统的精确性极佳。达芬奇机器人手术系统的机械手臂具有手腕式7个自由活动度，包括进退、手腕旋转、上下左右方向弯曲、末端的抓握动作，手腕式灵活性的机械臂拓展了器械在有限术野及固定角度下的活动空间，同时可以延伸到传统器械不能到达的领域。

达芬奇机器人手术系统切除后纵隔神经源肿瘤时，仅需要1个1.2cm切口作为进镜孔和2个0.8cm切口作为操作孔，术中使用8mmHg人工气胸，并不会增加呼吸道阻力，但能够明显增加术中暴露。

对于机器人手术，体位和切口的位置决定了手术过程的难易程度甚至成功失败。通常选择腋中线第7肋间作为进镜口位置，肿瘤位置高时，选择侧卧位折刀位，以防止镜头臂压迫髋部，器械臂孔分别选在腋前线第4或5肋间和肩胛线第7或8肋间。肿瘤位置偏低位时，选择侧卧位，略前倾，切口摆放适当向后"旋转"：前切口略上移，后切口略下移，进镜口也可略前移。不同于腔镜手术或开放手术，并不是切口距离肿物越近越好，切口距离肿物越近，器械尖端横向移动相同的距离时大臂移动幅度越大，造成碰撞的机会越多，从而限制器械活动，所以选择更远的切口更有利于操作。操作中，左手操作双极电凝抓钳，右手用电凝钩来完成全部操作，电凝钩分层电凝离断，双极抓钳处理滋养血管并辅助暴露，但因为肿瘤通常较脆，没有硬韧的外膜，且抓钳没有力反馈，无法完成徒手操作时"含夹"的动作，为避免肿瘤破碎，采用"推""压"等动作来达到牵拉暴露的目的。

达芬奇机器人后上纵隔神经源肿瘤切除手术安全可行，手术效果良好，对于胸膜顶等特殊狭窄

空间内的神经源性肿瘤的切除，特别是在保留神经功能方面，达芬奇机器人手术系统有明显的优势。

30.5　术后并发症的预防

30.5.1　霍纳综合征和喉返神经损伤

后纵隔位于脊柱旁的神经源性肿瘤切除后最常见的并发症是霍纳综合征，表现为星状神经节损伤而引起的单侧眼球下陷、眼睑下垂、瞳孔缩小及面部无汗症。有些患者术前可合并此征，应向家属及患者解释清楚并有足够思想准备。术中应尽力避免损伤星状神经节和交感神经链。我院有1例左后上纵隔神经鞘瘤因交感神经链穿行其间，行肿瘤切除术后出现霍纳综合征。此外，对于来自迷走神经的神经源性肿瘤应尽力游离出迷走神经，避免过度牵拉损伤喉返神经。

30.5.2　椎管内损伤

对后纵隔椎管内哑铃状神经源性肿瘤，无论有无症状，最好先采用椎板切开，取出椎管内肿瘤，然后再开胸切除后纵隔肿瘤。此术式可避免单纯经胸切口剥离椎管内肿瘤易出现的椎管内出血、脊髓损伤、脑脊液漏和遗留部分肿瘤组织等并发症。

30.5.3　血管和臂丛神经损伤

对位于一侧胸腔顶附近同时又侵及颈部的神经源性肿瘤，由于肿瘤可能侵犯颈胸部重要动、静脉和臂丛神经，手术摘除时如暴露不佳，就有可能造成血管、臂丛神经损伤。笔者采用一侧颈胸部半蛤壳状切口摘除2例一侧颈胸部神经源性肿瘤，获得了较好的效果。此切口的操作方法为患者仰卧，术侧胸部垫高30°~45°，行必强求彻底切除。

30.5.4　巨大神经源性肿瘤手术并发症

对于占据一侧大部或全部胸腔的巨大神经源性肿瘤，因广泛粘连或压迫周围脏器，手术切除常较困难。原则上应将瘤体及包膜全部切除。切口选择应视具体情况而定。文献报道采用胸后外侧切口（必要时横断胸骨，或切除切口上下沿的肋骨），切除2例最大径为20cm以上的巨大神经源性肿瘤获得成功。此切口有利于病灶暴露和手术操作，也可防止术中巨大肿瘤对心脏、大血管的直接压迫而加重循环障碍。

术中注意：

（1）包膜内快速剥离摘除肿瘤，解除肿瘤对心脏的压迫，减少术中渗血。若肿瘤血液供应丰富或贴近心脏大血管者，须十分谨慎。

（2）包膜内分离困难者可先行"肿瘤分块切除"以迅速降低瘤内压。

（3）贴近心脏大血管者可从正常心包和血管外膜处解剖，连同心包、血管外膜一并切除或于包膜内分离解剖切除肿瘤后再分别切除累及的心包以及大血管外肿瘤。

（4）如肿瘤累及肺脏无法分离则应行肺叶部分切除或肺叶切除。

典型病例1 （图7-30-1～图7-30-10）

　　经右胸后外侧切口纵隔副节瘤切除。

　　女性，47岁，胸部增强CT显示纵隔内巨大实质性肿块压迫气管，与上腔静脉，胸主动脉、左右肺动脉关系紧密。肿瘤边界尚清晰，血运丰富，肿瘤内部密度不均。经右胸后外侧切口，切断右主支气管，右上叶支气管，右中间干支气管切除肿瘤。行次级隆凸成形术。病理报告：纵隔副节瘤伴坏死，有包膜浸润。免疫组化结果：NSE（++），NF（+），Syn（++），CgA（++），EMA（+），S100（+），AE1/AE3（-）。

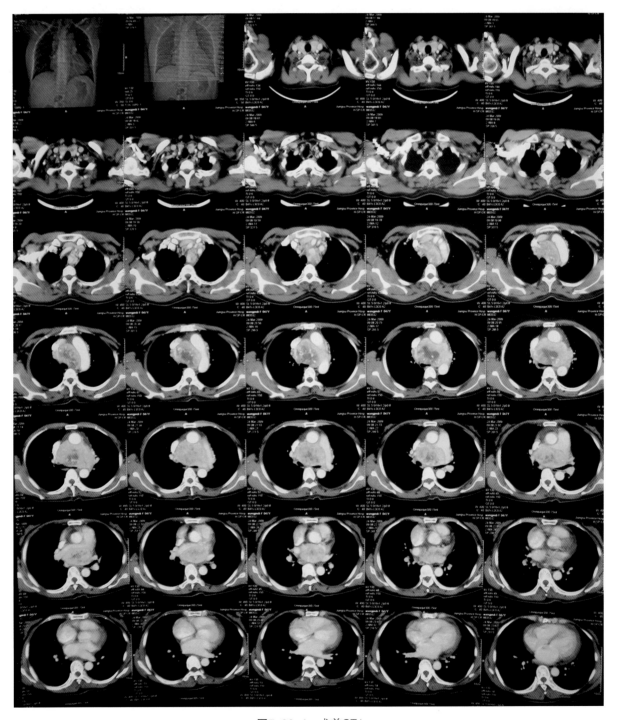

图7-30-1　术前CT1

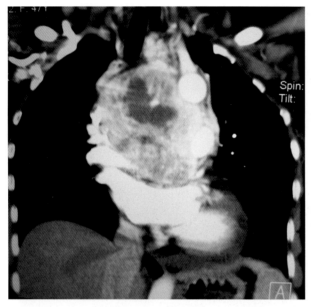

图7-30-2 术前CT显示肿瘤增强明显提示血运丰富

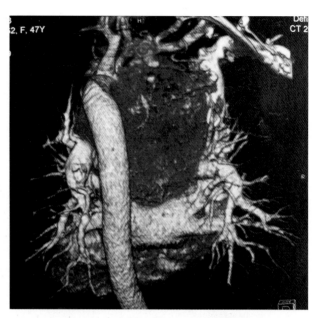

图7-30-3 术前模拟CT显示肿瘤血运丰富

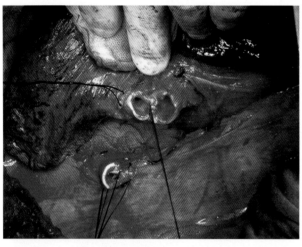

图7-30-4 切断右主支气管，右上叶支气管，右中间干支
气管切除肿瘤

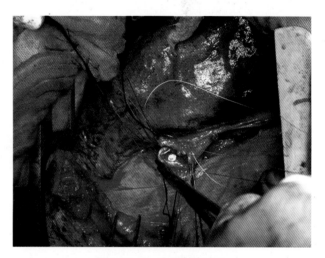

图7-30-5 次级隆凸吻合

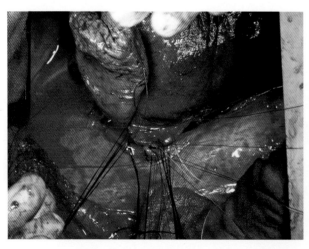

图7-30-6 次级隆凸吻合完毕

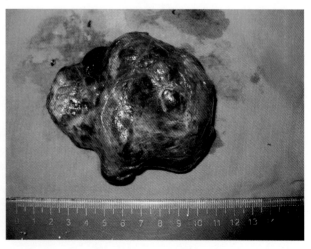

图7-30-7 术后肿瘤标本

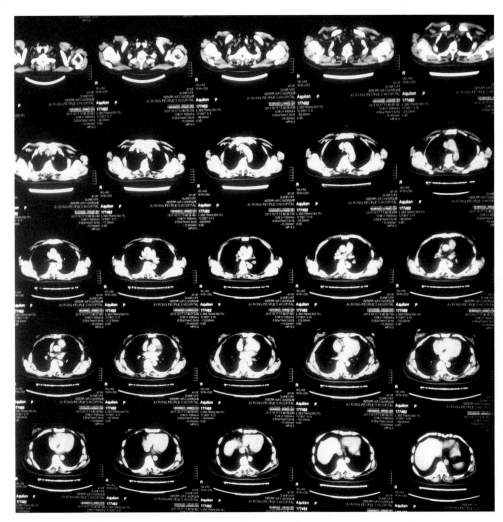

图7-30-8 术后CT

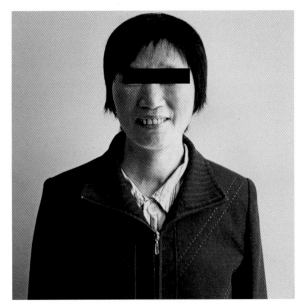

图7-30-9 术后10日

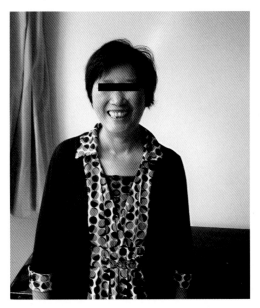

图7-30-10 术后12年

典型病例2　（图7-30-11~图7-30-21）

经右胸后外侧切口切除纵隔神经纤维瘤。

女性，48岁，X线正位胸片和胸部增强CT横断面显示纵隔内巨大实质性肿块压迫气管，与上腔静脉、胸主动脉、左右肺动脉关系紧密。肿瘤边界尚清晰，血运丰富，肿瘤内部密度不均。经右胸后外侧切口切除肿瘤与右上肺。病理报告：纵隔神经纤维瘤。

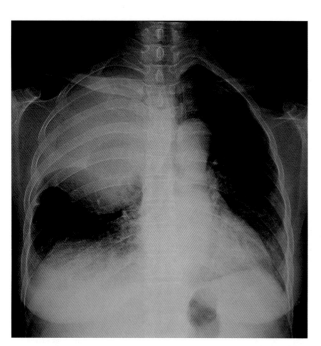

图7-30-11　右神经源性肿瘤联合肺切除X线正位胸片

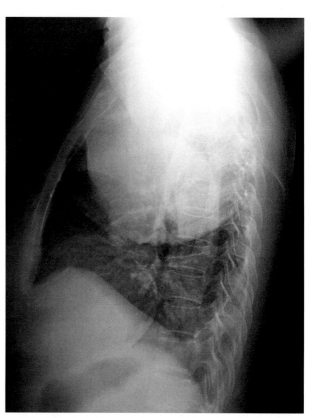

图7-30-12　右神经源性肿瘤X线侧位胸片

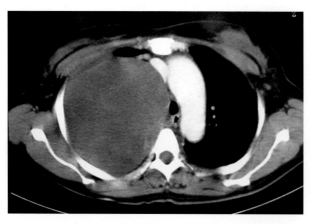

图7-30-13　CT横断面显示右巨大神经源性肿瘤

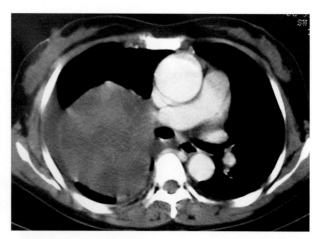

图7-30-14　CT横断面显示右神经源性肿瘤侵犯肺门

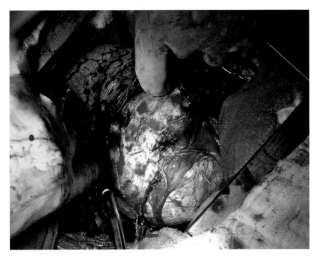

图7-30-15　肿瘤与肺紧密粘连

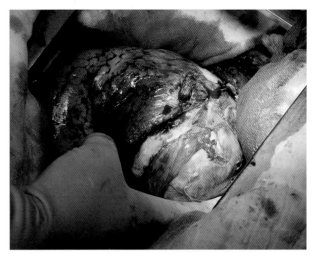

图7-30-16　游离肿瘤

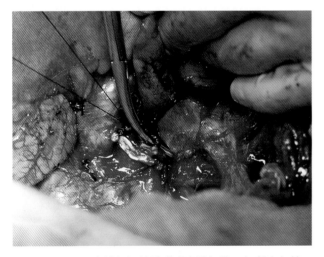

图7-30-17　右神经源性肿瘤联合肺切除，切断支气管

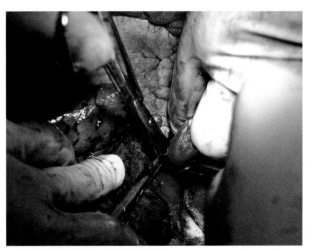

图7-30-18　右神经源性肿瘤联合右上肺切除后瘤床止血

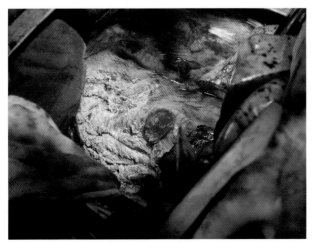

图7-30-19　右神经源性肿瘤联合右上肺切除后瘤床

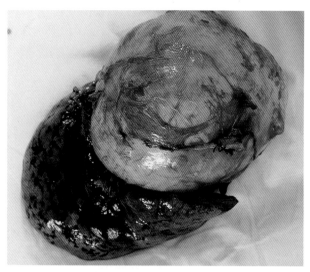

图7-30-20　右神经源性肿瘤联合肺切除标本

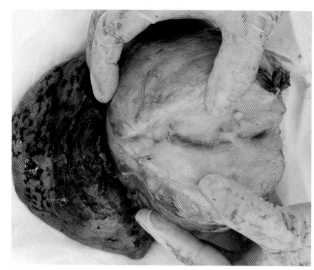

图7-30-21　右神经源性肿瘤联合肺切除标本剖面

第31章 巨大纵隔肿瘤的外科治疗

31.1 概述

目前对巨大纵隔肿瘤的诊断标准尚未统一。一般认为巨大纵隔肿瘤定义为直径>10cm、在胸部侧位片上肿瘤占据1个以上纵隔分区的纵隔肿瘤或占据一侧胸腔1/2以上的纵隔肿瘤可称之为巨大纵隔肿瘤。以畸胎瘤、胸腺瘤为多见，常见的还有神经源性肿瘤、生殖源性肿瘤、脂肪瘤、错构瘤、内胚叶窦瘤和纵隔囊肿等。由于巨大纵隔肿瘤种类繁多，病变复杂，手术切除难度大，易出现渗血、窒息、大出血及休克。对手术者和麻醉医师均是极大挑战，国内外文献鲜有大宗病例报道。2006年，笔者报道82例巨大纵隔肿瘤手术切除，51例良性肿瘤完整切除48例。31例恶性肿瘤中，根治性切除17例，姑息性切除14例。笔者的体会是术前详细检查，充分准备，术中仔细操作，可提高手术切除率并降低死亡率。

31.2 诊断

巨大纵隔肿瘤的临床表现有胸闷、胸痛、气短、咳嗽、呼吸困难、肺部反复炎症史、咯血（一般为痰中带血丝，少数为咯全口血）和患侧胸壁隆起或饱满等，部分患者因肿瘤压迫上腔静脉出现上腔静脉综合征。胸部增强CT检查是纵隔肿瘤重要的检查手段，胸部CT能清晰分辨纵隔肿瘤与气管、心脏大血管及食管椎旁的关系，能基本准确地显示肿瘤的部位、大小、性质，确诊率在80%以上。对肿瘤与心脏大血管紧密接触的患者进行MRI检查，发现MRI对判断肿瘤是否侵犯心脏大血管准确率较高，术中探查及术后病理检查结果一致，准确率在90%以上。正、侧位胸片X线检查，在侧位片上以6分区法定位，肿瘤均占据1个以上纵隔分区，可大体估计肿瘤的定位分区。B超检查可显示肿瘤大小、形态、内部结构，分辨实质性或囊性肿块，对胸腔和心包积液可定量判断。纤维支气管镜与食管镜检查可了解巨大纵隔肿瘤对气管与食管有无压迫浸润，经皮肿瘤穿刺活检对于肿瘤的良恶性鉴别有较大的价值。

31.3 手术适应证

巨大纵隔肿瘤临床症状比较明显，其他治疗难以取得满意疗效，我们认为除了恶性淋巴瘤等对放、化疗敏感的肿瘤和心肺功能及身体条件不允许手术的患者外，均应积极争取手术治疗。

31.4 手术方法

31.4.1 切口选择

巨大纵隔肿瘤，手术切除难度较大，易出现渗血、窒息、大出血及休克。巨大纵隔肿瘤可以发生在一侧胸腔、双侧胸腔、颈胸交界部，胸腹腔交界部等部位。手术成败的关键是切口的选择，手术切口应根据肿瘤部位而定：局限一侧胸腔的肿瘤以后外侧切口为宜；位于前纵隔的肿瘤，若偏向一侧，宜用前外侧切口，若肿瘤延伸到对侧，可横断胸骨，延伸切口；对于突向两侧胸腔的肿瘤，可采用胸骨正中纵劈切口或胸骨正中纵劈切口加前外侧切口（"T"形切口）。若肿瘤延伸到颈部，可加颈部领状切口。总之，切口的选择以手术中达到良好暴露为原则，若身体条件允许，可不必顾虑切口的大小。

31.4.2 手术切除

首先应重视手术检查，探查肿瘤的范围、有无侵犯纵隔重要器官（心脏和大血管）及侵犯或粘连的程度、有无压迫心脏等。其次，肿瘤切除时不必强求完整切除。暴露不良、肿瘤巨大或包膜不完整且侵犯重要脏器的实体瘤，可行肿瘤分块切除；对肿瘤有囊性变者，可先行瘤内减压。运用此方法，对良性肿瘤可全部切除；对恶性肿瘤，亦可根治性切除。此方法术中暴露好，不易发生手术意外，即使出现意外情况也易处理。

对肿瘤巨大、长期压迫心脏大血管的病例去除肿瘤时，手术者应与麻醉医师共同协作，用手缓慢托起肿瘤，避免由于心脏压迫的突然解除以及神经内分泌系统（多见于胸腺瘤）功能失衡，出现心搏骤停或心功能衰竭。

巨大纵隔肿瘤由于肿瘤巨大，生长时间长，常与上腔静脉、左心房、肺有粘连或侵犯，如肿瘤侵犯上腔静脉时，可根据肿瘤侵犯上腔静脉的情况行肿瘤切除加上腔静脉修补或上腔静脉人工血管置换。如肿瘤侵犯左心房时，可行左心房部分切除。如肿瘤侵犯肺时，根据肿瘤侵犯肺的范围及术前肺功能情况，行部分肺、肺叶或一侧全肺切除。术前应做好相关准备，如肿瘤侵犯胸壁时，可切除胸壁的肋骨和软组织。如果切除胸壁范围较大可用钛板等人工材料修复。

31.5　术后并发症

31.5.1　复张性肺水肿

巨大纵隔肿瘤长期压迫肺组织，手术切除肿瘤解除压迫后，易发生复张性肺水肿。主要临床表现为呼吸困难、发绀、有粉红色泡沫样痰，双肺有湿性啰音。X线下可见斑片状阴影和典型的自肺门向外扩展的均匀渗出性阴影。无创氧饱和度监测SaO_2进行性下降，动脉血气分析：低氧血症和代谢性酸中毒。一旦患者出现上述症状，应立即对患者进行动态心电图监测和高流量吸氧，及时气管插管或气管切开，行呼吸机辅助呼吸。如患者肺水肿严重，须用呼气末正压通气，同时用静脉注射氨茶碱以解除支气管痉挛，降低肺动脉压。应用利尿剂减少血容量，应用去乙酰毛花苷增强心肌收缩力，应用血管扩张剂降低心脏前后负荷，从而使肺水肿得到控制。

31.5.2　肺动脉栓塞

巨大纵隔肿瘤手术复杂，切除肿瘤解除压迫后，易发生肺动脉栓塞，表现为呼吸困难、心率增快、大汗淋漓、D-二聚体明显升高，临床诊断为肺动脉栓塞。应立即给予持续心电监护，动态观察其呼吸、心率、血压等生命体征，同时做心电图及血气分析向医师提供病情变化信息，遵医嘱用1.25万U肝素＋生理盐水50ml，以2ml／h速度静脉泵入，24h后临床症状消失。后续每4~6h监测凝血四项和D-二聚体，将凝血时间延长至正常值的1.5倍左右，经血管多普勒超声和增强CT检查，置换的人造血管通畅。持续应用肝素静脉泵入10日后换用华法林口服终身抗凝，出院前指导患者预防出血性并发症，如有出血倾向及时报告医护人员。术后30日患者康复出院。

31.5.3　心律失常

由于巨大纵隔肿瘤手术创伤大，有些手术需切开心包处理心脏大血管，对循环系统有较大影响，易引起心律失常。术后患者如突然出现心率、脉搏增快、呼吸困难、心电监护仪提示心房纤颤或室性心律，应立即通知医师并配合抢救。同时应保持患者水电解质平衡，防止因大量输血引起高钾血症，控制静脉输液量，减轻心肺负荷。

31.5.4　重症肌无力

15%~25%的胸腺瘤患者合并重症肌无力。肌无力危象主要表现为呼吸困难、烦躁不安、发绀、气管内分泌物增多而无力排出导致严重缺氧，严重者可引起急性呼吸衰竭。一旦患者出现上述症状，给予溴吡斯的明60mg口服、6~8h 1次，同时使用小剂量肾上腺皮质激素类（如泼尼松5mg口服，1次/日），对心率慢、分泌物多者适当使用阿托品。不能经口给药者可经留置胃管内给药。及时行支气管镜吸痰，如无好转应及时行气管切开并应用呼吸机辅助呼吸。每3~6h监测血气分析1次，根据结果调节呼吸机参数，直至脱机，对于重症肌无力危象经激素治疗不见好转者，可考虑行血浆置换。

31.6　治疗效果

外科手术在巨大纵隔肿瘤治疗中起决定性作用。手术径路的选择与术中精准操作是手术成功关键。良性的畸胎瘤、神经源性肿瘤、非侵袭性胸腺等手术治疗效果良好；恶性的畸胎瘤、神经源性肉瘤、侵袭性胸腺瘤、胸腺癌等恶性肿瘤手术后易复发、转移治疗效果差，应进行放疗、化疗、免疫治疗等综合治疗，可提高其术后生存率和生活质量。

典型病例1 （图7-31-1~图7-31-8）

经左胸后外侧切口切除巨大脂肪瘤。

女性，12岁，胸部增强CT显示胸腔内有巨大实质性肿块，向左、右胸腔内生长，肿块占据整个左侧胸腔和大部分右侧胸腔。肿块边界光整，肿块内密度不均为脂肪密度，压迫纵隔内重要脏器，将心脏挤入右侧胸腔。经左胸后外侧切口完全切除占据整个左侧胸腔和大部分右侧胸腔的肿瘤。病理报告：纵隔脂肪瘤。

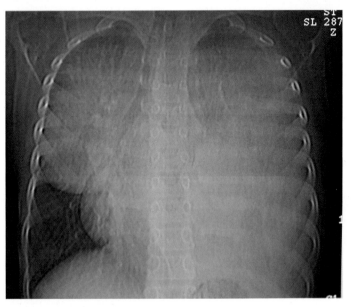

图7-31-1 巨大脂肪瘤术前CT（1）

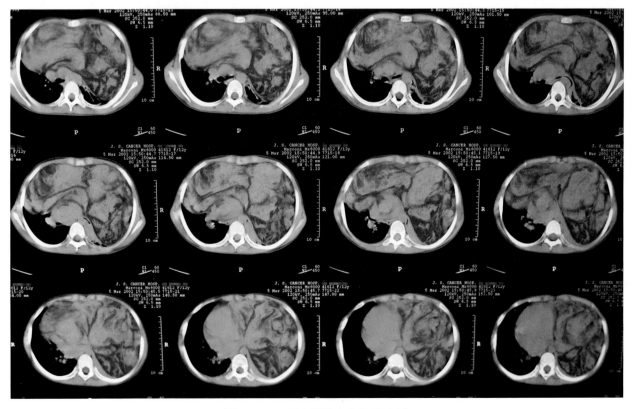

图7-31-2 巨大脂肪瘤术前CT（2）

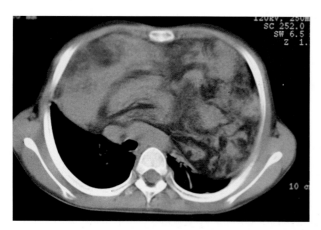

图7-31-3　巨大脂肪瘤术前CT（3）

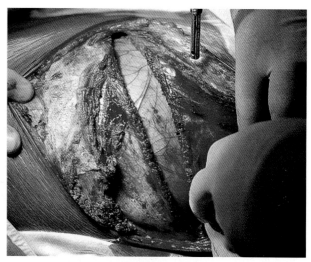

图7-31-4　经左胸后外侧切口（第6肋间）

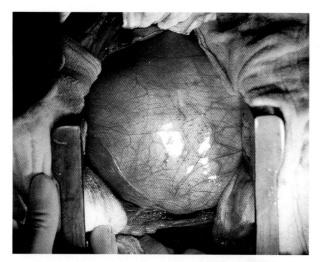

图7-31-5　暴露肿瘤

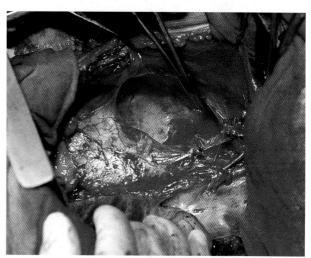

图7-31-6　切除肿瘤后瘤床

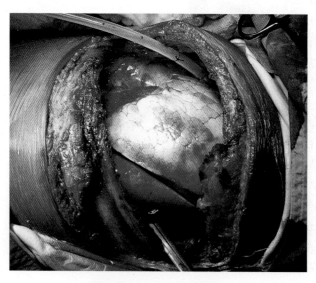

图7-31-7　左上下肺复张

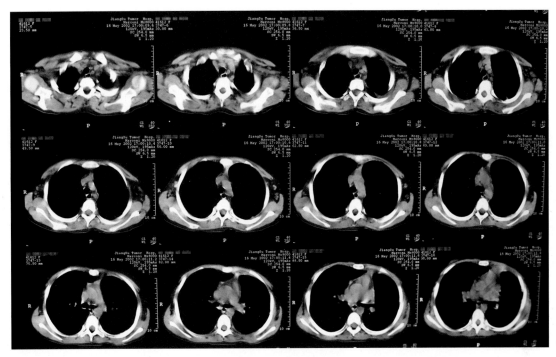

图7-31-8 术后1个月CT

典型病例2 （图7-31-9 ~ 图7-31-13）

经右胸后外侧切口切除右胸内巨大血管内皮肉瘤。

女性，13岁，胸部MRI和胸部增强CT横断面与冠状面显示右侧胸腔内有巨大实质性肿块，肿块占据整个右侧胸腔和大部分右侧胸腔，肿块内密度不均，肿块边界尚光整，压迫纵隔内重要脏器，将心脏挤入左侧胸腔。经右胸后外侧切口完全切除占据整个右侧胸腔的肿瘤。病理报告：纵隔神经源性肉瘤。

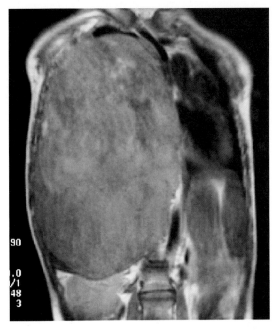

图7-31-9 胸部MRI T$_1$加权像显示右胸内巨大神经源性肉瘤

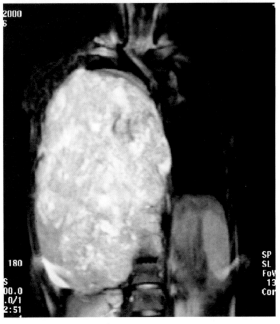

图7-31-10 胸部MRI T$_2$加权像显示右胸内巨大神经源性肉瘤

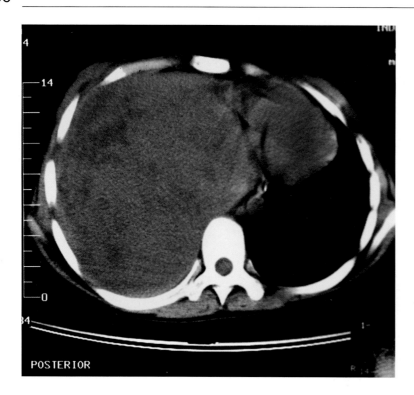

图7-31-11　右胸内巨大神经源性肉瘤CT

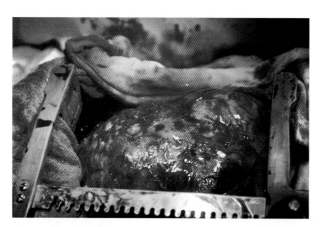

图7-31-12　术中游离肿瘤

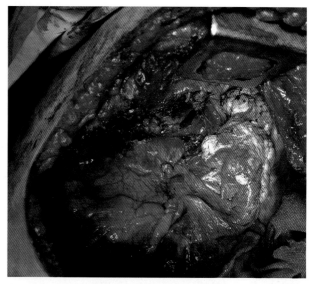

图7-31-13　肿瘤切除后

典型病例3 （图7-31-14~图7-31-28）

经胸骨正中纵劈切口与右胸后外侧切口切除复发性纤维脂肪肉瘤及右肺内巨大动脉瘤。

女性，57岁，右肺中叶切除加右纵隔纤维脂肪肉瘤切除术后5年，近期患者出现呼吸困难，行走困难。胸部X线、增强CT、DSA造影显示右纵隔纤维脂肪肉瘤侵犯隆凸，右肺内有巨大动脉瘤。经胸部正中切口与右胸后外侧切口切除复发的纤维脂肪肉瘤及右肺内巨大动脉瘤，袖状右全肺切除，隆凸成形。病理报告：纤维脂肪肉瘤。

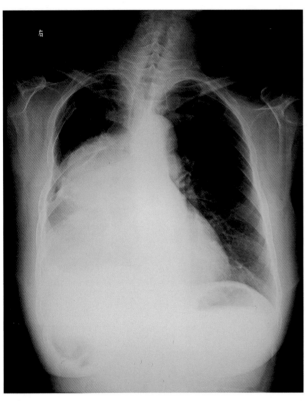

图7-31-14 X线片显示右纵隔纤维脂肪肉瘤侵犯隆凸伴右肺内巨大动脉瘤

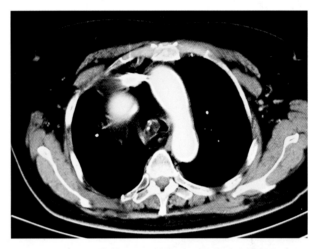

图7-31-15 CT横断面显示右纵隔纤维脂肪肉瘤侵犯隆凸

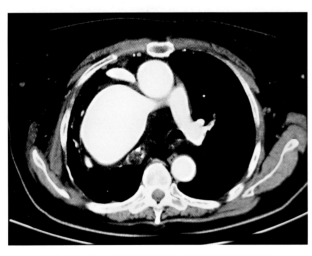

图7-31-16 CT横断面显示右肺内巨大动脉瘤

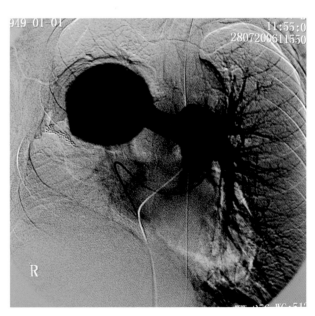

图7-31-17 右肺内巨大动脉瘤血管内造影

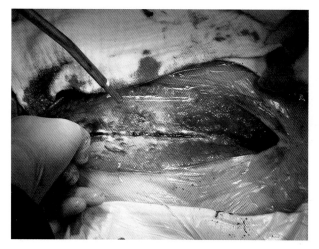

图7-31-18　经胸部正中切口

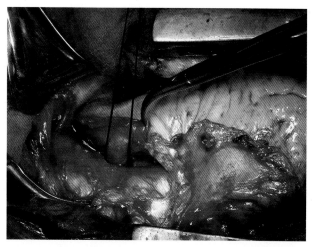

图7-31-19　在肺动脉圆锥右侧游离右肺动脉起始部，并在根部结扎右肺动脉

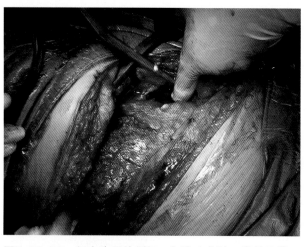

图7-31-20　经右胸后外侧切口切除右余肺、隆凸及纵隔肿瘤

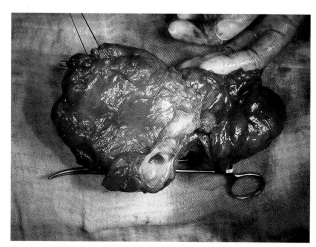

图7-31-21　肿瘤标本

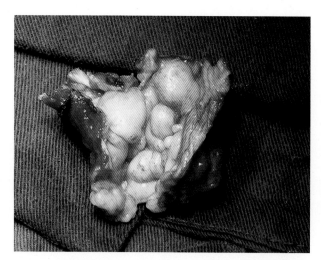

图7-31-22　隆凸内脂肪瘤

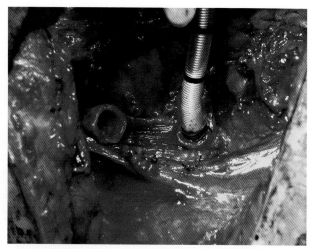

图7-31-23　经手术台上左主支气管内插管

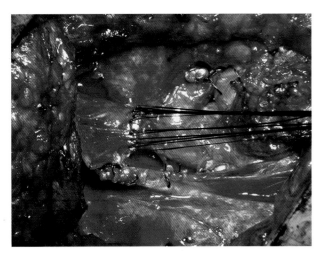

图7-31-24　气管下段与左主支气管吻合

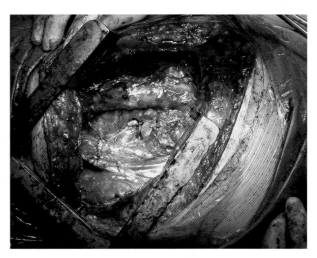

图7-31-25　手术完毕

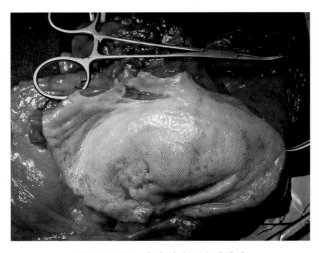

图7-31-26　右余肺内巨大动脉瘤

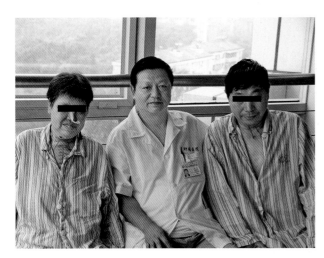

图7-31-27　术后10日

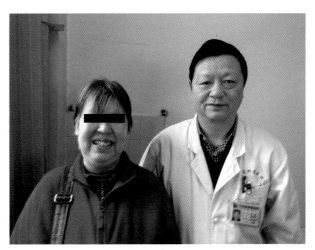

图7-31-28　术后17年

第32章 恶性纵隔肿瘤侵犯上腔静脉的外科治疗

32.1 概述

恶性纵隔肿瘤侵犯上腔静脉（SVC）在临床上较常见，主要的疾病是恶性胸腺肿瘤和恶性畸胎瘤，以恶性胸腺肿瘤最为常见。恶性纵隔肿瘤合并SVCS以前通常采用的保守治疗是上腔静脉内支架、脱水、激素、放疗和化疗治疗。可暂时部分缓解上腔静脉梗阻，但绝大多数患者在数月内死亡，无长期生存病例。20世纪90年代以后，国内外相继有学者报道对恶性纵隔肿瘤伴SVCS、实施病灶切除联合上腔静脉切除、人造血管置换术获得良好的近期和远期效果。笔者对恶性胸腺肿瘤伴SVCS施行上腔静脉切除、人造血管重建术5年生存率为28.56%，生存时间最长的已超过15年。对于恶性纵隔肿瘤伴SVCS的患者，外科治疗可提高患者的生存率与生活质量。

32.2 诊断

恶性纵隔肿瘤合并上腔静脉综合征的诊断，主要靠临床表现、胸部CT、胸部MRI检查及PET/CT检查。

恶性纵隔肿瘤合并上腔静脉综合征通常出现上腔静脉头面、上肢水肿；胸部静脉曲张。胸部CT扫描和MRI可以明确显示恶性纵隔肿瘤侵犯上腔静脉的部位、范围及类型，便于决定治疗方案。

32.3 手术适应证

侵犯上腔静脉的恶性纵隔肿瘤，保守治疗预后极差，手术为主的综合治疗可直接切除病灶，合理辅以放或化疗，可明显提高相当一部分患者的生存率和生活质量，但应掌握好手术适应证，其适应证如下：

（1）患者一般情况良好，各脏器功能正常能耐受本手术者。

（2）经临床检查、CT、MRI、PET/CT，确定肿瘤局限，而无远处转移者。

（3）可经手术完全切除者。

32.4 麻醉管理

参见第四篇第13章"肺癌侵犯上腔静脉的外科治疗"13.4"麻醉管理"。

32.5 手术治疗

32.5.1 手术方法

肿瘤联合上腔静脉切除有5种方法。

1. 完全阻断SVC后切除病变与上腔静脉，人工血管置换

手术步骤：

（1）常规气管内插管，静脉麻醉。

（2）恶性纵隔肿瘤采用胸骨正中纵劈切口或加用前外侧切口，探查肿瘤侵犯上腔静脉及其他器官情况。

（3）切开心包解剖心包内段上腔静脉和左、右无名静脉，放置阻断线。

（4）解剖奇静脉，分别在近、远端结扎，缝扎，然后切断奇静脉弓。

（5）用无损伤血管阻断钳分别阻断左、右无名静脉和心包内段上腔静脉，持续监测右无名静脉内压力，如压力较阻断前上升超过20mmHg，则经右颈部的静脉血管鞘导管放血，经含抗凝剂的输血器经下肢静脉通道回输。

（6）在左、右无名静脉汇合处下方和上腔静

脉与右心房汇合处上方联合切除肿瘤侵犯的上腔静脉。用肝素生理盐水冲洗上腔静脉近、远端血管腔，选择恰当的Cortex人造血管行上腔静脉重建。

（7）用4-0的Prolene线，将人造血管与上腔静脉远端行端端连续缝合。将人造血管近心端与心包内段上腔静脉行端端吻合，或人造血管近心端与

右心房或右心耳端侧吻合。

（8）在吻合最后2针前，先开放左、右无名静脉阻断钳，排除人造血管内的空气，待近心端人造血管吻合完成后，开放近心端上腔静脉阻断钳，或右心房壁上的心耳钳。

（9）抗癌药生理盐水冲洗心包腔和胸膜腔。

典型病例1　（图7-32-1~图7-32-7）

　　经胸骨正中纵劈切口胸腺瘤及受累的上腔静脉、右中、上肺叶。

　　男性，34岁，胸部MRI显示：前上纵隔巨大肿块累及上腔静脉。肿块几乎占据整个前上纵隔，肿块内密度不均，肿块边界不光整，压迫纵隔内重要脏器，经胸骨正中切口切除肿瘤及受累的上腔静脉、右中、上肺叶。在右无名静脉与右心耳之间用人工血管搭桥。病理报告：B3型胸腺瘤。

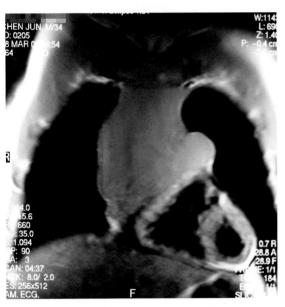

图7-32-1　胸部MRI冠状面T,加权像示恶性胸腺瘤侵犯上腔静脉

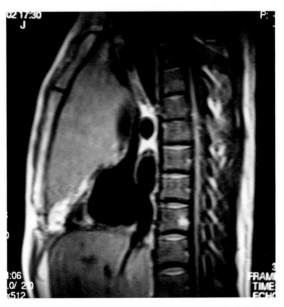

图7-32-2　胸部MRI矢状面T,加权像示恶性胸腺瘤侵犯上腔静脉

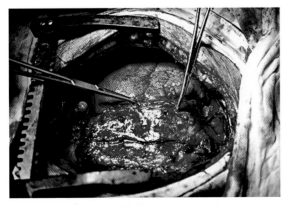

图7-32-3　胸骨正中切口见肿瘤侵犯上腔静脉、右中上肺

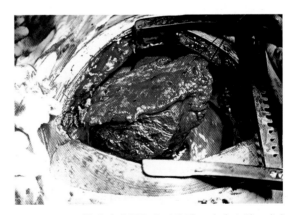

图7-32-4　恶性胸腺瘤侵犯上腔静脉、右中上肺、心包

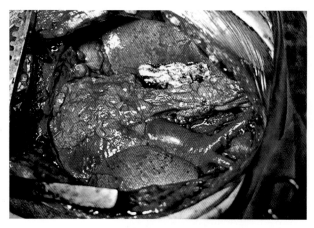

图7-32-5　右中上肺切除、上腔静脉人工血管置换

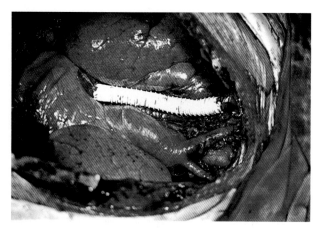

图7-32-6　上腔静脉人工血管置换

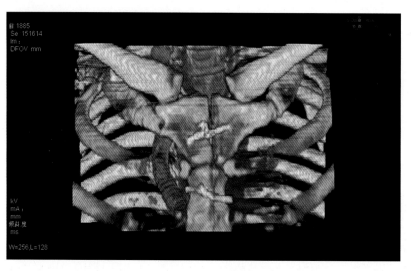

图7-32-7　上腔静脉人工血管置换术后模拟CT

2. 不阻断SVC，在左（或）右无名静脉与右心耳（或右心房）之间用人工血管搭桥后，切除病变与上腔静脉

手术步骤：

（1）常规气管内插管，静脉麻醉。

（2）恶性纵隔肿瘤采用胸骨正中纵劈切口或加用前外侧切口，探查肿瘤侵犯上腔静脉及其他器官情况。

（3）切开心包解剖心包内段上腔静脉和左、右无名静脉，放置阻断线。

（4）解剖奇静脉，分别在近、远端结扎，缝扎，然后切断奇静脉弓。

（5）切断左（或）右无名静脉，用人工血管与右心耳（或右心房）之间搭桥。

（6）切断另一根无名静脉，在上腔静脉与右心房汇合处上方切断上腔静脉，连同病变一并切除上腔静脉。用肝素生理盐水冲洗上腔静脉近、远端血管腔，选择恰当的Cortex人造血管准备行另一根无名静脉与上腔静脉近心端吻合，重建上腔静脉。

（7）用4-0的Prolene线，将人造血管与无名静脉行端端连续缝合。将人造血管近心端与心包内段上腔静脉行端端吻合，或人造血管近心端与右心房行端-侧吻合。

（8）在吻合最后2针前，先开放左、右无名静脉阻断钳，排除人造血管内的空气，待近心端人造血管吻合完成后，开放近心端上腔静脉阻断钳，或右心房壁上的心耳钳。

（9）抗癌药生理盐水冲洗心包腔和胸膜腔。

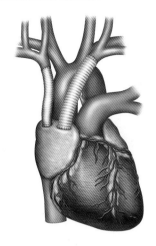

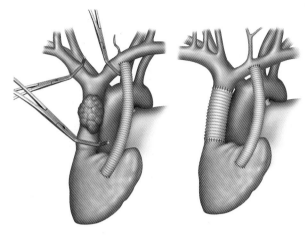

图7-32-8　人造血管与右无名静脉、右心房吻合和人造血管与左无名静脉、右心房吻合

图7-32-9　先行人工血管在左无名静脉与右心房之间搭桥，再行上腔静脉切除人工血管置换

典型病例2　（图7-32-10～图7-32-21）

　　经胸骨正中纵劈切口+第4肋间前外侧切口切除胸腺瘤及受累的上腔静脉、右上肺叶。

　　男性，62岁，胸部增强CT显示前上纵隔巨大肿块累及上腔静脉与右上肺。上腔静脉几乎完全阻塞，肿块内密度不均，肿块边界不光整。经胸骨正中纵劈切口+第4肋间前外侧切口切除胸腺瘤及受累的上腔静脉、右上肺叶。用两根人工血管分别在左无名静脉与右心耳、右无名静脉与上腔静脉近心端之间搭桥。病理报告：B3型胸腺瘤。

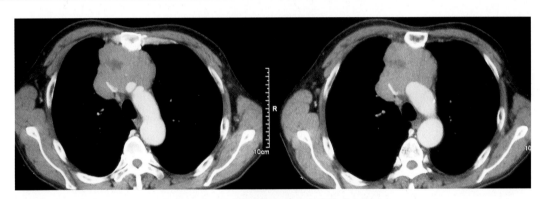

图7-32-10　恶性胸腺瘤侵犯上腔静脉CT（1）

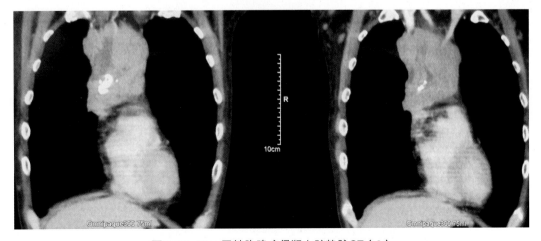

图7-32-11　恶性胸腺瘤侵犯上腔静脉CT（2）

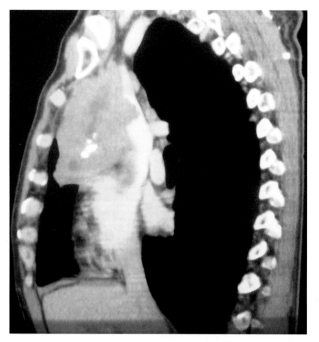

图7-32-12　恶性胸腺瘤侵犯上腔静脉CT（3）

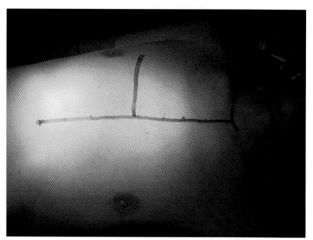

图7-32-13　胸骨正中纵劈切口+第4肋间前外侧切口

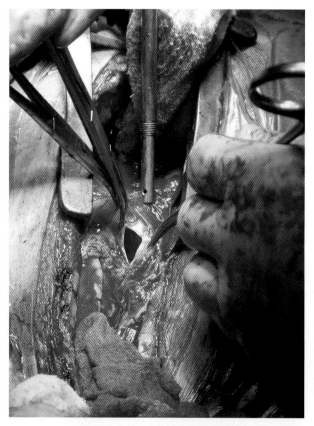

图7-32-14　切开心包探查肿瘤

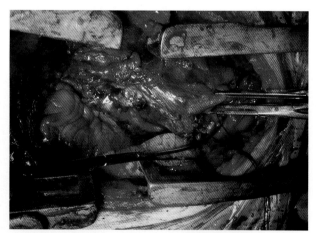

图7-32-15　肿瘤侵犯上腔静脉和部分右上肺

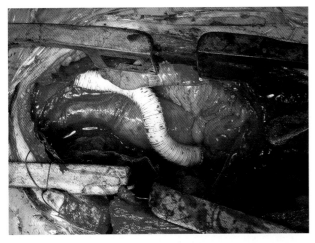

图7-32-16　用人工血管在左无名静脉与右心耳之间搭桥

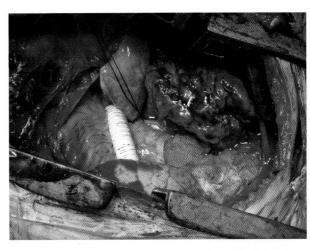

图7-32-17　在人工血管搭桥后游离上腔静脉根部

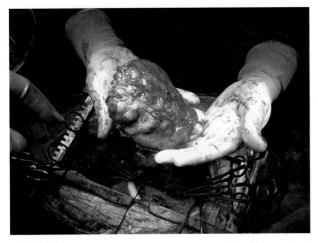

图7-32-18　完整切除肿瘤与受累的上腔静脉和部分右上肺

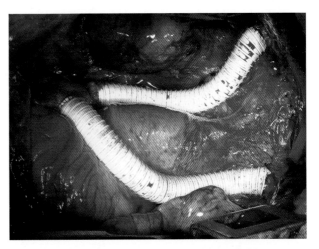

图7-32-19　两根人工血管分别在左无名静脉与右心耳、右无名静脉与上腔静脉近心端之间搭桥

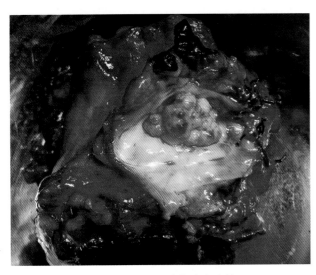

图7-32-20　上腔静脉内瘤栓

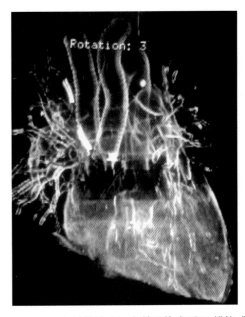

图7-32-21　上腔静脉人工血管置换术后CT模拟成像

典型病例3 （图7-32-22~图7-32-37）

　　经胸骨正中纵劈切口+第4肋间前外侧切口切除胸腺瘤及受累的上腔静脉、部分右上肺。

　　女性，34岁，胸部增强CT冠状面显示前上纵隔巨大肿块累及上腔静脉与右上肺。上腔静脉内可见约2cm瘤栓，肿块内密度不均，肿块边界不光整与升主动脉紧密粘连。经胸骨正中切口加右第4肋间切口切除胸腺瘤及受累的上腔静脉、右上肺及升主动脉外膜。用两根人工血管分别在左无名静脉与右心耳、右无名静脉与上腔静脉近心端之间搭桥。病理报告：B3型胸腺瘤。

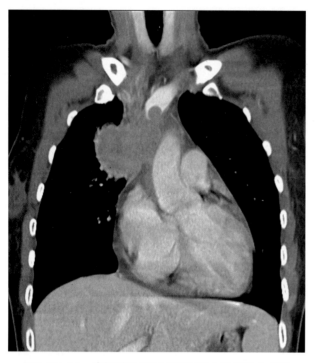

图7-32-22　胸部增强CT冠状面显示上腔静脉内瘤栓

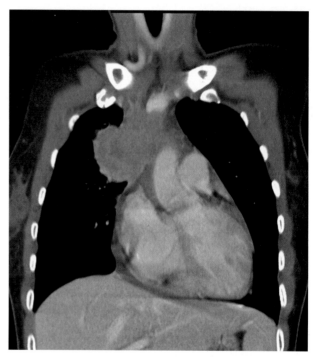

图7-32-23　胸部增强CT冠状面显示恶性胸腺瘤累及上腔静脉和部分右上肺

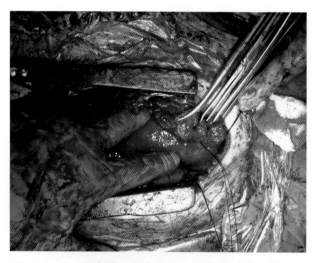

图7-32-24　经胸骨正中纵劈切口+第4肋间前外侧切口游离肿瘤

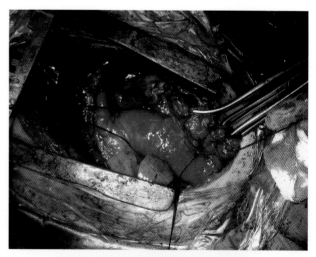

图7-32-25　肿瘤侵犯升主动脉外膜

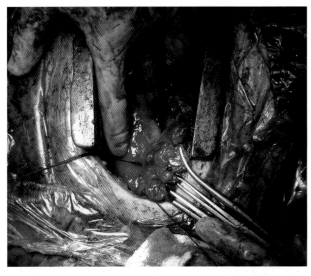

图7-32-26 锐性分离肿瘤侵犯的升主动脉外膜

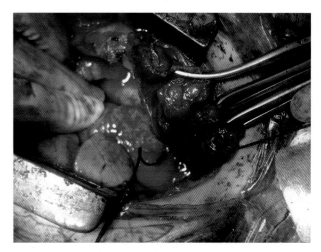

图7-32-27 将肿瘤从升主动脉上切除

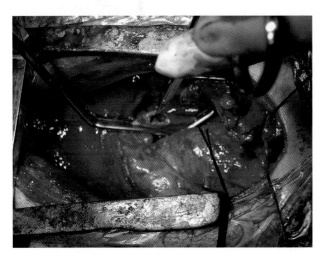

图7-32-28 切开右心耳

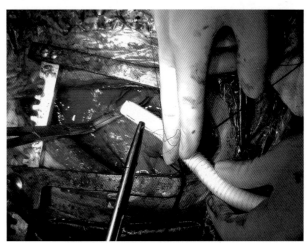

图7-32-29 人工血管与右心耳吻合

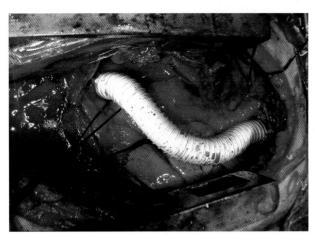

图7-32-30 在左无名静脉与右心耳之间用人工血管搭桥

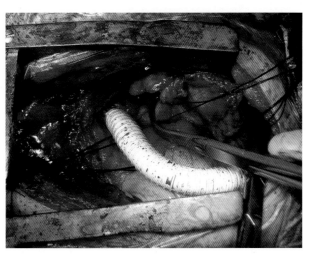

图7-32-31 在人工血管搭桥后阻断上腔静脉近心端

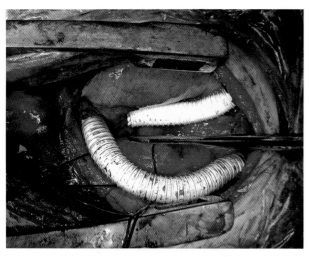

图7-32-32 两根人工血管分别在左无名静脉与右心耳、右无名静脉与上腔静脉近心端之间搭桥

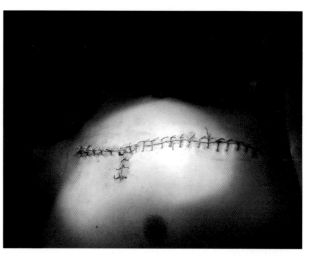

图7-32-33 胸骨正中纵劈切口+第4肋间前外侧切口

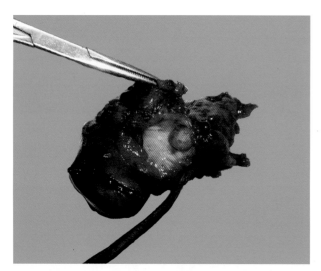

图7-32-34 上腔静脉内瘤栓

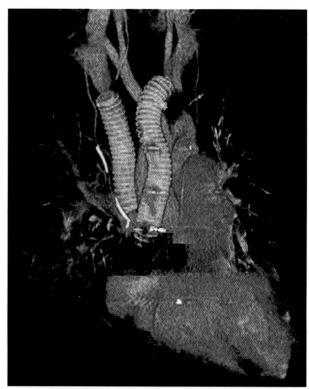

图7-32-35 术后1个月人工血管CTI模拟成像

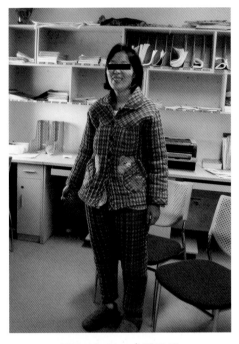

图7-32-36 术后10日

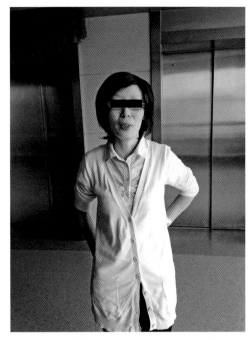

图7-32-37 术后1年

3. 不阻断SVC，应用上腔静脉内引流管保证静脉回流，切除病变及部分腔静脉壁

手术步骤：

（1）常规气管内插管，静脉麻醉。

（2）恶性纵隔肿瘤采用胸骨正中纵劈切口或加用前外侧切口，探查肿瘤侵犯上腔静脉及其他器官情况。

（3）切开心包解剖心包内段上腔静脉和左、右无名静脉，放置阻断线。

（4）用4-0的Prolene线在右心房上荷包缝合，切开荷包线内的右心房。将1根20F近端有侧孔之硅胶管经右心房向右无名静脉内插入，并用阻断带阻断病变远、近端的上腔静脉及分支，保证静脉回流。

（5）切除腔静脉壁上的病变并修剪与上腔静脉缺损相同大小的心包片或其他材料加以修补，重建上腔静脉。

（6）在修补完毕后，拔除上腔静脉内引流管，收紧右心房上的荷包线打结，将右心房切口修复，去除所有血管阻断带。

（7）抗癌药生理盐水冲洗心包腔和胸膜腔。

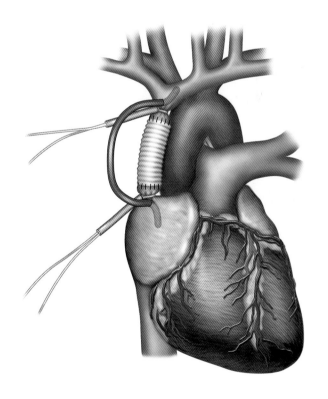

图7-32-38 经右心房上腔静脉内置管行上腔静脉部分切除

4. 不阻断SVC，用侧壁钳钳夹住腔静脉一侧壁，切除静脉壁上的病变并加以修补

手术步骤：

（1）常规气管内插管，静脉麻醉。

（2）恶性纵隔肿瘤采用胸骨正中纵劈切口或加用前外侧切口，探查肿瘤侵犯上腔静脉及其他器官情况。

（3）切开心包充分解剖上腔静脉全长，放置阻断带预防上腔静脉出血。

（4）用侧壁血管钳夹住腔静脉一侧壁（不超过上腔静脉直径的1/2），不影响静脉血回流，切除静脉壁上的病变直接缝合或用其他材料加以修补。

（5）在静脉壁缝合或修补完毕后，放松侧壁血管钳。

（6）抗癌药生理盐水冲洗心包腔。

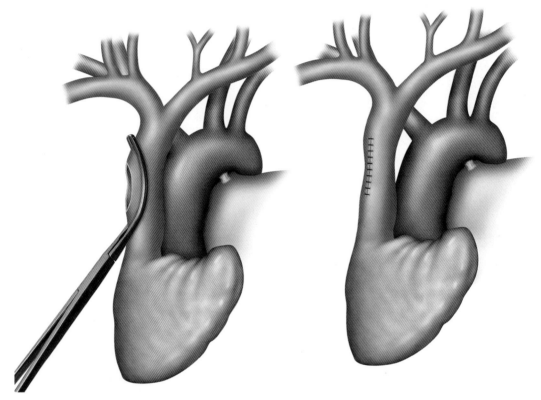

图7-32-39　上腔静脉侧壁切除

5. 完全阻断SVC后切除病变与上腔静脉，行上腔静脉端端吻合（肿瘤侵犯上腔静脉<1cm）

手术步骤：

（1）常规气管内插管，静脉麻醉。

（2）骨正中纵劈切口或加用前外侧切口，探查恶性胸腺瘤侵犯上腔静脉及其他器官情况。

（3）解剖奇静脉，分别在近、远端结扎，缝扎，然后切断奇静脉弓。

（4）游离胸腺瘤和上腔静脉，在受肿瘤侵犯上腔静脉的远、近心端放置阻断线。

（5）用无损伤血管阻断钳分别阻断受肿瘤侵犯上腔静脉的远、近心端，持续监测右无名静脉内压力，如压力较阻断前上升超过20mmHg，则经右颈部的静脉血管鞘导管放血经含抗凝剂的输血器经下肢静脉通道回输。

（6）切除恶性胸腺瘤侵犯的上腔静脉。用肝素生理盐水冲洗上腔静脉近、远端血管腔。

（7）用4-0的Prolene线，将上腔静脉远、近心端行端端连续缝合，行上腔静脉重建。

（8）在吻合完成打结前，先开放远心端的上腔静脉阻断钳，排除上腔静脉内的空气，再开放近心端上腔静脉阻断钳。

（9）癌药生理盐水冲洗心包腔和胸膜腔。

典型病例4 （图7-32-40~图7-32-43）

经胸骨正中纵劈切口切除胸腺瘤及受累的上腔静脉。

男性，51岁，胸部增强CT显示：前上纵隔巨大肿块累及上腔静脉。肿块内密度不均，肿块边界不光整。经胸骨正中纵劈切口切除胸腺瘤及肿瘤累及的上腔静脉（长约1.5cm），完全阻断上腔静脉远近心端，对端吻合上腔静脉远近心端（阻断上腔静脉时间为9min）。病理报告：B2型胸腺瘤。

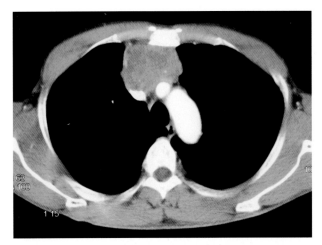 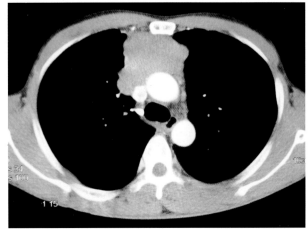

图7-32-40　CT横断面显示恶性胸腺瘤侵犯部分上腔静脉（1）　　图7-32-41　CT横断面显示恶性胸腺瘤侵犯部分上腔静脉（2）

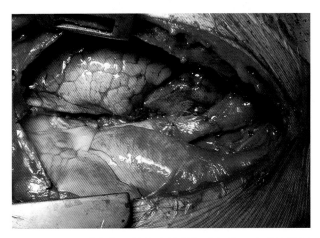 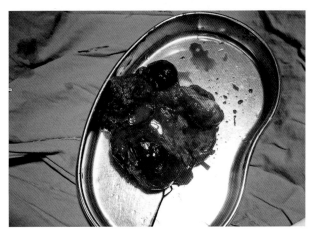

图7-32-42　肿瘤累及的上腔静脉部分切除，上腔静脉远　　　　　图7-32-43　累及上腔静脉的肿瘤标本
　　　　　　近心端端对端吻合完成

32.5.2　手术要点

1.完全切除　恶性胸腺瘤易直接侵犯上腔静脉，为了减少肿瘤细胞脱落在胸腔内种植的机会，应采取将受侵的上腔静脉连同肿瘤组织一并完整切除的方法，尽量不用分块切除方法。

2.脑保护　在上腔静脉阻断前，采用控制性降低血压、冰帽降温等脑保护措施。完全阻断上腔静脉时间，应控制在30 min内。

采取下列手术步骤可以缩短上腔静脉阻断时间：

（1）术中先完成人工血管与右心房的吻合。

（2）阻断上腔静脉。

（3）切除肿瘤后行人工血管与上腔静脉远端的对端吻合。

在部分病例可在切除上腔静脉前，先实行右心房与无名血管人工血管搭桥，使上腔静脉血液回流不受影响，然后手术切除及吻合，手术安全而从容。开放上腔静脉阻断时应先开放远心端，使人造血管充盈，排气后再开放近心端，防止血循环内气栓。术中术后应用静脉肝素化，并用肝素盐水浸泡人工血管可防止操作时其内形成血栓，吻合方式采用外翻缝合吻合上腔静脉和人造血管，使吻合口内壁光滑防止血栓形成。切断奇静脉减少侧支循环，增加中心静脉血量从而减少人造血管内血栓形成的机会。术后第2日起用肝素和华法林抗凝2周，华法林终身抗凝。通常选用Gore-Tex或国产涤纶人造血管，人造血管直径较上腔静脉直径小或大1~2mm均可顺利地进行吻合，一般为12~18mm。

32.6　术后并发症

1.吻合口出血

胸腔引流量多，诊断为吻合口出血时，应及时开胸止血，缝合吻合口出血部位。

2.血管栓塞

术后发生上腔静脉综合征的患者，首先应考虑为血管栓塞，应行增强胸部CT、心脏彩超检查。诊断为置换血管栓塞者，应及时开胸切除人造血管、取出血栓后再行吻合，国内有这样的病例报道。但亦有报道术后发生上腔静脉血栓未手术，而采取全身肝素化治愈。

32.7　治疗效果

恶性纵隔肿瘤合并SVCS行病灶加全上腔静脉切除、人造血管置换术的手术结果，近年国内外均仅有少量病例报道。缘于手术操作困难、风险大、对术者手术技巧要求很高。现有的结果表明术后上腔静脉梗阻症状可在短期内消失，人造血管通畅，相当一部分患者可获长期生存。国内外胸外科专家认为采用人工血管置换受侵的上腔静脉提高了恶性纵隔肿瘤的手术切除率，无严重致命并发症的发生并获得了较高的术后生存率，值得在恶性纵隔肿瘤的外科治疗中得以推荐应用。

第八篇

胸壁肿瘤的外科治疗

第33章　胸壁肿瘤的切除及重建

33.1　概述

胸壁肿瘤的切除是对胸壁肿瘤生长相应区域的肋骨、肋软骨和其对应的软组织进行完整地切除；胸壁重建指切除病变胸壁后采用自体组织或生物材料修复胸壁缺损，尽可能使胸壁的外形和功能得到恢复。

早在公元前600年，Sushruta Samhita中就有关于皮瓣的描述；1906年，Tansaii首先采用背阔肌瓣覆盖胸壁；1947年，Watson和James采用筋膜I期闭合胸壁缺损成功。1940年开始尝试人工材料修补胸壁缺损，Usher和Wallace在1959年采用了Marlex重建胸壁。1963年，罗马尼亚的Kiricuta移植带蒂大网膜治疗胸壁放射性坏死。常见的恶性原发性胸壁肿瘤是恶性纤维组织细胞瘤（纤维肉瘤）、软骨肉瘤、横纹肌肉瘤。常见的原发性良性肿瘤是骨软骨瘤、软骨瘤和硬纤维瘤。

33.2　诊断

胸壁肿瘤开始无症状，随着肿瘤逐渐长大出现疼痛，大部分胸壁肿瘤患者以胸壁肿块就诊，少部分胸壁肿瘤患者因有疼痛症状就诊。良性肿瘤多无症状，恶性肿瘤多有疼痛。较少数患者出现神经压迫、发热、淋巴结肿大等症状。CT、MRI、胸部平片、胸壁B超是诊断胸壁肿瘤的主要方法，肿块穿刺活检明确病理类型，根据病理类型确定治疗方案，应用同位素骨扫描检查或PET/CT排除远处转移。

33.3　手术适应证

胸壁肿瘤一旦确诊，只要能够实施胸壁切除

重建，无全身重要脏器转移，全身情况无手术禁忌，无论肿瘤是恶性的还是良性的，均应首选手术切除。

33.4　术前评估

侧胸壁切除主要适用于以下情况：切除胸壁肿瘤、消除胸壁感染、切除胸壁放射性损伤、胸壁创伤清创和纠正先天性胸壁畸形。胸壁切除和重建术除常规术前准备外，评估重点在于患者的病因、肺功能、既往手术史以及术后可能出现的并发症。

呼吸系统状况决定术后是否需呼吸机支持。尽管此类手术多不需切除肺组织，但手术对通气功能的少许损伤也会使肺功能较差者不能顺利脱离呼吸机而导致肺部并发症。故呼吸功能较差者，应行动脉血气分析、肺功能检查、痰培养，并请呼吸科会诊。选用支气管扩张剂和针对主要致病菌使用抗生素。

根据不同的病因，术前评估也各有特点。对恶性肿瘤患者需精确评价其生活状况，如肿瘤多处复发、转移或侵犯重要器官，且化、放疗不能控制肿瘤；或预期寿命不足一年，显然手术疗效很差，不应实施手术。如患有感染，术前应明确感染的程度及术后可能存留多少有活力组织，必须明确致病菌的类型和药物敏感性，以便术前、术后选择抗生素。

术前评估最重要的方面是既往手术史。如为胸骨正中切开术后，应明确乳内动脉是否完整，因重建胸壁时采用的两种肌瓣的血液供应都依赖这条动脉。如果选用乳内动脉切除后的同侧胸大肌，可能发生术后肌肉坏死。同样，因腹壁上动脉来自乳内动脉，接受其供血的腹直肌也不能用作重建肌瓣。腹部手术情况亦应注明，因腹壁切口可能破坏某些肌肉的血运。有腹腔疾病或任何胃手术史者，因腹腔粘连或网膜血运被破坏，大网膜难以游离、利用。若对重建组织瓣的血液供应存有疑虑，应施行选择性动脉造影，以便明确动脉的完整性。

要制订重建计划，评估肌瓣是否适合，能否旋转、传送、覆盖胸壁缺损。有时为了完全覆盖胸壁缺损，必须选用多块肌瓣。如果术中发现首选肌瓣不适合，就应采用其他肌瓣，故术前应预先评估备用肌瓣，避免造成巨大创口又没有足够软组织牢靠地覆盖缺损的情况。

33.5 麻醉和体位

手术采取全身麻醉双腔气管插管。体位因病变位置而异，原则是有利于充分切除病变胸壁和获取皮瓣，可能需要植皮者供皮区应显露并准备。

33.6 手术方法

手术切口根据具体病变部位而定。手术计划应包括以下3方面内容：胸壁切除的范围、稳定胸壁的方案和软组织覆盖方法。

手术原则是彻底切除病变，恶性肿瘤切除范围必须至周围5cm正常组织（图8-33-1）；确认保留的周边健康活组织，以便于重建。如切除不彻底，残留感染灶、肿瘤或活力差的组织，重建术必定会失败。

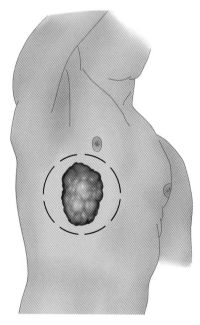

图8-33-1 胸壁恶性肿瘤切除范围

33.6.1 加固胸壁

适用于胸壁缺损较大或合并严重呼吸道疾病者，而对于呼吸功能良好者，其对呼吸运动的保护可忽略不计。胸壁骨骼缺损范围为6cm×6cm，一般不需要进行修复和重建。尤其是位于后胸壁直径在10cm以下的缺损，由于局部有比较厚而大的胸壁肌肉及肩胛骨的保护，肿瘤切除术后形成的小面积的胸壁骨骼缺损不进行修补并不影响患者的正常生理功能。

前胸壁和胸廓上部的肿瘤切除后，形成的缺损在6cm×6cm以上，如不进行修复重建而仅用皮肤及皮下组织覆盖，患者在术后便会发生胸壁肺疝及反常呼吸。前者容易受到局部暴力的损伤，后者因胸壁软化而影响肺的通气功能及有效咳嗽，容易发生肺部并发症，是胸壁肿瘤切除术后导致患者早期死亡的主要原因之一。因此，胸壁肿瘤或病变切除术后形成的胸壁骨骼的大块缺损的修补重建和修补材料的选择是胸壁重建主要考虑的问题。能够用于胸壁骨骼缺损的材料很多，主要分以下几种：

1. 自体材料或自体组织 有肋骨、阔筋膜及髂骨等。对胸壁骨质缺损最大直径在10cm以下者，有的作者提倡用自体阔筋膜进行修复，认为自体阔筋膜容易切取，不会发生断裂，修复后无异物反应等优点。用自体阔筋膜修补胸壁骨骼缺损后6~8周，阔筋膜便会变得很坚固，足以防止胸壁软化及反常呼吸。应该说自体阔筋膜是重建胸壁骨骼缺损的理想材料，但由于其长度和宽度以及厚度受到限制，而且有很大的个体差异，对胸壁骨骼缺损范围在10cm×10cm以上者，便无法用自体阔筋膜进行修复，而需要人工材料。自身骨移植物的选择需要谨慎，尽管使用胫骨、腓骨和髂骨来稳定胸壁有成功报道，但这会增加手术部位的数量，带来不便和增加并发症。肋骨因具有先天的弧度，比较适合用来修补胸壁（图8-33-2）。需要注意的是肋骨取掉后的胸壁也可能会发生不稳定现象。

2. 人工材料 用于胸壁重建的人工材料较多。临床上常用的人工材料有Marlex网、Gore-Tex片、金属（网、丝、板等）、涤纶布等。Marlex网和Gore-Tex的优点为：①具有较高的张力强度，能够保证修复胸壁的稳定性和坚固性，能防止胸壁浮动和反常呼吸；②组织相容性较好，异物反应小，并有一定的抗感染能力；③可以裁制成不同大小及形状，能适用于不同大小及形状的胸壁缺损的修复，而且缝合固定后不容易发生脱落或滑脱；④经久耐用，可以长期埋置在体内，无致癌作用；⑤不潴留液体，能透X线，不影响术后的X线检查、B超检查以及放疗；⑥具有一定的延展性。

Marlex网和Gore-Tex片的最大缺点是一旦发生感染会导致手术失败，而且要将Gore-Tex片再次手术取出（Marlex网不需要取出）。此外，这两种修补材料价格昂贵，来源亦不方便。Gore-Tex片用来修补胸壁的骨骼缺损，在缝合修补缺损后，在各个方向的张力均匀，因而使胸壁强度和硬度增强，并能防止液体和气体通过重建的胸壁，术后皮下积液、积气的现象少见。Marlex是高密度聚乙烯的编织物，其硬度呈单向，并能向相反的方向延展。一般认为是一种较好的胸壁重建材料。Marlex网的抗张能力较强，胸壁缺损较大者，尤其是胸壁缺损处要求术后立即能恢复其稳定性的病例，用Marlex网进行修补比较满意。术后若发生感染，亦不需要取出。Gore-Tex是一种软组织片，空气及水不能从Gore-Tex中透过，因此常用Gore-Tex片修复膈肌。如用于重建胸壁，其突出的优点是组织相容性较好，强度也比较大，不需要附加甲基丙烯酸甲酯，能有效地防止胸壁软化和反常呼吸。

利用Marlex网或Gore-Tex片重建胸壁缺损时，要注意将胸壁缺损的边缘仔细进行修整，避免组织边缘参差不齐，更不能有不正常组织和瘤细胞残留，同时要注意组织切缘的血液供给。之后，根据胸壁缺损的大小，裁制大小合适的Marlex网或Gore-Tex片进行修补。缝线要选用2-0非吸收缝线间断全层缝合，亦可以采用双重连续缝合法。缝合时要注意网、片与组织边缘的针距、边距均匀一致，修补材料表面要平整，保持张力，不能有皱缩现象（图8-33-3）。缝合切口时，在Marlex网与患者自身组织之间需要用细乳胶管或橡皮引流条进行引流。手术结束后，创面要进行加压包扎。

3. 异种组织　对胸壁肿瘤切除术后造成的较大胸壁缺损，可以用经过戊二醛泡制的牛心包加钢丝网修补获得成功，用牛心包重建胸壁有以下优点：①牛心包经过戊二醛处理后失去抗原性，与患者组织的相容性较好，容易相互愈合，牛心包与胸壁软组织之间不容易形成液体缩留。②牛心包韧性较好，拉力强，不易老化。而且牛心包内面光滑容易引起胸膜反应和发生胸膜粘连。③材料来源充足，制备利于保存简便。④用牛心包重建胸壁后，不影响胸部的X线检查和放疗等。缺点是异种材料属于生物材料，部分患者仍可能对其产生反应，导致其纤维化，最后过早地衰败。

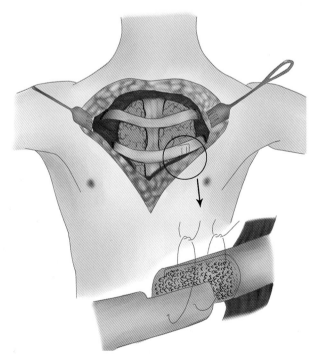

图8-33-2　使用肋骨修补胸骨切除后的前胸壁

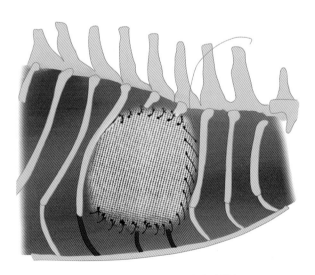

图8-33-3　Marlex网修补胸壁缺损

33.6.2 胸壁软组织重建

胸壁软组织的缺损，可以用转移带蒂肌瓣或大网膜进行重建。常用于胸壁重建的自体肌肉有：①背阔肌；②胸大肌；③腹直肌；④前锯肌；⑤斜方肌；⑥下后锯肌。不需要进行胸壁骨骼重建的病例，宜用胸部或腹部肌肉等软组织覆盖胸壁的全层缺损处。肌肉可以单独转移，亦可以将其修制成肌皮瓣进行转移。由于大网膜较薄，只能用于胸壁缺损处部分厚度的重建、或在用转移肌瓣重建全层胸壁缺损失败之后，用转移大网膜予以补充或替代。前侧和前外侧的胸壁软组织重建相对容易，有较多的选择，如胸大肌、背阔肌、腹直肌和大网膜。侧面胸壁软组织重建的组织选择顺序一般是背阔肌、腹直肌、大网膜和前锯肌。背侧胸壁的软组织重建可选择的组织最少，一般是背阔肌和斜方肌。

1. 转移肌瓣

（1）背阔肌：是胸部最大的肌肉，起于腰背筋膜，以扁肌腱止于肱骨小结节嵴。肩胛下动脉的胸背动脉为其供养血管。背阔肌的胸背神经及血管束的旋转弓有利于用背阔肌覆盖背部外侧、中部以及胸部前外侧及前中部的缺损。因背阔肌有发达的肌肉及皮下组织血管联系，用其作肌皮瓣可治疗胸壁软组织的缺损（图8-33-4A）。

用背阔肌肌瓣可以覆盖因非创伤和放疗性坏死造成的巨大胸壁缺损，比如患者因胸壁肿瘤切除局部全层组织后，先修补胸壁的骨骼缺损，之后游离背阔肌肌瓣修补软组织的缺损，最后再用带蒂皮瓣修复皮肤缺损。患者既往因创伤或手术而使背阔肌的血液供给遭到损害的情况下，将背阔肌转移到前锯肌的附近也不影响其生机。

背阔肌肌瓣的具体制作方法为：①患者在手术台上取侧卧位，常规消毒，铺巾。②做好分离供区皮瓣及皮瓣厚度的准备工作。③为便于切除胸壁肿瘤，先将手术床旋向患侧，使其呈斜位，之后切除肿瘤并重建胸壁骨骼。④将手术床调整至水平位，使患者体位恢复至侧卧位，并根据所需皮瓣的大小、形状以及所需肌瓣的大小游离带有皮肤的肌瓣。游离的背阔肌肌瓣大小及厚度适宜，蒂部要有足够的宽度和长度，保证修补胸壁缺损后无张力及肌瓣能够成活，不会因缺血而发生坏死。⑤在腋窝皱襞处做一皮下隧道，将肌瓣经皮下隧道引至胸壁的软组织缺损区并与缺损区边缘的组织及皮肤进行缝合、固定。供区皮肤缺损处尽可能I期缝合关闭。

（2）胸大肌：是胸壁第二块最大的扁平肌，在很多方面与背阔肌相似。胸大肌起于锁骨内半侧、胸部前面及腹直肌前鞘，止于肱骨大结节嵴，由胸肩峰动脉、胸外侧动脉以及肋间动脉的前穿支供应血液。胸大肌的主要血管神经束向后进入锁骨约中1/3处（图8-33-4B）。因此，将胸大肌分离后既可以作为肌瓣，又可以将其游离成肌皮瓣，从其中心翻转后用以重建胸壁。用胸大肌重建胸壁，其作用与背阔肌一样可靠。利用胸大肌肌瓣修补胸骨肿瘤切除后造成的前胸壁的缺损非常有利，用其治疗胸骨正中劈开切口感染，疗效也很满意。一般而言，只要胸大肌能转移，皮肤切口便能I期缝合。

用胸大肌修补胸骨缺损，宜游离两侧胸大肌。左侧胸大肌从其肱骨的附着点全部予以游离，右侧胸大肌可游离到腋中线处，但不需要将其从肋骨的附着处切断；将两侧胸大肌游离后一并移位到胸骨缺损处，进行修补及缝合固定。用这种方法进行胸壁重建后，前胸壁比较对称，也比较美观。如需要切除前胸壁小央的皮肤，可以用转移皮瓣修复皮肤缺损区，以保持乳房的对称。

（3）腹直肌是位于腹部中线两旁的带状肌肉，起自耻骨上缘，向上附着于第5至第11肋软骨及剑突。腹直肌的内侧缘为腹白线，外侧缘为半月线，前后为前鞘和后鞘包裹。其血液供应依靠腹壁上动脉、腹壁下动脉以及最下6条肋间动脉和4条腰动脉的分支（图8-33-4C）。利用腹直肌重建胸壁，主要根据其乳内神经血管束。在手术中，需要游离腹壁下血管，以便将腹直肌翻转到前胸壁。

前胸壁的肿瘤切除或放疗坏死区的修复都可以用腹直肌进行胸壁重建。可将腹直肌做整块移植，抑或将其游离成肌皮瓣，所带皮瓣可缝合固定在水平位，亦可使其呈垂直位予以缝合固定。一般多采用垂直皮瓣，因为垂直皮瓣可以沿腹直肌的长轴进行固定。将腹直肌或肌皮瓣经皮下隧道向上转移到胸壁缺损区之后，肌瓣供区的切口应I期缝合。我们认为用腹直肌瓣重建胸骨创口下1/3疗效最佳。因为此处的胸骨伤口用腹直肌修补，距离较近，而且腹直肌翻转的弧度亦相等。在术中，不能损伤腹直肌的乳内血管，要保证其通畅。对既往前胸壁接受过放疗或胸骨正中劈开切口有感染病史的患者，术前应做乳内动脉造影检查，以确定腹直肌肌瓣的血液供应情况以及该腹直肌肌瓣能否利用。腹直肌肌瓣或肌皮瓣重建胸壁的优点有：①腹直肌比较大，胸壁缺损处有较多的肌肉组织可供术中利

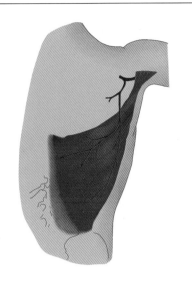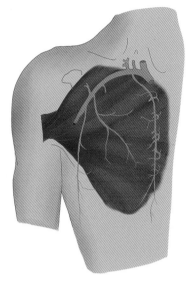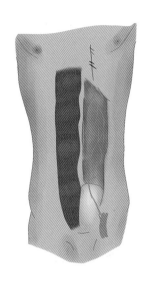

A 背阔肌血液供应　　　　B 胸大肌血液供应　　　　C 腹直肌血液供应

图8-33-4 转移肌瓣的血液供应

用；②根据手术的需要，可以选择肌瓣用单侧或双侧血管蒂（即双侧腹壁上动脉血管蒂）；③患者取仰卧位，不需要变换体位；④供肌瓣区的切口可以Ⅰ期缝合。

2.转移大网膜

用转移大网膜治疗胸部放疗引起的部分胸壁缺损非常有效。对这类病例，先进行清创，切除病变坏死的皮肤和软组织，保留局部的肋骨、肋软骨或胸骨。这些胸部骨骼往往有放疗性及缺血性瘢痕形成。清创后，将转移大网膜覆盖在切口区，使大网膜与创面形成粘连。大网膜内的胃网膜血管可为创面提供丰富的血液循环，并为在创口表面移植皮肤创造条件。由于大网膜本身缺乏固定装置而无稳定性，因此不能用大网膜重建胸壁的全层缺损。胸壁的全层缺损仍然需要用阔筋膜、肋骨或其他修补材料进行重建。

前胸壁组织部分坏死后用肌瓣修补失败的病例，用转移大网膜进行修复有效。由于带蒂转移大网膜除了血管网丰富、有利于血管新生之外，还有丰富的淋巴管，有利于创面渗出液的吸收，同时具有较强的抗感染能力，一般用于胸壁浅层组织缺损的重建。一旦用肌皮瓣修补胸壁后发生坏死，治疗的关键在于恢复胸膜腔的完整性，尽可能减轻反常呼吸，保持患者呼吸的稳定性，待病情平稳后，再考虑修补胸壁软组织的缺损。

选择转移大网膜修补胸壁缺损的主要适应证：①接受胸壁重建的部位有感染；②准备进行胸壁重建的分层皮瓣移植，但移植区需要用带蒂转移大网膜为皮瓣的存活创造条件。为使游离的转移大网膜有足够长度，上提到胸壁较高部位后无张力，不影响血管蒂的血液循环，应将大网膜从横结肠及胃大弯侧进行游离，然后在适当的软组织处另做一切口，将大网膜移植到胸壁软组织缺损处。

33.7 术后并发症

在胸壁大块组织切除和胸壁重建术后，常遇到的术后并发症有两种，即①呼吸道感染：主要原因为手术使胸壁的完整性及弹性遭到破坏，加之手术创伤造成的疼痛使患者不敢进行有效咳嗽，导致排痰障碍，之后迅速发展成为呼吸道感染。如果患者年龄较大，肺功能较差，有较严重的肺气肿或慢性呼吸道感染，胸壁重建术后发生呼吸道感染的机会便随之增加。术后早期的胸壁浮动，可加重排痰障碍和肺部感染，二者相为因果，最终导致呼吸功能衰竭。为预防术后呼吸道感染，术中重建胸壁时要严格掌握手术操作原则，使重建的胸壁有足够的稳定性；手术结束时，胸部要加压包扎，减轻胸壁浮动。术后要加强呼吸道的护理，协助患者咳痰，并选用广谱抗生素进行抗感染治疗。用鼻导管吸痰是一种较好的清除痰液的办法，可以反复采用。对痰液确实无法排除，肺部感染较重的患者，应该及时施行气管切开术清除呼吸道内潴留的痰液，而且可用呼吸机（通气机）辅助呼吸并对浮动胸壁进行内固定，加强重建胸壁的稳定性。②手术区积液及感染：在重建胸壁时，对手术区进行正确的引流，加压包扎及选用有效的广谱抗生素是预防手术区皮下或组织间积液以及组织与重建胸壁骨骼的合成材料之间积液甚至感染的重要而有效的措施。胸壁加压包扎的时间不应少于10日。手术区的积液可采用穿刺抽液的方法处理。若发生感染，要予以引流。重建胸壁的Marlex网不必取出。若重建材料为Gore-Tex片，在感染无法控制时，则要将其手术取出。取出应该是等肺与胸壁缺损区周围形成较稳定而牢固的粘连后为较好的时机。

33.8 治疗效果

胸壁肿瘤手术成功的关键是有足够的切除范围，通常恶性胸壁肿瘤的切缘距肿瘤应大于4cm，良性胸壁肿瘤的切缘距肿瘤应大于2cm。切缘阳性的患者术后生存率低。如果对原发性胸壁恶性肿瘤进行广泛的胸壁切除，有相当大部分的患者可以通过手术治愈。对于易转移的原发性胸壁恶性肿瘤，术后综合治疗很有必要。

典型病例1 （图8-33-5～图8-33-15）

　　经胸腹正中部联合切口切除软骨肉瘤累及的胸骨及胸壁，钛网修复胸壁。

　　女性，67岁，左侧胸壁软骨肉瘤切除术后1年，胸部增强CT横断面显示：肿瘤复发累及胸骨下段。手术经胸腹正中部联合切口，切除肿瘤累及的胸骨及胸壁，应用钛网修复胸壁。病理报告：B2型胸腺瘤。

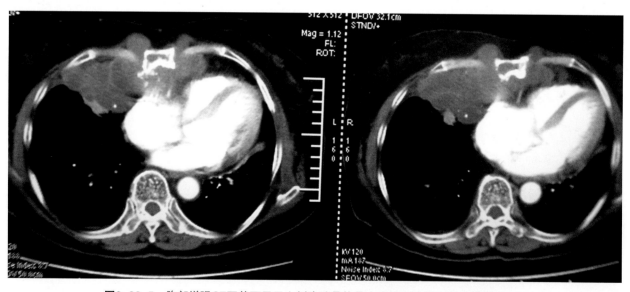

图8-33-5　胸部增强CT冠状面显示左侧胸壁骨软骨肉瘤累及胸骨下段和胸壁（1）

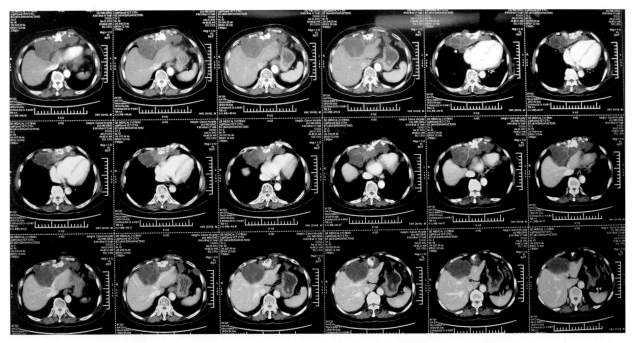

图8-33-6 胸部增强CT冠状面显示左侧胸壁骨软骨肉瘤累及胸骨下段和胸壁（2）

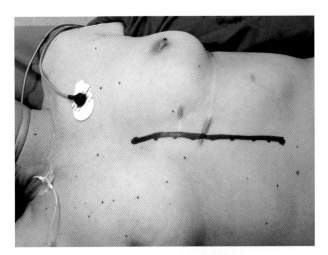

图8-33-7 行胸腹正中部联合切口

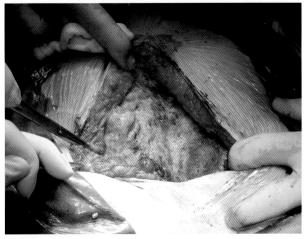

图8-33-8 经胸腹正中部联合切口暴露肿瘤

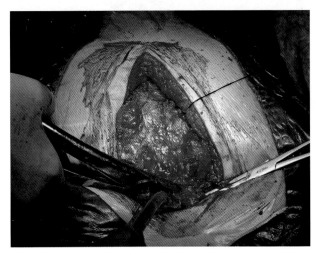

图8-33-9 切断肿瘤下极的肋骨

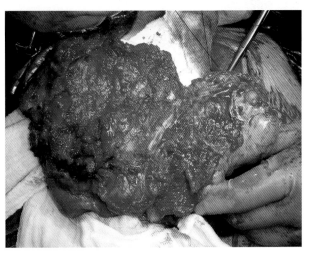

图8-33-10 术中用纱布保护切口防止肿瘤种植

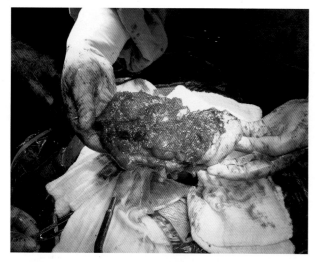

图8-33-11　经胸腹正中部联合切口完整切除肿瘤

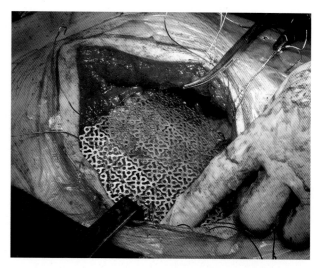

图8-33-12　应用钛网修复胸骨和胸壁的缺损

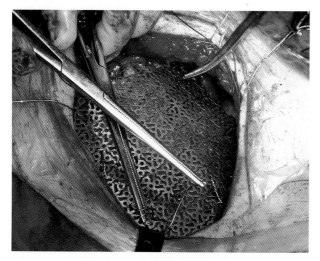

图8-33-13　应用钢丝固定钛网

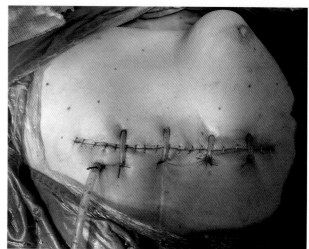

图8-33-14　钛网修复胸壁手术完毕

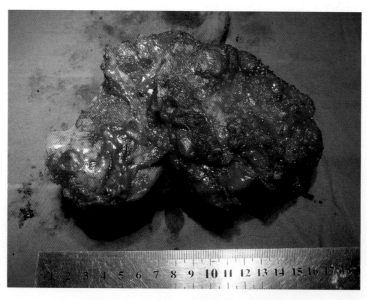

图8-33-15　胸壁骨软骨肉瘤手术标本

典型病例2　（图8-33-16~图8-33-23）

　　经左侧胸后外侧切口左肋骨神经纤维肉瘤切除，膈肌重建胸壁。

　　男性，65岁，胸部增强CT显示左肋骨肿瘤侵犯左侧第8、9肋骨。经左侧胸后外侧切口，行第7、8、9、10肋骨切除，将膈肌切开修剪成舌状瓣，向上翻转修补胸壁缺损。病理报告：肋骨神经纤维肉瘤。

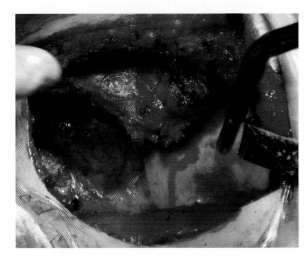

图8-33-16　左侧7、8、9、10肋骨切除

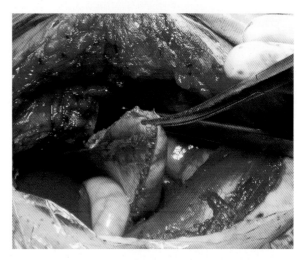

图8-33-17　切开膈肌，将膈肌修剪成舌状瓣

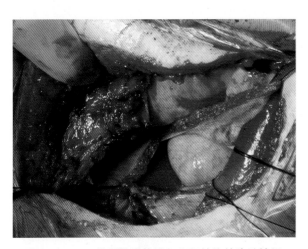

图8-33-18　将膈肌舌状瓣向上翻转修补胸壁缺损

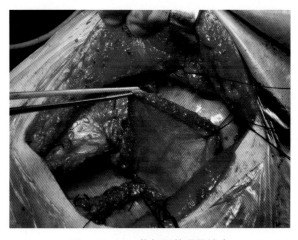

图8-33-19　将切开的膈肌缝合

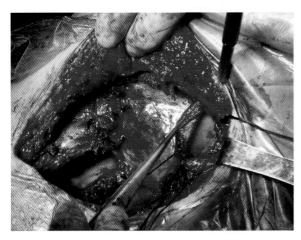

图8-33-20　将舌状瓣与缺损的前后胸壁缝合

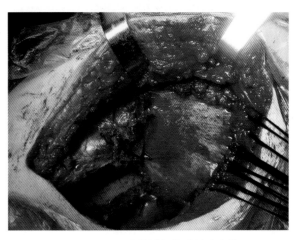

图8-33-21　舌状瓣与胸壁缝合完毕

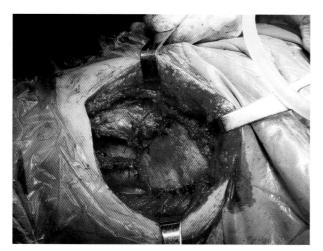

图8-33-22 舌状瓣修复胸壁及膈肌缝合完毕，胸腹腔分隔开

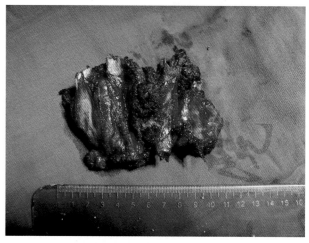

图8-33-23 神经纤维肉瘤切除标本约10cm×10cm

典型病例3 （图8-33-24 ~ 图8-33-28）

经左胸后外侧切口左胸壁内巨大纤维瘤切除。

女性，16岁，胸部MRI显示左胸壁内巨大软组织肿瘤。经左胸后外侧切口完整切除左胸壁内巨大软组织肿瘤。病理报告：胸壁巨大纤维瘤。

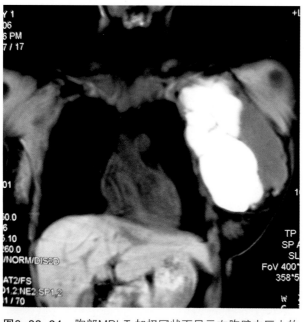

图8-33-24 胸部MRI T₁加权冠状面显示左胸壁内巨大软组织肿瘤

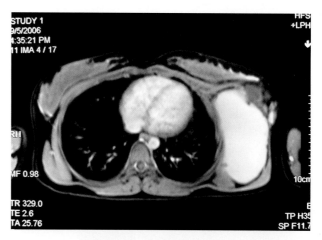

图8-33-25 胸部MRI T₁加权横断面显示左胸壁内巨大软组织肿瘤

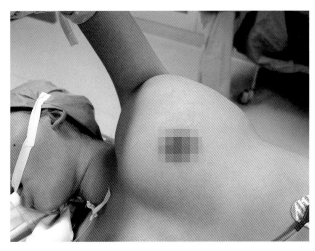

图8-33-26 左胸壁内巨大纤维瘤切除体位

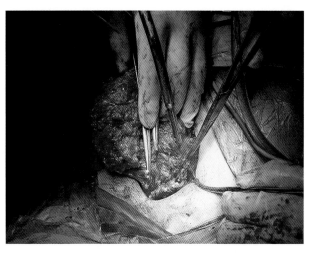

图8-33-27 锐性分离左胸壁内巨大纤维瘤

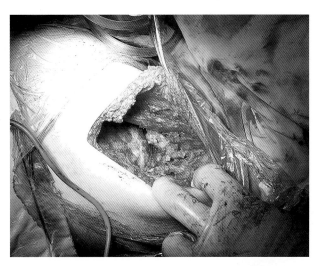

图8-33-28 完整切除左胸壁内巨大纤维瘤

第34章 胸骨肿瘤的外科治疗

34.1 概述

胸骨肿瘤是一种少见的胸部肿瘤，发病率较低，组织来源复杂，病理类型繁多，几乎均为恶性，其中软骨肉瘤被认为是胸骨最常见的恶性原发性肿瘤。有文献报道，胸骨肿瘤占全身骨肿瘤的0.94%，约占胸壁肿瘤的20%。其中40%为转移性恶性肿瘤，60%为原发性恶性肿瘤。胸骨是维持胸廓完整性的关键骨骼，胸骨肿瘤破坏了胸廓正常结构，向胸内生长可影响心脏大血管和肺及气管支气管的功能，严重者可危及生命。胸骨肿瘤早期临床表现不突出，表现不及管状骨典型，术前的定性诊断困难，确诊时病期较晚。如在病变早期予以根治，预后较好。

34.2 诊断

34.2.1 临床表现

主要为胸痛或无明显压痛的胸骨肿块，肿块均隆起于胸骨，肿块性质为质硬固定，不易推动，表面光滑，肿块大多无明显压痛。

34.2.2 影像学检查

胸部X线和CT检查通常显示胸骨肿块处均有不同程度的骨质破坏，骨质硬化伴有向前后增大的骨质和软组织影。胸部CT检查对于肿瘤局部骨质破坏类型、肿瘤生长方向及周围软组织侵犯，胸骨后纵隔内浸润情况的判断有很大的帮助。MRI检查中，与邻近肌肉信号相比，骨肉瘤和转移肿瘤为T_1均匀等信号或低信号，T_2高信号，局部骨结构破坏。增强扫描呈明显不均匀强化，骨髓瘤表现为T_1高信号，T_2混杂信号影，增强后明显强化。

34.3 手术适应证

胸骨肿瘤一旦确诊，无论肿瘤是原发性或转移性、恶性的或良性的，只要全身重要脏器无转移，全身情况无手术禁忌，均应首选手术切除，通常采用胸骨部分切除或胸骨置换术（图8-34-1）。

34.4 胸骨置换材料

胸骨肿瘤切除后胸骨缺损的修复重建是手术成功的关键，目前胸骨可采用多种方法修补缺损。

34.4.1 自体骨

新鲜自体髂骨植骨联合钛板内固定或肋骨移植+克氏针胸骨重建具有取材方便、无异物反应等优点，修补切除胸骨肿瘤后的胸骨缺损效果较好。其缺点是当胸骨缺损较大时，可用的自体骨的体积有限且增加创伤、增加手术难度，适用于胸骨缺损较小的缺损修补。

34.4.2 钛网

钛网具有与骨组织的相似硬度、形状记忆功能、易裁剪塑形、有良好的生物相容性等优点，术中可根据胸骨缺损的大小，裁剪相应大小钛网修复胸骨缺损，对胸廓起到有效的支撑作用。但有易松动、脱落的缺点。

34.4.3 医用有机玻璃

术前将根据胸骨缺损的大小，用医用有机玻璃仿制缺损的胸骨并在其上方钻两排小孔。术中将经消毒灭菌后的有机玻璃仿制胸骨置于胸骨缺损处，用钢丝穿过有机玻璃仿制胸骨上的小孔与相应的肋骨结扎固定。其优点是取材和塑形方便，缺点是抗压性能较差。

34.4.4 Marlex网

对于较小的胸骨缺损Marlex网是一种理想的重

建材料，其优点为易塑形、组织反应小、容易固定、抗张能力强等，但对胸骨缺损较大的尚不能令人满意，缺乏强度，骨性支持不够。

34.4.5 "三明治"修补材料

根据缺损胸骨大小剪取两层与其大小相似的聚丙烯网并缝合。向两层之间注入"骨水泥"（甲基异丁烯酸甲酯）"三明治"修补材料具有强度高、塑形容易等优点，但存在密闭性过高、顺应性差、弹性不足等缺点。

34.4.6 3D 打印材料

根据患者需切除的胸壁范围个体化设计3D修补模型，可修补骨和软骨缺损，材料可以是钛合金或PEEK材料。优点是使得修复更加个体化，缺点是价格较贵。

34.5 手术方法

34.5.1 麻醉

一般选用气管插管静脉复合全身麻醉。

34.5.2 体位

手术体位多为仰卧位。

34.5.3 手术步骤

（1）切口：根据肿瘤部位，取胸骨正中切口。

（2）切除胸骨：先充分游离胸骨及相应肋骨前软组织，显露瘤体。距肿瘤边缘3~4cm处切断胸骨及相应肋骨。胸骨肿瘤应完全或部分切除胸骨，应游离未受累的胸肌至肋软骨与肋骨交界处（图8-34-2）。胸骨完全切除时，须显露上至胸锁关节，下达肋弓。避免损伤胸膜及保留胸廓内血管（图8-34-3）。

（3）胸骨重建：胸骨缺损较小可用自体骨或Marlex网修复。胸骨缺损较大时，须做胸骨重建。通常将钛网或医用有机玻璃按照胸骨的解剖形状修剪。在双侧锁骨、相应受累的肋骨钻孔，再经上腹正中切口，沿结肠侧游离大网膜，用带蒂大网膜包绕钛板或有机玻璃胸骨，用钢丝将其与相应的肋骨固定牢固，用钢丝将钛网或医用有机玻璃固定在钻孔位。

（4）放置胸腔引流管2根和纵隔引流管1根，依次缝合切口。

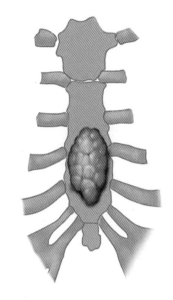

图8-34-1 全胸骨切除

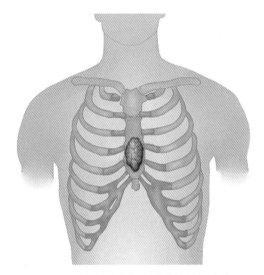

图8-34-2 胸骨肿瘤与胸骨肋软骨切除范围

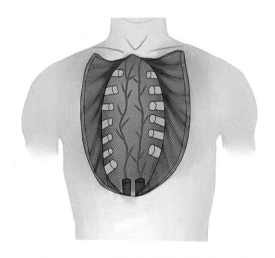

图8-34-3 胸骨切除后保留了胸廓内血管

34.6 术后并发症

34.6.1 呼吸道感染

手术破坏了胸壁的完整性和弹性及手术疼痛等因素影响了患者的有效咳嗽，导致排痰障碍，易发展成为呼吸道感染。术后早期的胸壁浮动，可加重排痰障碍和肺部感染，二者互为因果，最终导致呼吸功能衰竭。

胸部要加压包扎，减轻胸壁浮动。术后要选用广谱抗生素进行抗感染治疗，同时加强呼吸道的护理，协助患者咳痰，必要时应用纤维支气管镜吸痰或施行气管切开术清除呼吸道内潴留的痰液，必要时可用呼吸机辅助呼吸。

34.6.2 手术区积液及感染

手术区组织间积液以及组织与重建胸壁骨骼的合成材料之间积液甚至感染是胸骨肿瘤切除重建术的重要并发症。术中应进行正确的引流，加压包扎及选用有效的广谱抗生素预防。通常手术区的积液可采用穿刺抽液的方法处理。若发生感染，要予以引流。

34.7 治疗效果

胸骨肿瘤术中切除胸骨及相应肋骨应有足够的切除范围，通常胸骨肿瘤的切缘距肿瘤应大于3~4cm，很多患者可以通过手术治愈。术后综合治疗可提高原发性胸骨恶性肿瘤的术后生存率。

典型病例1 （图8-34-4-图8-34-10）

经胸骨正中纵劈切口切除胸骨柄软骨肉瘤，钛网重建。

男性，56岁，胸部增强CT显示：胸骨柄骨质破坏，软组织肿胀，肿块边界不光整，直径约4cm。经胸骨正中纵劈切口切除胸骨柄肿瘤及周围的软组织，用钛网重建胸骨柄。病理报告：胸骨柄软骨肉瘤。

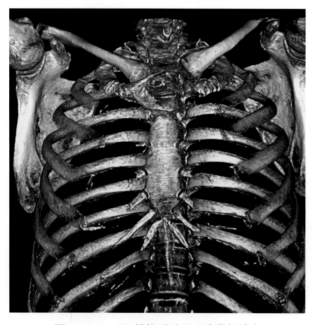

图8-34-4 CT 模拟重建显示胸骨柄肿瘤

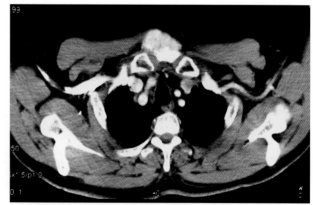

图8-34-5 CT扫描显示胸骨柄肿瘤

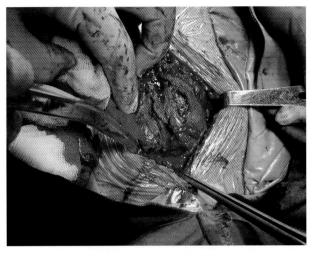

图8-34-6　暴露胸骨柄肿瘤

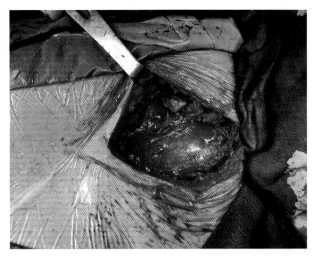

图8-34-7　胸骨柄切除后

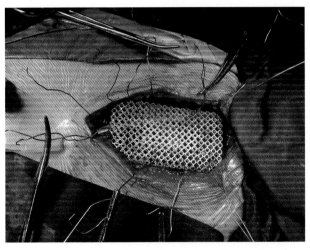

图8-34-8　钛网置换胸骨柄

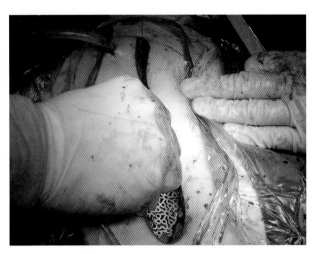

图8-34-9　钛网置换胸骨柄完毕

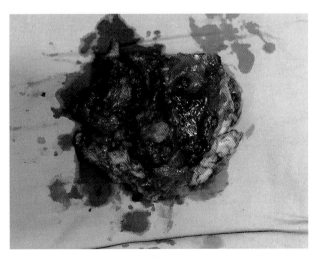

图8-34-10　胸骨柄肿瘤标本

典型病例2 （图8-34-11～图8-34-20）

　　经胸骨正中纵劈切口全胸骨切除，有机玻璃重建胸骨。

　　女性，46岁，胸部增强CT显示：胸骨体骨质破坏，软组织肿胀，肿块边界不光整。经胸骨正中纵劈切口至上腹行全胸骨切除（包括胸骨肿瘤及周围的软组织），用有机玻璃重建胸骨。经上腹游离大网膜，将大网膜包绕有机玻璃重建的胸骨。病理报告：胸骨柄软骨肉瘤。

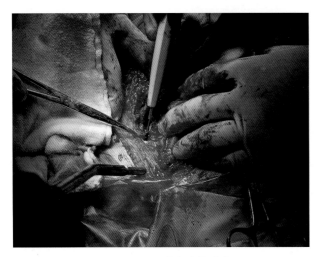

图8-34-11　游离胸骨肿瘤

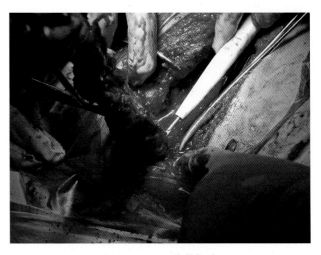

图8-34-12　胸骨切除

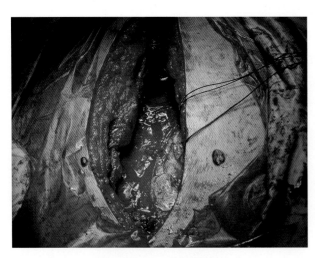

图8-34-13　胸骨切除后

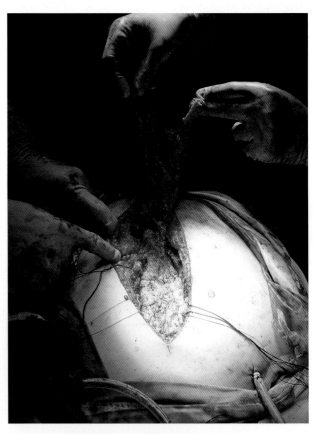

图8-34-14　游离大网膜一分为二

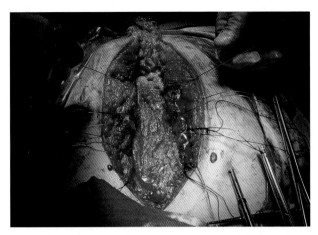

图8-34-15 将一部分大网膜置入胸骨床

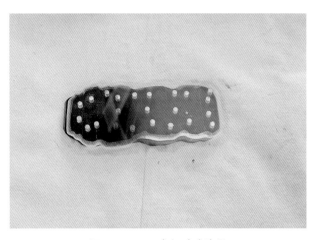

图8-34-16 有机玻璃胸骨

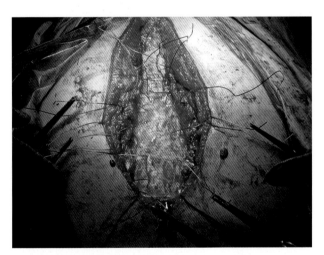

图8-34-17 将有机玻璃胸骨与肋骨固定

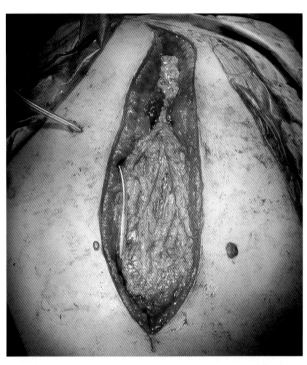

图8-34-18 将另一部分大网膜覆盖在有机玻璃胸骨的上面

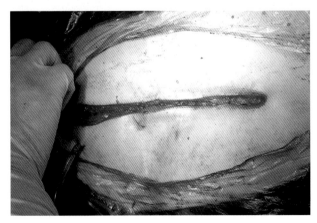

图8-34-19 有机玻璃置换胸骨手术完毕

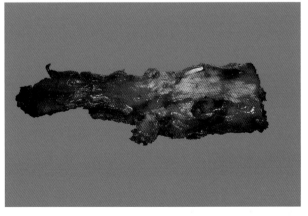

图8-34-20 胸骨肿瘤标本

第35章　胸膜间皮瘤

35.1　概述

胸膜间皮瘤（Pleural Mesothelioma）是来源于胸膜间皮细胞和纤维组织细胞的原发胸膜肿瘤，占全部间皮瘤的50%，一般临床上将其分为局限性（良性）与弥漫性（恶性）两类。局限性胸膜间皮瘤以往称为良性间皮瘤，目前称为胸膜局限性纤维瘤，或局限性间皮瘤，但胸膜局限性纤维瘤（局限性间皮瘤）包括良性及恶性两类。弥漫性胸膜间皮瘤以往称为恶性间皮瘤，是一种缓慢致死性肿瘤，虽发病率不高，但仍较局限性胸膜间皮瘤多见，是胸膜原发肿瘤中最多见的类型。临床表现与侵袭行为有关，通常局部侵袭胸膜腔及周围结构，预后较差。

1767年，Joseph Lieutaud在3000例尸解中首先描述了2例可疑间皮瘤。1870年，E. Wagner认定此病为一种病理实体，认为此瘤来自胸膜淋巴管的内膜，同年Eberth认为是胸膜的上皮癌，以后又认为是内膜癌。

1924年，Robertson在讨论胸膜内皮瘤时，指出除肉瘤外，胸膜不生长其他恶性肿瘤，若出现则为原发灶不明的转移瘤或肺瘤的播散。1931年，Klemperer和Rabin报道5例原发性胸膜肿瘤，认为系独立存在的疾病；并详细描述良性间皮瘤（局限性）、恶性间皮瘤（弥漫性）的组织学体征。按表面上皮细胞，将局限性纤维性间皮瘤与弥漫性间皮瘤分开；并指出弥漫性间皮瘤是来自多潜能的间皮细胞，是真性肿瘤；而局限性间皮瘤，因其覆盖胸膜正常，故来源于间皮下结缔组织，此瘤生长慢，瘤体相当大时才出现症状和体征，病理或为纤维瘤或为低度恶性纤维肉瘤，容易切除。

1927年，Maximov从间皮细胞培养出成纤维细胞，1942年，Stout和Murray应用Maximov的组织培养技术，证实间皮瘤来源于间皮细胞，可表现为上皮型或纤维肉瘤样型。故间皮下多潜能成纤维细胞有能力分化成间皮细胞，外伤后的间皮修复即来源于此。

1960年以来，Wagnec jc等报道了南非开普县西北部的石棉矿工和部分经营者4年内发生44例胸膜间皮瘤后，该病受到了广泛重视。

35.2　术前检查

35.2.1　影像学诊断方法

包括X线后前位和侧位胸片，胸部及上腹部CT，PET/CT及胸部MR检查。

1. X线胸片　典型的胸部X线表现为胸腔积液、沿胸膜壁层呈波浪形阴影的胸膜增厚、肿块。胸部后前位像和侧位像可清楚显示患侧胸腔积液，恶性弥漫性胸膜间皮瘤的胸片上还可见到沿胸膜侧壁呈现波浪形生长的多发胸膜团块影以及弥漫性胸膜结节性增厚。

2. 胸部CT　典型表现为患侧胸膜显著增厚、胸腔积液，少数病例可见胸膜斑。此外胸部CT还能清楚显示沿胸膜表面大块不规则形肿块，有的肿瘤沿叶间裂生长并延伸到纵隔内、横膈上，也可以经后纵隔长入对侧胸腔。部分病例尚可见到肺表面结节，在胸部CT上沿胸壁和肿瘤的边缘还有钙化灶。

3. PET/CT　PET/CT检查可发现纵隔及远处转移情况，提高恶性胸膜间皮瘤肿瘤分期的准确性，使晚期患者免除手术。

4. MRI　可确定肿瘤的范围及是否能够切除。MRI的矢状面图像可以清楚地显示纵隔及膈肌受侵的情况。

35.2.2　胸腔穿刺

是最初很有帮助的诊断方法；对胸腔积液要

进行常规的大体检查及镜下检查。腺癌相关的胸腔积液多为血性，而间皮瘤的胸腔积液多为淡黄色。弥漫性间皮瘤胸腔积液的特点为黏稠、黄色或血性，无出血时细胞数不多，Rivalta（+），可见大量间皮细胞。

35.2.3　活组织检查

少数病例，细胞学检查可以明确诊断，但大多数病例，需要进行胸膜活检。闭式胸膜活检已经应用了很长时间。它只在阳性时有意义，因为有时取材不好而导致假阴性结果。胸壁切开胸膜活检应该是首选方法，因为它可以保证活检标本取得足够量的组织，对患者的损伤不大。通常1～2个切口很重要。手术切口应尽量采用与将来手术相同的切口，以便手术时切除该孔道，避免肿瘤在该部位的复发。

35.2.4　其他检查

通常进行心肺功能、肝肾功能、胃肠道功能、血液系统、神经系统、免疫功能等检查。

35.3　麻醉和体位

通常采用气管插管静脉复合全身麻醉。按病变部位取侧卧位。

35.4　手术步骤

35.4.1　壁/脏层胸膜切除术

全身麻醉诱导成功并置入双腔插管后，患者按病变部位取侧卧位。壁/脏层胸膜切除术与胸膜全肺切除术的第一步是相同的。在第6肋间行大的后外侧切口。行第6肋骨膜下切除，可以较好的显露壁层胸膜，并在胸廓内筋膜及壁层胸膜间建立并扩大解剖间隙。术中会见到胸膜广泛结节状、板块状，沿胸膜表面且深入到叶间裂，胸膜广泛增厚。可以用钝性、锐性分离的方法向肺尖部游离壁层胸膜。同法向脊旁沟、纵隔、膈肌方向游离壁层胸膜。有时在纵隔胸膜及心包之间间隙的游离很困难。在这种情况下，可以一并切除纵隔胸膜及心包。在手术的这个阶段，要注意膈肌胸膜。如果肿瘤没有侵犯膈肌，可将膈肌胸膜由膈肌表面剥离。经常已有膈肌受累，因此，经常行膈肌及胸膜肿瘤整块切除。当将壁层胸膜从胸壁、纵隔及膈肌上完全游离下来之后，术者进入壁层胸膜并开始从肺表面剥离脏层胸膜。游离时注意左右胸解剖学标志。

在右侧胸膜外切除时，术者必须注意以下结构：奇静脉、锁骨下血管、乳内动脉、上腔静脉以及食管。在左胸时，要避免肋间动脉的撕裂。标本应包括壁层胸膜侧、脏层胸膜、心包及膈肌，一旦切除肿瘤后，应开始重建手术。当膈肌受到侵犯时，用涤纶布行膈肌重建。然后放置胸管以引流气体及液体，逐层关胸。

35.4.2　胸膜外全肺切除术

全身麻醉诱导，双腔插管后，患者取侧卧位。通过第6肋间延长的后外侧切口到达胸膜外间隙。通常切除第6肋以获得壁层胸膜的最大显露及帮助建立胸膜外游离间隙。用钝性加锐性分离及电凝的方法将壁层胸膜从周围的结构上游离。游离到手术邻近血管部位时。如在胸膜切除时所述，右侧的手术标记是奇静脉、锁骨下血管、乳内动脉、上腔静脉以及食管。在左侧要避免从主动脉上撕脱肋间血管，其后是控制肺门血管及支气管。将心包于膈神经及肺血管的前内侧切开。环形延长切口。这种方法可以使肺血管在心包内得到充分的显露。在右侧手术时，用血管钳或切割缝合器在心包内夹闭、切断肺动脉。在左侧，在肺动脉离开心包的位置游离、控制肺动脉并切断，在心包内处理肺静脉。将标本提起清扫隆凸下淋巴结切除。用支气管闭合器闭合切断主支气管移去标本。通常应整块切除壁层胸膜、肺、心包和膈肌。常规用心包包埋支气管残端。在右侧用带孔的涤纶布修补心包防止心脏疝。同时用涤纶布修补膈肌，防止腹腔内器官体填塞进入胸腔。手术结束以前，用电凝和外科止血材料进行创面止血。逐层关胸，置胸管1根。用以平衡或稳定纵隔。

35.5　术后处理

术后镇痛以利活动及排痰是非常重要的。感觉舒适的患者容易在术后护理方面主动与医护配合，积极咳痰，以保证肺通气，避免肺不张。如果术后发生肺不张，应积极应用纤维支气管镜吸痰治疗。对于胸膜全肺切除的患者出入量平衡非常重要。如果液量负荷过多可能引起严重的肺水肿和低氧血症。胸管应在术后行胸片检查确认纵隔位置正常后拔出。通常术后48小时开始早期活动，可有效地预防深静脉血栓和肺部并发症。有条件的单位可常规使用充气靴。

典型病例　（图8-35-1～图8-35-6）

　　胸腔镜下胸膜间皮瘤联合部分左下肺切除、部分膈肌切除。

　　女性，33岁，胸部增强CT横断面和MRI冠状面显示左侧胸腔下部近膈肌处见增厚的胸膜及软组织肿块，肿块形状不规则，边界不清楚。行胸腔镜下胸膜间皮瘤联合部分左下肺切除、部分膈肌切除，涤纶布修补膈肌。病理报告：胸膜间皮瘤。

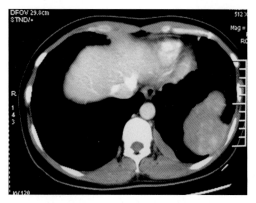

图8-35-1　胸部增强CT横断面显示左侧胸腔下部近膈肌处见增厚的胸膜及软组织肿块

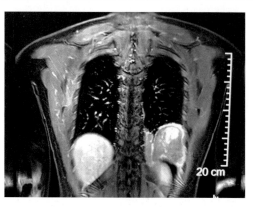

图8-35-2　MRI T₁加权冠状面显示左侧胸内胸膜及膈肌增厚有强化，肿块形状不规则，边界不清楚

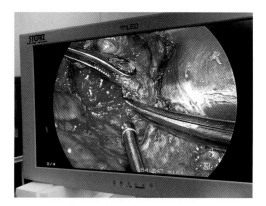

图8-35-3　胸腔镜下切除胸膜间皮瘤

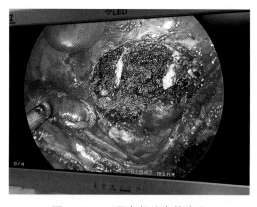

图8-35-4　用电凝钩电灼瘤床

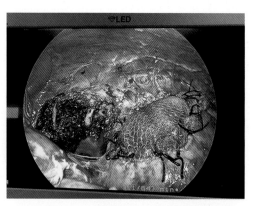

图8-35-5　用涤纶布修补膈肌缺损

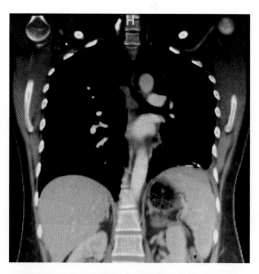

图8-35-6　胸膜间皮瘤切除术后6个月CT

参考文献

[1] 李明,张楼乾,张晋等.胸腔镜术前CT引导下单纯针刺定位肺亚厘米磨玻璃影结节.中国肿瘤外科杂志,2013,5(06):344-346+355.

[2] 许林.肺部磨玻璃结节定位技术的现状与展望.中华实验外科杂志,2018,35(10):1789-1792.

[3] 李明.基于超声支气管镜活检技术的肺癌分子诊疗新模式初探.江苏:南京医科大学,2015.

[4] 蒋峰,许林,胡振东,等.32例气管肿瘤的外科治疗.临床肿瘤学杂志,2008(02):123-125.

[5] 许林,俞明锋,袁方良,等.隆凸成形术治疗中心型肺癌41例.中国肺癌杂志,2006,9(1):9-13.

[6] 贾辉,许林,邱宁雷,等.隆凸成形术在肺癌外科中的临床应用.肿瘤基础与临床,2008,21(5):417-419.

[7] 许林.原发性气管肿瘤的外科治疗.中国医师进修杂志,2007,30(20):4-6.

[8] 许林,俞明锋,袁方良,等.气管隆凸成形术治疗中心型肺癌105例分析.中国抗癌协会.第13届全国肺癌学术大会论文集.2013:369-369.

[9] 许林.局部晚期肺癌扩大切除的争议与共识.第13届全国肺癌学术大会.

[10] 许林,俞明锋,袁方良.外科手术治疗侵犯心脏大血管的局部晚期肺癌.2003.

[11] 张勤,周鑫官.原发性肺肉瘤11例报告.江苏医药,1995(9).

[12] 蒋明,许林,张勤,等.隆突成形、心血管成形术治疗局部晚期肺癌.实用临床医药杂志,2004,8(6):45-46,49.

[13] 蒋峰,许林,黄建峰,等.左侧中心型肺癌累及气管隆凸的外科治疗.中国抗癌协会.第13届全国肺癌学术大会论文集.2013:323-323.

[14] 陈名久,尹邦良,胡建国,等.经胸骨正中切口切除上肺局部晚期肺癌的临床观察.中南大学学报:医学版,2011(4):355-358.

[15] 周清华,刘斌,杨俊杰,等.隆凸合并心脏大血管切除重建术治疗局部晚期中心型支气管肺癌.中国肺癌杂志,2006(1).

[16] 张治,袁方良,黄建峰,等.单操作孔胸腔镜肺叶切除术初步经验:附连续71例病例报告.中华腔镜外科杂志(电子版),2016,9(4):228-231.

[17] 许林.单孔胸腔镜在微创时代的应用进展.中华实验外科杂志,2017,34(9):1441-1442.

[18] 邱宁雷,张治,徐磊,等.电视胸腔镜下胸膜固定术治疗非小细胞肺癌伴恶性胸腔积液.中国肿瘤外科杂志,2012,4(6):325-327.

[19] 许林,张治.胸腔镜手术与肺癌.中国肿瘤外科杂志,2013,5(3):137-140,150.

[20] 羌燕,旷玉明.全胸腔镜肺叶切除术的手术配合.现代医药卫生,2012,28(5):661-662.

[21] 钱晨,吴惠昕,孙香美,等.短暂单侧肺循环阻断治疗局部晚期肺癌的手术配合.中华护理杂志,2008(06):79-80.

[22] 朱步鎏.全胸腔镜下支气管成形术行弯针直缝的护理配合.护理学杂志,2013,28(16):60-61.

[23] 许林,尹荣,邱宁雷,等.全胸腔镜支气管成形术治疗肺癌、主支气管癌.第13届全国肺癌学术大会.

[24] 羌燕,张帅,李明,等.支气管镜联合球囊导管行肺段染色定位与切除的护理配合.中国肿瘤外科杂志,2016(6):413-414.

[25] 羌燕,孟爱凤,等.全胸腔镜支气管成形术手术配合.护理实践与研究,2014(9).

[26] 张勤,许林,胡振东,等.食管癌术后食管胃吻合口瘘的呼吸道表现.江苏医药2003,29(3):233-234.

[27] 张勤,魏林法.食管及上消化道重复癌32例外科治疗.南京医科大学学报:自然科学版,17(3):258-259.

[28] 张勤.8例先天性食管囊肿的诊治体会.江苏医药,2003(7).

[29] 李厚怀,张庆震,邱宁雷,等.食管巨大错构瘤1例.中

华胸心血管外科杂志, 2006, 22(6):421–421.

[30] 胡振东, 张勤, 张治, 等. 胸腔内的食管胃侧侧吻合. 中华胸心血管外科杂志, 2011, 27(11):685–685.

[31] 胡振东, 张庆震, 张勤, 等.经胸腔入路的颈部器械吻合治疗食管上段癌.中华消化外科杂志,2010,09(6):470–471.

[32] 胡振东, 蒋明, 张勤, 等.食管癌手术左胸径路下的双喉返神经淋巴结链清扫.中华胸心血管外科杂志,2014,30(6):372–373.

[33] 李明,俞明峰,张勤, 等.新三管法治疗食管癌术后胸内吻合口瘘.中华胸心血管外科杂志,2010,26(1):67–68.

[34] 李厚怀,张庆震,许林, 等.多原食管癌的临床病理特征和手术治疗.中华胸心血管外科杂志,2007,23(4):255–256.

[35] 沈伟忠, 胡振东, 许林,等.手术治疗56例原发纵隔肿瘤临床分析. 江苏医药, 2011, 37(1):112–113.

[36] 许林. 恶性胸腺瘤侵犯上腔静脉的外科治疗. 中国肺癌杂志, 2018.

[37] 许林, 沈振亚.巨大纵隔肿瘤的外科治疗. 实用临床医药杂志, 2007, 11(2):53–54.

[38] 许林. 巨大纵隔肿瘤切除术. 中国肿瘤外科杂志, 2017,9(2):74–76

[39] 俞明锋, 周鑫官, 许林. 原发性纵隔肿瘤215例外科治疗. 临床医学, 1997(10):4–5.

[40] 张勤. 7例肺原发性恶性淋巴瘤临床分析. 江苏医药, 2003(9):679.

[41] 赵云, 孟爱凤, 马圣香, 等. 巨大纵隔肿瘤患者术后并发症的护理. 护理学杂志, 2008, 23(16):31–32.

[42] 尹荣,许林,邱宁雷,等.癌主支气管癌的全胸腔镜支气管成形术[J].中华胸心血管外科杂志,2013,29(2):78–81.

[43] 李康. 胸膜间皮瘤的CT诊断与鉴别诊断. 中国肿瘤外科杂志,2016(6):405–406.

[44] Arey LB. Embryology of the lungs and esophagus. in Shields TW（ed）.General ThoracicSurgery. 2rnd ed. Philadelphia：Lea & Febiger. 1983：3–7.

[45] Jackson CL, Huber JF. Correlated applied anatomy of bronchial tree and lungs with system nomenclature. Dis Chest,1943；9：319.

[46] Shields TW. Surgical anatomy of the lungs. In Shields TW（ed）. General Thoracic Smsery. 2nd ed. philadelphia：Lea& Febiger,1983：61–71.

[47] Lauweryns JM. The blood and lymphatic microcirculation of the lung. Pathol Annu 1971；6：365.

[48] Meyer EC et al. Pulmonary lymphafic and blood absorption of albumin from alveoli，a quantitative comparison. Lab Invest 1969：20：1.

[49] Cotton RE. the bronchial spread of lung cancer. Br J DisChest.1959：53：142.

[50] Nohl–Oser HC. Lymphatics of the lung. in Shields TW（ed）. General Thoracic Surgery2nd ed. Philadelphia：Lea & Febiger. 1983：72–81.

[51] Brock RC & Whytehead LL. Radical pneumonectomy for bronchial carcinoma. Br J Surg 1955；43：8.

[52] Kunitoh H, Kato H, Tsuboi M, et al. Phase II trial of preoperative chemoradiotherapy followed by surgical resection in patients with superior sulcus non–small–cell lung cancers: report of Japan Clinical Oncology Group trial 9806. J Clin Oncol, 2008, 26(4): 644–649. doi:10.1200/JCO.2007.14.1911.

[53] Rusch V W, Giroux D J, Kraut M J, et al. Induction chemoradiation and surgical resection for superior sulcus non–small–cell lung carcinomas: long–term results of Southwest Oncology Group Trial 9416 (Intergroup Trial 0160). J Clin Oncol, 2007, 25(3): 313–318. doi:10.1067/mtc.2001.112465.

[54] Nikolaos P , Vasilios L , Efstratios K , et al. Therapeutic modalities for Pancoast tumors[J]. Journal of Thoracic Disease, 2014, 1(Suppl 1):180–93.

[55] Jeannin G , Merle P , Janicot H , et al. Combined treatment modalities in Pancoast tumor: results of a monocentric retrospective study.[J]. Chin Clin Oncol, 2015, 4(4):39.

[56] Ito S , Tagawa T , Nakamura A , et al . Experience with thoracoscopic surgery for primary bronchial stump fistula after pneumonectomy[J]. Jpn J Thorac Cardiovasc Surg, 1998, 46(10):957–960.

[57] Kowalewski J , Brocki M , Galikowski M , et al. Videothoracoscopy and muscle flaps in the treatment of bronchial stump fistula[J]. Acta chirurgica Hungarica , 1999, 38(1):79–81.

[58] Shimizu J , Takizawa M , Yachi T , et al. Postoperative bronchial stump fistula responding well to occlusion with metallic coils and fibrin glue via a tracheostomy: a case report.[J]. Ann Thorac Cardiovasc Surg, 2005, 11(2):104–108.

[59] Nishi SPE, Zhou J, Okereke I, Kuo YF, Goodwin J. Use of Imaging and Diagnostic ProceduresAfter Low–Dose CT Screening for Lung Cancer. Chest. 2019.

[59] Lagergren J, Smyth E, Cunningham D, Lagergren P. Oesophageal cancer. The Lancet. 2017; 390(10110):2383–2396.

[60] Rami–Porta R, Asamura H, Travis WD, Rusch VW. Lung cancer – major changes in the American Joint Committee on Cancer eighth edition cancer staging manual. CA Cancer J Clin. 2017;67(2):138–155.

[61] Ost DE. The Importance of Negative Studies: Autofluorescence Bronchoscopy for Lung Cancer Screening. Chest. 2016;150(5):993–994.

[62] Herth FJ, Eberhardt R, Sterman D, Silvestri GA, Hoffmann H, Shah PL. Bronchoscopic transparenchymal nodule access (BTPNA): first in human trial of a novel procedure for sampling solitary pulmonary nodules. Thorax. 2015;70(4):326–332.

[63] Black WC, Gareen IF, Soneji SS, et al. Cost–effectiveness of CT screening in the National Lung Screening Trial. N Engl J Med. 2014;371(19):1793–1802.

[64] Gould MK. Clinical practice. Lung–cancer screening with low–dose computed tomography. N Engl J Med. 2014;371(19):1813–1820.

[65] Haussinger K, Becker H, Stanzel F, et al. Autofluorescence bronchoscopy with white light bronchoscopy compared with white light bronchoscopy alone for the detection of precancerous lesions: a European randomised controlled multicentre trial. Thorax. 2005;60(6):496–503.

[66] Qiu L, Pleskow DK, Chuttani R, et al. Multispectral scanning during endoscopy guides biopsy of dysplasia in Barrett's esophagus. Nat Med. 2010;16(5):603–606, 601p following 606.

[67] Bird–Lieberman EL, Neves AA, Lao–Sirieix P, et al. Molecular imaging using fluorescent lectins permits rapid endoscopic identification of dysplasia in Barrett's esophagus. Nat Med. 2012;18(2):315–321.

[68] Wender R, Fontham ET, Barrera E, Jr., et al. American Cancer Society lung cancer screening guidelines. CA Cancer J Clin. 2013;63(2):107–117.

[69] Jungebluth P, Alici E, Baiguera S, et al. RETRACTED: Tracheobronchial transplantation with a stem–cell–seeded bioartificial nanocomposite: a proof–of–concept study. The Lancet. 2011;378(9808):1997–2004.

[70] Macchiarini P. Tracheobronchial transplantation. The Lancet. 2016;387(10016).

Caviezel C, Koersgen F, Weder W, Inci I. Left main bronchus sleeve resection with reconstruction of neolobar carina. J Thorac Cardiovasc Surg. 2017;154(1):370–372.

[71] Jiang L, Liu J, Gonzalez–Rivas D, et al. Thoracoscopic surgery for tracheal and carinal resection and reconstruction under spontaneous ventilation. J Thorac Cardiovasc Surg. 2018;155(6):2746–2754.

[72] Kamigaichi A, Tsutani Y, Fujiwara M, Mimae T, Miyata Y, Okada M. Postoperative Recurrence and Survival After Segmentectomy for Clinical Stage 0 or IA Lung Cancer. Clin Lung Cancer. 2019;20(5):397–403 e391.

[73] Ahn Y, Chang H, Lim YS, et al. Primary tracheal tumors: review of 37 cases. J Thorac Oncol. 2009;4(5):635–638.

[74] Jiang F, Xu L, Yuan F, Huang J, Lu X, Zhang Z. Carinal resection and reconstruction in surgical treatment of bronchogenic carcinoma with carinal involvement. J Thorac Oncol. 2009;4(11):1375–1379.

[75] Peng Q, Zhang L, Ren Y, et al. Reconstruction of Long Noncircumferential Tracheal or Carinal Resections With Bronchial Flaps. Ann Thorac Surg. 2019;108(2):417–423.

[76] Lee GD, Kim DK, Jang SJ, et al. Significance of R1–resection at the bronchial margin after surgery for non–small–cell lung cancer. Eur J Cardiothorac Surg. 2017;51(1):176–181.

[77] Cypel M, Yeung JC, Donahoe L, et al. Normothermic ex vivo lung perfusion: Does the indication impact organ utilization and patient outcomes after transplantation? J Thorac Cardiovasc Surg. 2019.

[78] Zhang C, Li C, Shang X, Lin J, Wang H. Surgery as a Potential Treatment Option for Patients With Stage III Small–Cell Lung Cancer: A Propensity Score Matching Analysis. Front Oncol. 2019;9:1339.

[79] George TJ, Arnaoutakis GJ, Merlo CA, et al. Association of operative time of day with outcomes after thoracic organ transplant. Jama. 2011;305(21):2193–2199.

[80] Glanville AR, Wilson BE. Lung transplantation for non–small cell lung cancer and multifocal bronchioalveolar cell carcinoma. Lancet Oncol. 2018;19(7):e351–e358.

[81] habut G, Christie JD, Kremers WK, Fournier M, Halpern SD. Survival differences following lung transplantation among US transplant centers. Jama. 2010;304(1):53–60.

[82] Gharwan H, Erlich RB, Skaryak LA. Non–small–cell lung cancer with bronchopericardial fistula formation. J Clin Oncol. 2011;29(6):e141–142.

[83] Liang H, Liang W, Zhao L, et al. Robotic Versus Video–assisted Lobectomy/Segmentectomy for Lung Cancer: A

Meta-analysis. Ann Surg. 2018;268(2):254-259.

[84] Leduc C, Antoni D, Charloux A, Falcoz PE, Quoix E. Comorbidities in the management of patients with lung cancer. Eur Respir J. 2017;49(3).

[85] Zhang L, Li M, Yin R, Zhang Q, Xu L. Comparison of the oncologic outcomes of anatomic segmentectomy and lobectomy for early-stage non-small cell lung cancer. Ann Thorac Surg. 2015;99(2):728-737.

[86] Choi H, Jeon J, Huh J, Koo J, Yang S, Hwang W. The Effects of Iloprost on Oxygenation During One-Lung Ventilation for Lung Surgery: A Randomized Controlled Trial. J Clin Med. 2019;8(7).

[87] Deng HY, Zhou Q. Lobectomy should remain the first choice for treating early stage nonsmall cell lung cancer. Eur Respir J. 2019;54(1).

[88] Huang PM, Lin WY. Suction Ventilation for Uniportal Video-assisted Thoracic Surgery without Endotracheal Intubation. Ann Thorac Surg. 2019.

[89] Zheng B, Xu G, Fu X, et al. Management of the inter-segmental plane using the "Combined Dimensional Reduction Method" is safe and viable in uniport video-assisted thoracoscopic pulmonary segmentectomy. Transl Lung Cancer Res. 2019;8(5):658-666.

[90] Chen D, Tan Q. Comment on "Robotic Versus Video-assisted Lobectomy/Segmentectomy for Lung Cancers-A Meta-analysis". Ann Surg. 2019;270(6):e147-e148.

[91] Kneuertz PJ, D'Souza DM, Richardson M, Abdel-Rasoul M, Moffatt-Bruce SD, Merritt RE. Long-Term Oncologic Outcomes After Robotic Lobectomy for Early-stage Non-Small-cell Lung Cancer Versus Video-assisted Thoracoscopic and Open Thoracotomy Approach. Clin Lung Cancer. 2019.

[92] Nelson DB, Antonoff MB. Commentary: Revisiting old data: Is video-assisted thoracoscopic surgery still superior to thoracotomy when enhanced recovery is applied? J Thorac Cardiovasc Surg. 2019.

[93] Kneuertz PJ, Cheufou DH, D'Souza DM, et al. Propensity-score adjusted comparison of pathologic nodal upstaging by robotic, video-assisted thoracoscopic, and open lobectomy for non-small cell lung cancer. J Thorac Cardiovasc Surg. 2019;158(5):1457-1466.e1452.

[94] Krebs ED, Mehaffey JH, Sarosiek BM, Blank RS, Lau CL, Martin LW. Is less really more? Reexamining video-assisted thoracoscopic versus open lobectomy in the setting of an enhanced recovery protocol. J Thorac Cardiovasc Surg. 2019.

[95] Bertolaccini L, Batirel H, Brunelli A, et al. Corrigendum to 'Uniportal video-assisted thoracic surgery lobectomy: a consensus report from the Uniportal VATS Interest Group (UVIG) of the European Society of Thoracic Surgeons (ESTS)' [Eur J Cardiothorac Surg 2019;56:224-9]. Eur J Cardiothorac Surg. 2019;56(3):628-629.

[96] Gao HJ, Jiang ZH, Gong L, et al. Video-Assisted Vs Thoracotomy Sleeve Lobectomy for Lung Cancer: A Propensity Matched Analysis. Ann Thorac Surg. 2019;108(4):1072-1079.

[97] Guo C, Xia L, Mei J, et al. A propensity score matching study of non-grasping en bloc mediastinal lymph node dissection versus traditional grasping mediastinal lymph node dissection for non-small cell lung cancer by video-assisted thoracic surgery. Transl Lung Cancer Res. 2019;8(2):176-186.

[98] Mei J, Guo C, Xia L, et al. Long-term survival outcomes of video-assisted thoracic surgery lobectomy for stage I-II non-small cell lung cancer are more favorable than thoracotomy: a propensity score-matched analysis from a high-volume center in China. Transl Lung Cancer Res. 2019;8(2):155-166.

[99] Liu T, Fang P, Han C, et al. Four transcription profile-based models identify novel prognostic signatures in oesophageal cancer. J Cell Mol Med. 2019.

[100] Yin G, Xu Q, Chen S, et al. Fluoroscopically guided three-tube insertion for the treatment of postoperative gastroesophageal anastomotic leakage. Korean J Radiol. 2012;13(2):182-188.

[101] Jiang F, Yu MF, Ren BH, Yin GW, Zhang Q, Xu L. Nasogastric placement of sump tube through the leak for the treatment of esophagogastric anastomotic leak after esophagectomy for esophageal carcinoma. J Surg Res. 2011;171(2):448-451.

[102] van der Wilk BJ, Noordman BJ, Neijenhuis LKA, et al. Active Surveillance Versus Immediate Surgery in Clinically Complete Responders After Neoadjuvant Chemoradiotherapy for Esophageal Cancer: A Multicenter Propensity Matched Study. Ann Surg. 2019.

[103] Kauppila JH, Johar A, Lagergren P. Medical and Surgical Complications and Health-related Quality of Life After Esophageal Cancer Surgery. Ann Surg. 2018.

[104] Monig S, Chevallay M, Niclauss N, et al. Early esophageal cancer: the significance of surgery, endoscopy, and chemoradiation. Ann N Y Acad Sci. 2018;1434(1):115–123.

[105] Patel N, Foley KG, Powell AG, et al. Propensity score analysis of 18–FDG PET/CT–enhanced staging in patients undergoing surgery for esophageal cancer. Eur J Nucl Med Mol Imaging. 2019;46(4):801–809.

[106] Markar SR, Arhi C, Leusink A, et al. The Influence of Antireflux Surgery on Esophageal Cancer Risk in England: National Population–based Cohort Study. Ann Surg. 2018;268(5):861–867.

[107] Dong J, Gu X, El–Serag HB, Thrift AP. Underuse of Surgery Accounts for Racial Disparities in Esophageal Cancer Survival Times: A Matched Cohort Study. Clin Gastroenterol Hepatol. 2019;17(4):657–665.e613.

[108] Kauppila JH, Johar A, Lagergren P. Postoperative Complications and Health–related Quality of Life 10 Years After Esophageal Cancer Surgery. Ann Surg. 2018.

[109] Oh TK, Kim K, Jheon SH, et al. Long–Term Oncologic Outcomes, Opioid Use, and Complications after Esophageal Cancer Surgery. J Clin Med. 2018;7(2).

[110] Vellayappan BA, Soon YY, Ku GY, Leong CN, Lu JJ, Tey JC. Chemoradiotherapy versus chemoradiotherapy plus surgery for esophageal cancer. Cochrane Database Syst Rev. 2017;8:Cd010511.

[111] Degisors S, Pasquer A, Renaud F, et al. Are Thoracotomy and/or Intrathoracic Anastomosis Still Predictors of Postoperative Mortality After Esophageal Cancer Surgery?: A Nationwide Study. Ann Surg. 2017;266(5):854–862.

[112] Steffen T, Dietrich D, Schnider A, et al. Recurrence Patterns and Long–term Results After Induction Chemotherapy, Chemoradiotherapy, and Curative Surgery in Patients With Locally Advanced Esophageal Cancer. Ann Surg. 2019;269(1):83–87.

[113] Zhang L, Li M, Jiang F, Zhang Z, Zhang Q, Xu L. Subxiphoid versus lateral intercostal approaches thoracoscopic thymectomy for non–myasthenic early–stage thymoma: A propensity score –matched analysis. Int J Surg. 2019;67:13–17.

[114] Hartigan PM, Ng JM, Gill RR. Anesthesia in a Patient with a Large Mediastinal Mass. N Engl J Med. 2018; 379(6):587–588.

[115] Goel I, Kaushik P, Anand R. Bilateral Posterior Mediastinal Primary Myelolipoma. Ann Thorac Surg. 2018;106(5):e235–e237.

[116] Burt BM, Nguyen D, Groth SS, et al. Utilization of Minimally Invasive Thymectomy and Margin–Negative Resection for Early–Stage Thymoma. Ann Thorac Surg. 2019;108(2):405–411.

[117] Kimura K, Kanzaki R, Kimura T, et al. Long–Term Outcomes After Surgical Resection for Pleural Dissemination of Thymoma. Ann Surg Oncol. 2019;26(7):2073–2080.

[118] Predina JD, Keating J, Newton A, et al. A clinical trial of intraoperative near–infrared imaging to assess tumor extent and identify residual disease during anterior mediastinal tumor resection. Cancer. 2019;125(5):807–817.

[119] Aprile V, Bertoglio P, Korasidis S, et al. Nerve–Sparing Surgery in Advanced Stage Thymomas. Ann Thorac Surg. 2019;107(3):878–884.

[120] Hwang Y, Kang CH, Park S, et al. Impact of Lymph Node Dissection on Thymic Malignancies: Multi–Institutional Propensity Score Matched Analysis. J Thorac Oncol. 2018;13(12):1949–1957.

[121] Ruffini E, Fang W, Guerrera F, et al. The IASLC Thymic Tumors Staging Project. The Impact of the 8(th) Edition of the UICC/AJCC TNM Stage Classification of Thymic Tumors: Results of a Survey. J Thorac Oncol. 2019.

[122] Zheng R, Devin CL, O'Malley T, Palazzo F, Evans NR, 3rd. Surgical management of growing teratoma syndrome: robotic–assisted thoracoscopic resection of mediastinal teratoma. Surg Endosc. 2019.

[123] Chen X, Ma Q, Wang S, Zhang H, Huang D. Surgical treatment of thoracic dumbbell tumors. Eur J Surg Oncol. 2019;45(5):851–856.

[124] Fukui T, Sumitomo R, Otake Y, Huang CL. Middle Mediastinal Thymoma. Ann Thorac Surg. 2018;106(4):e189–e191.

[125] Engelhardt KE, DeCamp MM, Yang AD, Bilimoria KY, Odell DD. Treatment Approaches and Outcomes for Primary Mediastinal Sarcoma: Analysis of 976 Patients. Ann Thorac Surg. 2018;106(2):333–339.

[126] Shewale JB, Mitchell KG, Nelson DB, et al. Predictors of survival after resection of primary sarcomas of the chest wall–A large, single–institution series. J Surg Oncol.

2018;118(3):518–524.

[127] Kapdagli M, Erus S, Tanju S, Dilege S. Extensive chest wall resection, reconstruction and right pneumonectomy in a 24-week pregnant patient. Lung Cancer. 2018;122:7–9.

[128] Salo JTK, Tukiainen EJ. Oncologic Resection and Reconstruction of the Chest Wall: A 19-Year Experience in a Single Center. Plast Reconstr Surg. 2018;142(2):536–547.

[129] Provost B, Missenard G, Pricopi C, et al. Ewing Sarcoma of the Chest Wall: Prognostic Factors of Multimodal Therapy Including En Bloc Resection. Ann Thorac Surg. 2018;106(1):207–213.

[130] Consonni D, De Matteis S, Dallari B, Pesatori AC, Riboldi L, Mensi C. Impact of an asbestos cement factory on mesothelioma incidence in a community in Italy. Environ Res. 2019:108968.

[131] Fodor A, Picchio M, Incerti E, Formenti SC, Di Muzio NG. The "Radical" Palliation That Increases Survival in Malignant Pleural Mesothelioma. J Thorac Oncol. 2019;14(12):e282–e283.

[132] Karush JM. How Old is Too Old to Operate for Mesothelioma? Ann Surg Oncol. 10. Singh B, Singh G,

Alzahrani N, Arrowaili A, Morris DL. Long term survival and perioperative propensity score matched outcomes in diaphragmatic interventions in cytoreductive surgery + intra-peritoneal chemotherapy. Eur J Surg Oncol. 2019;45(4):620–624.

[133] Harling L, Kolokotroni SM, Nair A, et al. Differential Survival Characteristics of Sarcomatoid Subtype in Biphasic Pleural Mesothelioma. Ann Thorac Surg. 2019;107(3):929–935.

[134] Kim S, Bull DA, Garland L, et al. Is There a Role for Cancer-Directed Surgery in Early-Stage Sarcomatoid or Biphasic Mesothelioma? Ann Thorac Surg. 2019;107(1):194–201.

[135] Takuwa T, Hashimoto M, Kuroda A, et al. Poor Prognostic Factors in Patients with Malignant Pleural Mesothelioma Classified as Pathological Stage IB According to the Eighth Edition TNM Classification. Ann Surg Oncol. 2018;25(6):1572–1579.

[136] Abdelsattar ZM, Saddoughi SA, Blackmon SH. National Cancer Database Report on Pneumonectomy Versus Lung-Sparing Surgery for Malignant Pleural Mesothelioma. J Thorac Oncol. 2018;13(4):e64–e65.